跟着小神农学认药

利水渗湿药

谢 宇 著

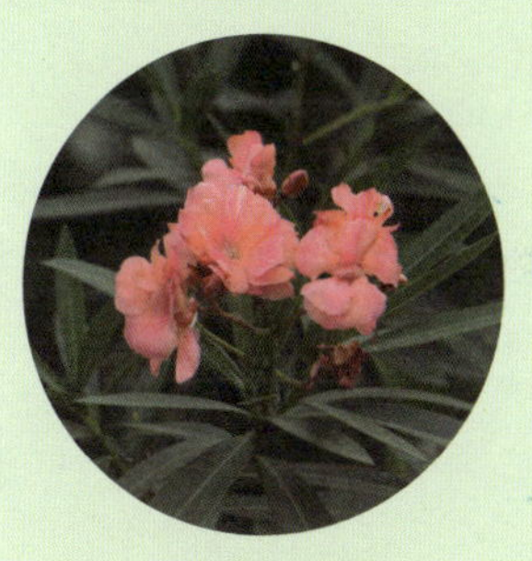

湖南科学技术出版社

图书在版编目（CIP）数据

跟着小神农学认药. 利水渗湿药 / 谢宇著. -- 长沙 : 湖南科学技术出版社，2017.8（2021.9 重印）
ISBN 978-7-5357-9368-3

Ⅰ. ①跟… Ⅱ. ①谢… Ⅲ. ①中草药－基本知识②祛湿利水药－基本知识 Ⅳ. ①R286

中国版本图书馆 CIP 数据核字(2017)第 163641 号

GENZHE XIAOSHENNONG XUE RENYAO LISHUI SHENSHIYAO

跟着小神农学认药　利水渗湿药

著　　者：谢　宇
责任编辑：李　忠
出版发行：湖南科学技术出版社
社　　址：长沙市芙蓉中路一段 416 号泊富国际金融中心
网　　址：http://www.hnstp.com
湖南科学技术出版社天猫旗舰店网址：
　　　　http://hnkjcbs.tmall.com
印　　刷：长沙艺铖印刷包装有限公司
　　　　（印装质量问题请直接与本厂联系）
厂　　址：长沙市宁乡高新区金洲南路 350 号亮之星工业园
邮　　编：410604
版　　次：2017 年 8 月第 1 版
印　　次：2021 年 9 月第 2 次印刷
开　　本：787mm×1092mm　1/32
印　　张：14
字　　数：270 千字
书　　号：ISBN 978-7-5357-9368-3
定　　价：33.00 元

主要人物介绍

朱有德：镇上著名的老中医，已经有30多年的行医经验，为人忠厚老实，古道热肠，经常无私帮助一些生病的穷人，有时候甚至少收或者不收药钱，赢得了很多患者的赞誉。近年来，由于年纪大了，不想让自己的医术失传，所以收了小神农作徒弟。

小神农：10岁左右，性格活泼，对中医药学有着浓厚的兴趣，聪明又爱好学习。经人介绍，来到了朱有德身边。跟随朱有德学习的时间不长，但是已经认识了很多草药，进步飞速。不过他比较调皮，有时候比较马虎，容易认错草药。

张大爷：药材商人，常年给朱有德供货。他走南闯北收购药材，见多识广，对于药材的种类和性质十分清楚。经常到朱有德家送药材，和朱有德关系不错，也非常喜欢小神农。由于他见识丰富，小神农也很喜欢他，经常盼望他到来。再加上他送的药材货真价实，朱有德也十分信任他。

师　娘：朱有德的妻子，老实敦厚，对小神农十分喜爱，视如己出。她非常支持朱有德行医，平日里会帮助朱有德整理草药，是一个温柔善良的贤内助。由于在朱有德身边多年，耳濡目染也掌握了一些中草药知识，有时候也会对小神农进行指导。

慕　白：朱有德的师弟，经营一家草药山庄，有多年行医经验。

荣　桑：慕白的徒弟，比小神农大几岁。跟随慕白学习的时间比较长，对草药的知识掌握得比小神农多，而且性格比小神农沉稳。

内容简介

利水渗湿药

以通利水道、渗泄水湿为主要功效，用于治疗水湿内停病证的药物，称为利水渗湿药。现代人群湿证者多，头发油腻、大便溏黏、小腿酸沉、早起刷牙恶心、舌苔厚黄等都是湿气重的表征，原因大概在于环境、气候、饮食、睡眠及生活习惯不良等，所谓十人九湿，并非耸人听闻。利水渗湿便是通调身体，促进经络通畅的首要手段。同时，利水渗湿也是一种养生方法，它能通利小便，排除体内水湿之邪，化解因为水湿停蓄而引起的各种疾病。只要没有湿邪，很多疾病就会远离我们。

自古以来，中药利水渗湿效果明显。根据利水渗湿药的性能特点及功效主治之不同，这类药物大致可分为利水消肿药、利尿通淋药、利湿退黄药3类。各药性味归经多有不同，如果使用不当，反倒损害身体。故本书对中药典籍中的多味利水渗湿药进行了整理，从其特征、性质、功效等方面进行了分析，读者在使用中可对症下药；亦可通过本书了解利水渗湿的中草药，在表征出现之前进行调理，防患于未然，达到更好的养生护体之效。

出版说明

中医药学是我国所特有的一门学科，不仅包含了道家、儒家的养生基础和理论，更含有阴阳五行之哲学，使其形成祖国文化中深厚的知识基础。

随着《中华人民共和国中医药法》的颁布，中医药学受到越来越多人的关注和重视。在这项立法中，第二条规定对这一法规作出了详细解释：本法所称中医药，是包括汉族和少数民族医药在内的我国各民族医药的统称，是反映中华民族对生命、健康和疾病的认识，具有悠久历史传统和独特理论及技术方法的医药学体系。

不仅如此，自中医药法实施以来，引起了社会各界很大的反响，尤其是教育界对此非常重视。国家创新方法研究会、北京中医药大学、中国人民大学附属中学特别举行了一场“中医文化进校园校长研讨会”，国家中医药管理局局长王国强指出：将中医药文化带进校园，根据不同阶段的学生，开设不同程度的中医药课程，不仅能普及中医药知识，帮助青少年健康成长，还能将祖国传统医药文化进行发扬传播。所以，研讨会最后得出结论：要大力倡导各校进行中医药文化与推拿等养生保健技术的普及和学习。至此，各学校开始纷纷行动起来，其中北京市为全国各校的领军示范，他们早于2009年便已经开展了中医药文化的学习，及时将这一课程带进了课堂。现在，在北京有9万名中小学生在选修中医药文化课。

另外，浙江省也不甘落后，他们于2015年开始将中医药文化纳入全省小学五年级的课程之中，而且还特别建立了中医药科普宣传团，不时举办中医药文化大讲堂，为的就是把中医药文化知识带进社区、乡村、家庭，从而发扬、推广中医药文化，壮大中医药文化的人才队伍。立于创新教育的基础上，其他省市也看到了中医药文化学习的重要性，山东、安徽等省也正在努力将中医药文化带进课堂中，按不同的班级传播不同的中医药学知识。这些做法均对中医药学的发展有着良好的推动作用。

事实上，现在还有很多人对中医药学心存误解，认为一提中草药便是晦涩难懂、深奥费力的专业学识。其实不然，中草药作为祖国医学体系的特色，作为中华民族的精粹，其在日常生活中的应用非常广泛，而且其根源又深入生活，实用于生活，是难得的既可治疗疾病又能强身健体的常见药物。对这些中草药进行了解、认知，无疑在发扬中医药学的同时，又可对自我生活产生极大的帮助和裨益。

我们出版这套《跟着小神农学认药》（共计8种）便是本着这一意图而推出的，其最大的特色在于化繁为简，书写轻松，全书以故事讲解为基础，通过人物、事件的发生，将中药材的特征、用途、功效等进行讲解。主人公小神农作为一个处于学习过程中的孩子，边玩边学，逐渐对中医应用的各味中药材达到了了解、认知，这是一个寓教于乐的过程。其实，这对每一个阅读此书的读者而言也是如此，我们从对中医药学的一无所知，到跟着故事慢慢遨游于中药材世界之中流连忘返，这个过程不只会让我们增加相应的中医药学知识，更让我们收获生活养生的真知酌见。相信看完本套书，读者朋友们对中医药学的看法才会产生质的改变：原来我们所认为难懂深奥的中医药学其实就这么简单，甚至那些看似神秘的治病救人之中药材，也不过是生活中常见的草木而已。

可以这样说，本套书的最大特色在于寓事于理，传播中医药学的精髓。书中按人们日常多需多用的调理之用药进行了分类，把各种药材分别归纳成不同种类，比如补虚药、利水渗湿药、清热解毒药、止血活血药、解表药、消食药、祛风湿药、收涩驱虫药、温里理气药、安神开窍药、止咳化痰药等。有了这样细致的划分，我们在阅读的时候便简单而有针对性，再也不会觉得中医药学繁冗无味了。读者只需按自己所需要的问题去对故事进行阅读，便可于其中寻找到有益于自我身体的药材。这样一来，那些日常多见的中药材也不会被我们视为无用之草芥，弃之如敝屣了。

应该说，正是本着让人们全方位认知中药材，了解其药性及功效的目的，我们才在发扬中医药学的基础上进行了创新开发与出版。另外，由于本套丛书写作时间较紧，加上作者自身知识水平所限，书中难免会有不足之处。但相信中药材之魅力可弥补写作上的不足，从而彰显中医药学知识的光辉。惟愿本套丛书的出版，可以让中医药学得到光大传播，让大众享受简单中药材所带来的别样养生人生！读者交流邮箱：228424497@qq.com。

丛书编委会

于北京

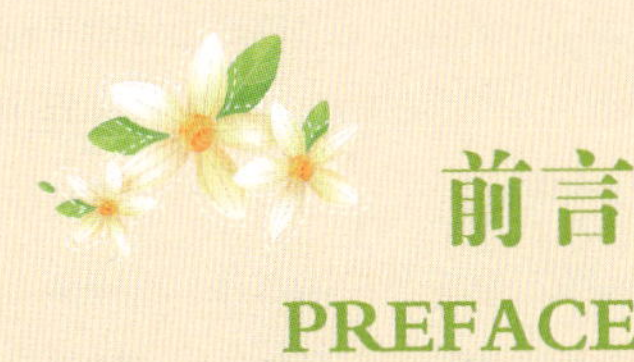

前言
PREFACE

中草药是中华民族几千年来与疾病作斗争过程中总结出来的医药瑰宝，是中华民族的智慧结晶，不论是预防保健，还是治疗疾病，都有其独特的功效。在中医药学形成和发展的漫长历史进程中，它为中华民族的繁衍、昌盛以及人民的健康长寿做出了积极贡献。近年来，由于世界上“绿色食品”“天然药物”的兴起，中医中药备受青睐。随着社会的不断进步和科学技术的飞跃发展，人类的自我保健意识不断增强，回归自然的愿望也越来越强烈，人们更加赏识和注重中草药预防疾病和养生保健的功效。从古至今，传统中医药学不仅是人们治病救命之源，更被视为健康养生之本。纵览历代先贤著作，虽然《黄帝内经》《伤寒论》《难经》《千金方》等用药典籍不胜枚举，但其中被历代延传的精华多不在于药方，而在于草药。正因为如此，传统中医才将诸药以草为本，从而成就本草之名。

然而中国地大物博，草药数量岂止万数之多！每种药物又分别有四气、五味、归经、升降浮沉、使用禁忌等条目，若无人能辨认草药、理解药性、了解药效，那么这些天赐的愈疾之宝恐怕就会埋没于泥淖之中了。而中医典籍对于大部分刚接触中草药的人来说，又实在深奥难懂，让人望而却步。但若因此而使得传统医学之智慧最终湮没于尘埃，就实在是国人乃至世界的不幸了。基于此，笔者本着传承传统中医文化、传播优秀中医药学的初心，撰写了这套集药物速认、了解药性、对症病情、简单运用为一体的中医药普及丛书。

为了更好地让初读本套丛书的读者能够迅速认识中草药及了解它们的特点和用途，丛书以故事串联成章，以系列成书，从现代人日常生活的关注热点出发，以实用为第一准则，选取日常生活中可见的、常用的各类药物一一进行介绍。书中每一个故事就是一味草药，草药之间以药性为内在承接点，似金线串联珍珠，将传统中医药学精华串联此系列丛书。笔者惟求在深入浅出地为读者厘清药物功效作用的同时，让读者在快乐阅读中引发对传统中医药文化的兴趣，将祖国中医药文化向更深更广的社会人群中辐射、影响。此外，考虑到不同读者对于不同性味中草药的了解需求可能存在差异，笔者在编写时，采用单章成文、内中相连的编著方式，让读者既可以掌握全部药材的功效，又可随时取出一味为己所用，真正做到理论与实践结合，研究与实用兼备。

同时，为使丛书达到老叟喜读、孩童能解的表达效果，书中尽量减少了专业性较强的学术用语，代之以通俗易懂的语言。在讲解形式上，采用由小徒弟与老中医之间所发生的谈话、趣事的模式，在故事中慢慢揭开草药神奇作用的谜底，以图使读者在轻松愉快的氛围中，以探寻未知奥秘的方式，了解中草药的神奇之处与中医文化的博大精深。编写过程中，笔者也尽力做到浓缩精华、于众家所长中择善而从，为读者免去选择之烦。

从书内容以补虚药、利水渗湿药、止咳化痰药、清热解毒药、收涩驱虫药、止血活血药、祛风湿药等为主线，罗列人们日常常见之症状，对症给出相应中草药性状特点、作法用途，使读者能够轻松对症下药，而不至于沉浸于学海中茫然无措。虽不求读者凭此一书成医，但求勉力提供治疗轻微症状、预防潜在疾病的措施的可能，故丛书不仅为治疗疾病也为大众养生而作。中医药学向来注重阴阳调和以护养生气，中医药学的精粹也包含历代杏林圣手于实践积淀中得出的养生强健之法。走进中药，认识中药，既是学习防病的开始，又是养生强体的基础。所谓“未病先防，既病防变”，传统中医的理念便是防重于治，因此丛书在预防良方上多有赘述。

本套丛书撰稿之初，笔者喜闻中国科学家屠呦呦因研制出抗疟新药——青蒿素和双氢青蒿素而获得诺贝尔生理学或医学奖，而且这一被誉为“拯救2亿人口”的发现正是来自传统中草药青蒿。在为我国科学家领先世界一流的研究成果惊叹的同时，笔者似乎也看到了中医药学的光明未来。不久之后，2016年第十二届全国人民代表大会常务委员会第二十五次会议通过了《中华人民共和国中医药法》，此法已经于2017年7月1日起正式施行。从多方面来看，中医药学的振兴已成不可阻挡之势，中医药文化及推拿等养生保健等技术进学校、进课堂、进教材当在目前。值此良机，笔者编写本套《跟着小神农学认药》丛书，切合普及传统中医文化的现实需要，并通过诙谐幽默、生动有趣而科学精准的讲解，让读者在浅显易懂、图文并茂的阅读中，不仅获得真正实用的中医药学知识，也享受轻松学习知识的过程，这不仅是一场知识饕餮，更是一场视觉盛宴！

丛书编委会

于北京

目录

CONTENTS

利水渗湿药

利水渗湿药

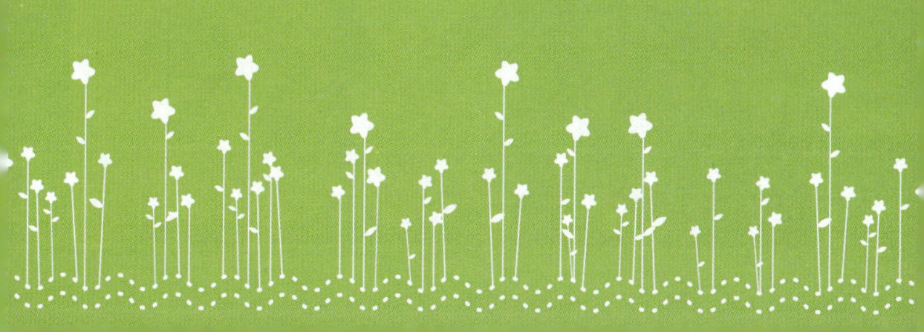

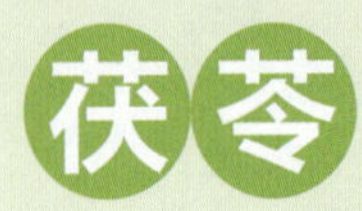

茯苓——利水不伤内气的中药

一个夏日的黄昏，一老一少两个身影出现在山间小路上，他们正是在镇上行医的朱有德师徒。

其实，朱有德年事已高，也小有名气，完全不用自己上山采药了。只不过，他收了个小神农作徒弟。这孩子对中草药非常痴迷，朱有德就想把自己的本领都传给他，所以坚持亲自带他出门采药，为的是教他辨认各种草药。

一边走，小神农还一边问朱有德：“师傅，我们今天要采什么药呢？”

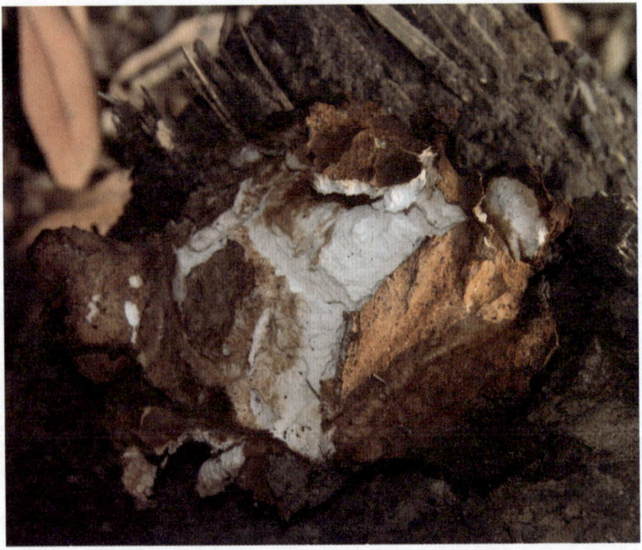

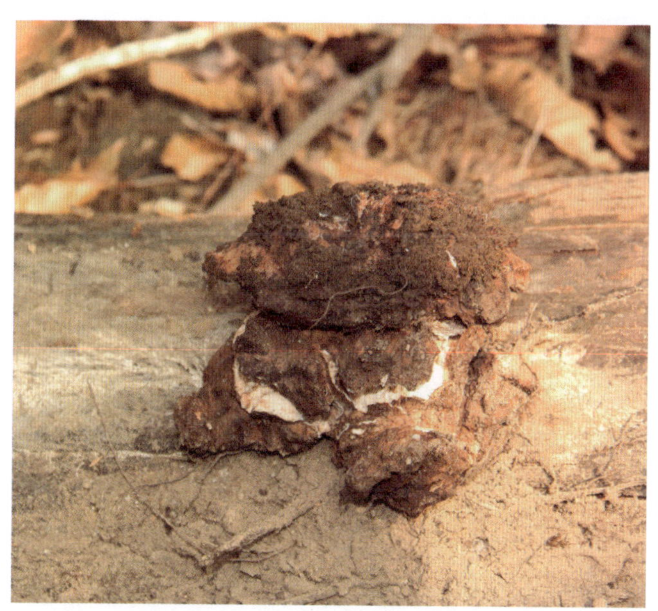

“山上到处都是宝，看到什么就采什么。”朱有德慢悠悠地走着。

“可是我怕您太累了。每天都上山来，您受得了吗？”小神农很懂事地说。

“那我们就在前面的树下坐一会儿。”朱有德慢慢地走了过去，坐在树下。

他看这片地方都是赤松树，土质为沙质，就对小神农说：“你绕着四周看看，肯定能找到好东西。”

小神农立刻低着头到处转起来，不过，他什么也没找到，就说：“师傅，您判断失误了，根本没什么好东西。”说着，他一屁股坐在树根上，可是下一秒他就跳了起来：“哎哟，硌死我了。”

说着，他随手从屁股下面掰下一块黑乎乎、形状不规则的东西来，看了一眼，说："是树根。"

朱有德却说："你再仔细看看，书中说'大如三四升器，外皮黑，细皱，内坚白，形如鸟兽龟鳖者良'，说的是什么？"

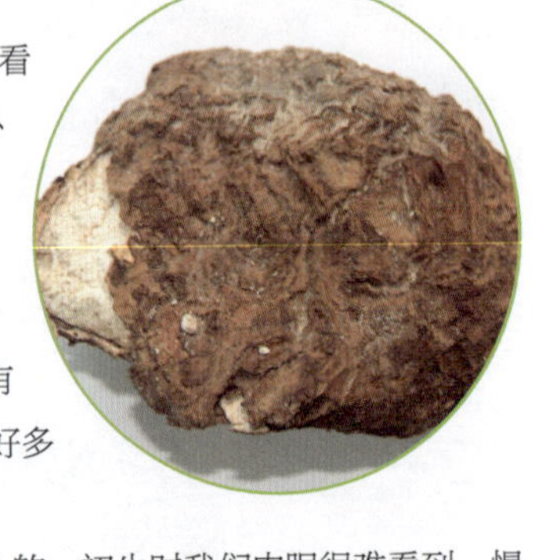

"呀！是茯苓！"小神农一下跳起来，再看屁股下面，还有好大一块，高兴地说，"师傅，好多茯苓啊。"

"对，茯苓是寄生在松树根上的，初生时我们肉眼很难看到，慢慢长大就变成球形，或者不规则的小块状。它外层像带着一层皮壳，表面很粗，有皱褶。"

"那它是什么颜色呢？"小神农歪着头问。

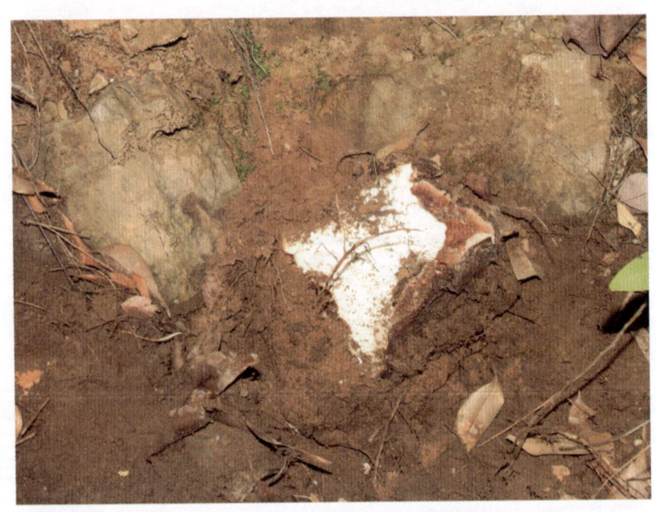

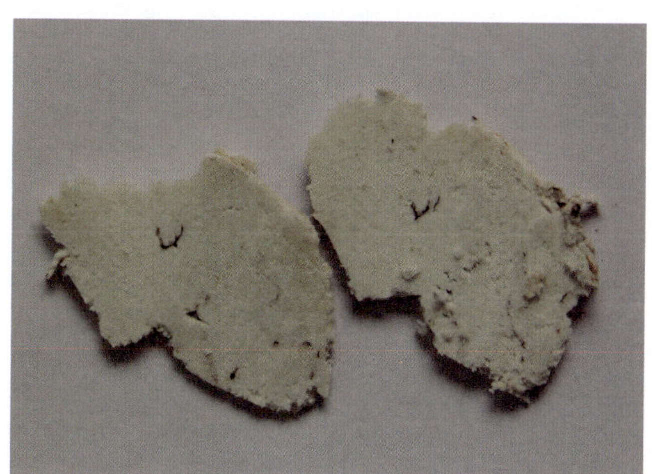

“新鲜的茯苓是淡褐色，也有淡棕色，干了之后，外皮就变成黑褐色。药馆应用的时候要去皮，所以里面是细腻的白色，也有粉红色的。”朱有德缓缓道来。

“师傅，您可真厉害，知道这么多。”小神农羡慕地看着朱有德。

“多观察，你也会知道的。现在你来说说茯苓的功用吧。”朱有德并不着急采药，而是考起徒弟来。

“这个我会。茯苓性味甘淡，平和，归心、肺、脾经，可渗湿利水，能健脾和胃，更可安心神、宁心志。书中说，茯苓药性平和、利水而不伤正气，所以用来祛除体内湿证最理想，而且不管是寒湿还是湿热，又或者是脾虚湿聚，都可以用它。对不对，师傅？”小神农答得流利，一口气就把茯苓的功效说出来了。

“对，对，对。”朱有德呵呵地笑起来，心中暗想：这个徒弟可真没白教，记性好得出奇，不管什么药，只要听过或者看过一遍就记得牢牢的了，真是后生可畏呀。

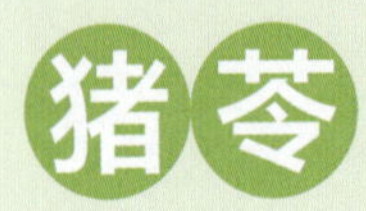

猪苓——消除湿气的利药

每次上山，小神农几乎都能发现新药，可是今天他却很失望，找了很久也没发现新药，只是在烂树叶下发现了几块包着黑皮的东西。他看了几眼，对朱有德说："师傅，看来今天只能背着这几块茯苓下山了。不过，它们长得可不好看，不像鸟兽，倒像一坨大便。"

"这可不是茯苓，虽然很像，但并不完全一样。"朱有德拿着那块黑灰色的块茎，对小神农说："这是猪苓，又叫猪屎苓。《本草经集注》中说'其皮去黑，作块似猪屎，故以名之'。不过，它和茯苓一样，用的时候都要去掉外皮。"

"哦，那它和茯苓这么像，要怎么区分呀？"小神农不解地问。

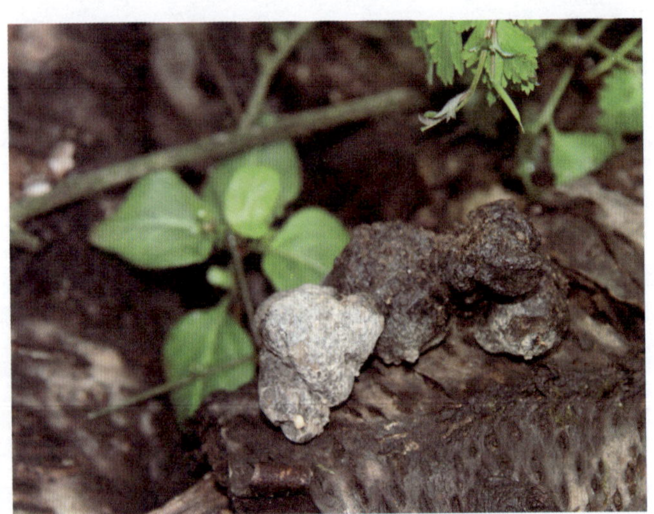

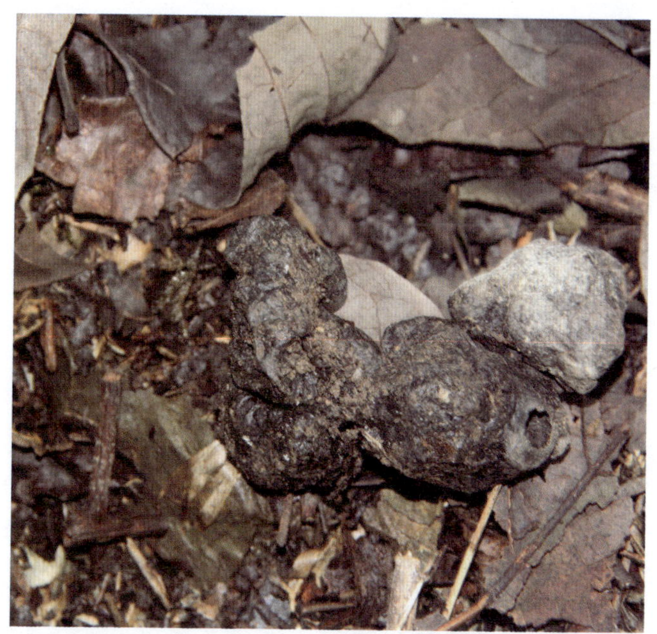

“这也简单，茯苓内里白细坚硬，而猪苓外皮黑褐色，内里类白，或者发黄，而且也不那么细，有颗粒状。”朱有德说。

“但如果不去皮就分不出来了呀。”小神农挠着头皮，心里直迷糊。

“也能分出来，茯苓与猪苓虽然都是块状，但茯苓如鸟兽状，猪苓却如肉瘤状，就像你说的如同一坨大便。因为它有柄，多分枝，生长的时候，在中部有下凹的漏斗形状，带有细纹，边缘稍向里卷，这样它就形成了一头带尖，一头圆形的样子。”

“那么它有什么功效呢？和茯苓一样吗？”小神农如饥似渴地看着师傅。

“有点类似，但不完全一样。猪苓味甘淡，性寒，归心、脾、肺、胃、肾经，祛湿能力比茯苓还强。书中说‘凡四苓、五苓等方，

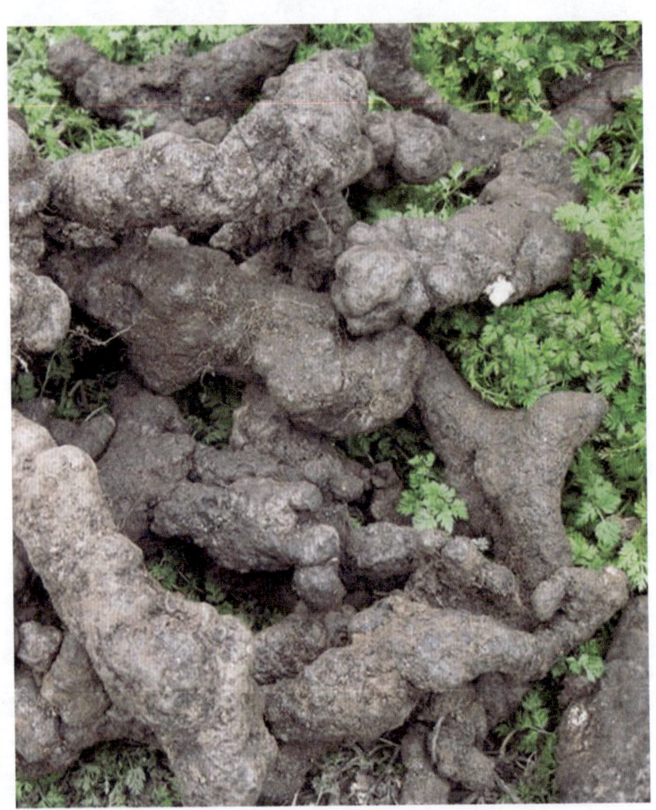

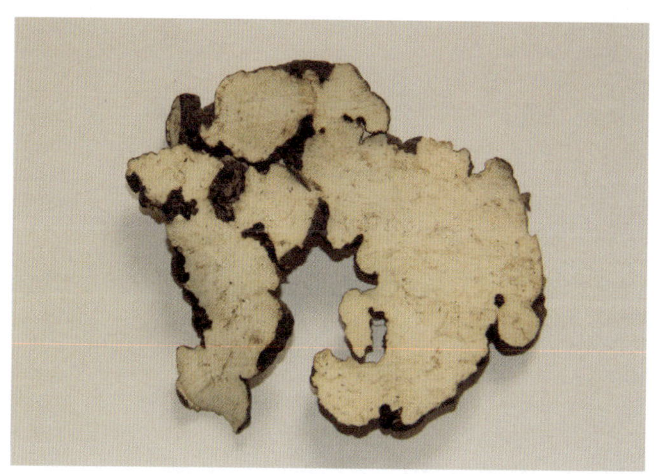

并皆用此，性虽有类泽泻，同归膀胱、肾经，解热除湿，行窍利水，然水消则脾必燥，水尽则气必走’，所以茯苓是适合大多数人的。但猪苓只适合有湿气的人，不湿者不可使用，它属消除湿气的利药。”朱有德细细地讲给小神农听。

“哦，我知道了。茯苓生在沙质土壤中，喜干燥，而猪苓却生在这样的烂树叶中，明显喜欢湿润，所以，它们的药效也就不一样了。”小神农总结着说。

“对，猪苓与茯苓同功，但入补药却不如茯苓。所以，猪苓不可久服，这就是它们的区别了。”

“哦，今天又发现新药了！”小神农高兴地叫着，蹦蹦跳跳地向前跑去。

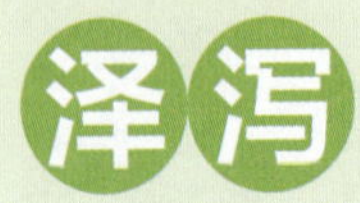

——专除内湿的“天鹅蛋”

每天去山上采药的工作已经持续了好一段时间，小神农对此也习以为常，每次一上山，他就兴奋不已。

可是今天却不一样了，师傅没领他上山，而是在山脚下的小溪边转悠起来。

“师傅，我们又不洗澡，到河边来做什么？”小神农追问着。

“河边也有你不认识的草药呀。”朱有德神秘地说。

“怎么可能呢，草药不是都长在山上吗？”小神农的好奇心被调动起来了，他开始看河边有什么不一样的东西。

很快，朱有德就蹲在一种长有椭圆形绿叶的草前，便问小神农

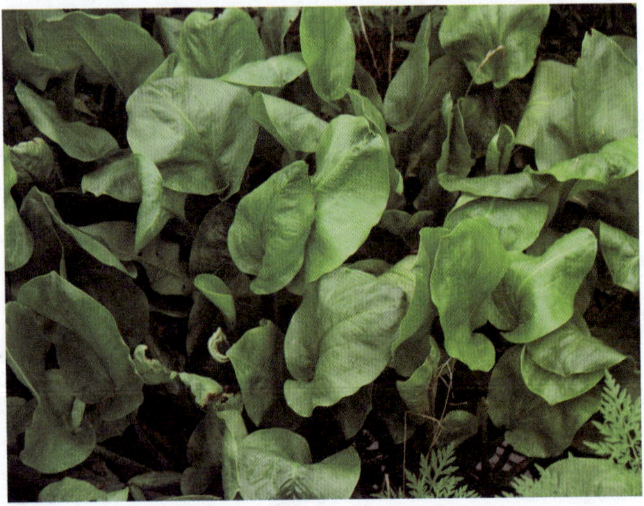

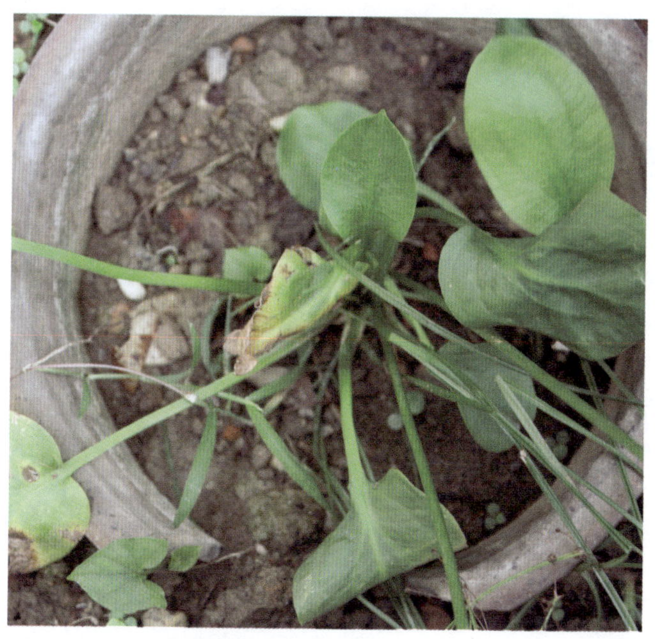

道："这个草你认识吗？"

"这个呀，以前经常看到，夏天时还会开小白花呢。可是，它也算中药吗？"小神农也蹲下去，仔细地看。

"当然。你看它的叶子，初生时叶根生，有柄，长成卵形状，带有短尖，不过叶面上下光滑，可看出5～7条叶脉来，很漂亮吧？"朱有德边翻开植物，边向小神农讲解。

"那这叶子是药吗？"小神农不解地问。

朱有德点了点头，"叶子是药，不过花也可以入药。其花为序状轮生，带有短梗。6～8月才开花，花瓣如卵形，有膜质，颜色是白色，雄蕊少、雌蕊多。它的花虽然小，但能结果，会长一个倒卵形的瘦长果实，扁平状的，在背部有浅沟，颜色为褐色，要到9月左右才成熟。”

“那我现在拔一些吧，晒干了就好入药了。”小神农着急地要动手拔草。

朱有德却连忙拉住他，说：“还有更重要的部分呢。”说着，他用小铲刀轻轻掘一下草边的土，然后慢慢上提，一株草就被连根拔起来。只见根下有几个形状不一的椭圆状块茎，大约5厘米的样子，上面还有细细的须根。

小神农惊讶地说：“原来它的根是圆球状的呀。”

“这可是‘天鹅蛋’呢。”朱有德说。

“天鹅蛋？用它入药吗？”小神农惊奇地看着师傅。

“对，天鹅蛋是它的别名，我们平时说的泽泻就是它。”朱有德这才告诉小神农。

“原来泽泻就长这样呀？那它有什么功效呢？”小神农恍然大

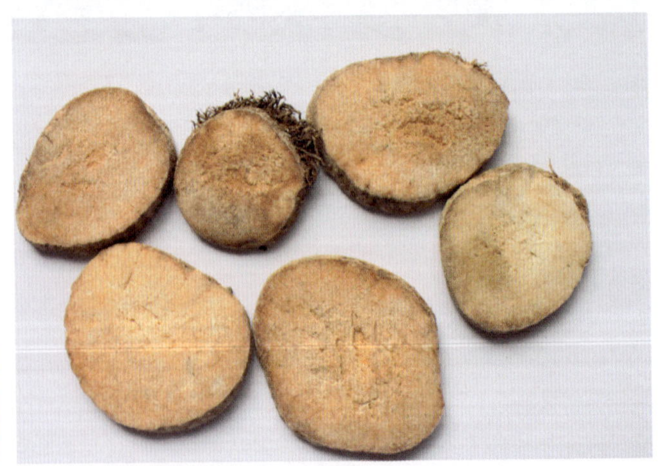

悟，又问。

“泽泻味甘淡，性寒，归肾、膀胱经。《本草纲目》中说‘泽泻，气平，味甘而淡，淡能渗泄，气味俱薄，所以利水而泄下。脾胃有湿热，则头重而目昏耳鸣，泽泻渗去其湿，则热亦随去，而土气得令，清气上行，天气明爽，故泽泻有养五脏、益气力、治头旋，聪明耳目之功’。但是，泽泻虽利水清热，却不可以长用。”朱有德说。

“它和猪苓很像，都具只泻不补的作用。”小神农一下就想到师傅说的猪苓的功效了。

朱有德笑了笑，也不否定徒弟，“它与猪苓也并不完全相同。猪苓利水，可泻表间之湿，但泽泻利水，却是宣通五脏之湿，两者一个治表，一个治里。如果用的时间太长了，就会泄气清阳，人体就要不足了。”

“嗯，我记下了。师傅，它们虽然都是利水渗湿的中药，可却各有不同，真是神奇呢。”小神农感慨地说，小脸上浮起满满的敬畏之意，朱有德看着徒弟的样子，欣慰地笑了。

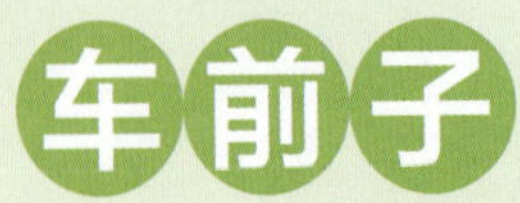

车前子
——利湿明目的“猪耳朵”

朱有德已经两天没有带小神农出门了，因为他感觉身体有些不适，特别是两眼，总是涩涩的。他知道自己只是有点肝虚积热，休息一下也就好了。

可是，小神农却很担心，围着师傅转来转去，说：“师傅，都怨我不好，把您累倒了。”

“没事，师傅休息一下，清清火就好了。”朱有德说。

“要不我出去给你采点药吧。清热的中药都有什么呀？”

“好啊，那你去帮师傅采点车前子回来吧，越成熟的越好。”朱有德想考一考徒弟，就递了本书给小神农，说：“按医书里说的去辨

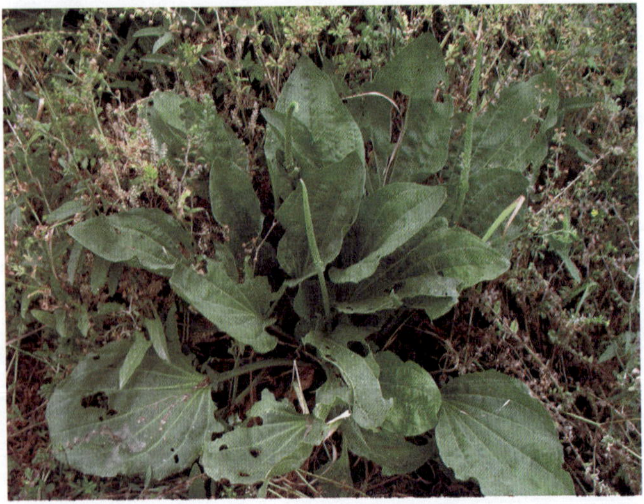

认就行。”

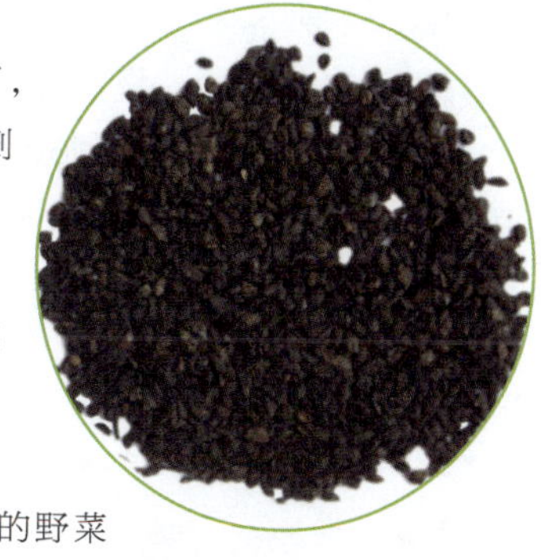

这下可把小神农给难住了，自己从来没听说过车前子，要到哪里去找呀？于是，他坐在门前翻起书来，只见上面写着：“车前子，又名猪耳朵穗子，或者凤眼前仁，利水道，通小便，消上焦火热……”

“猪耳朵穗子不就是喂猪的野菜吗？我经常看到呀。它们难道是同一种植物吗？”想到这，小神农一溜烟奔向小河边。果然，在潮湿的岸边，有很多被当地人叫作猪耳朵穗子的草。

小神农是个有心的孩子，他对着医书，细细观察车前子：叶片平滑，由根部生出，呈卵形，边上还有波状，并带有不明显的钝齿，共生五条主脉。

他观察完车前子，又看书中写的，果然一模一样。不过，书里写得更详细，连花朵、种子也有记载：车前子有多个花茎，可高12～50厘米，带有棱角和疏毛，花序是穗状的，花冠很小，但有胶质，呈卵形，开花的时候裂成三角形，向外反卷。每年6～9月开花，花谢之后结出蒴果，为卵状圆锥形，10月左右成熟后会裂开来，有4～9粒种子，小小的，椭圆形，颜色黑褐，还亮晶晶的。

哎呀，小神农觉得，自己这下可长学问了，真正知道了车前子的样子。他拣了几棵又高、穗子又长的草，拔下来就带回家了。

“师傅，您说的是这种药吗？”小神农一路跑回来，气喘吁吁地问。

“不错，就是它了，你现在知道它的用途了吗？”朱有德一看，果然是自己需要的车前草。

“我刚在书上看到了，说它味甘淡，性微寒，可清热利尿、渗湿止泻，还能明目，所以师傅才要用它，对吧？”小神农按着书上说的给师傅念了一遍。

“嗯，有道理。车前子归肺、肝、肾、膀胱经，最能祛湿除热了。不过你要记住了，车前子有茯苓之功，但两者不同：茯苓去肾湿，车前子则兼去脾内积湿；所以茯苓用根，车前子用籽，它不但利水行湿，还能强阴益精。”

“师傅，这下我可知道了，看似平常的喂猪野菜，原来竟是宝贝呢。”小神农惊讶不已，拿着一棵车前子左看右看，才心满意足地去给师傅煎药了。

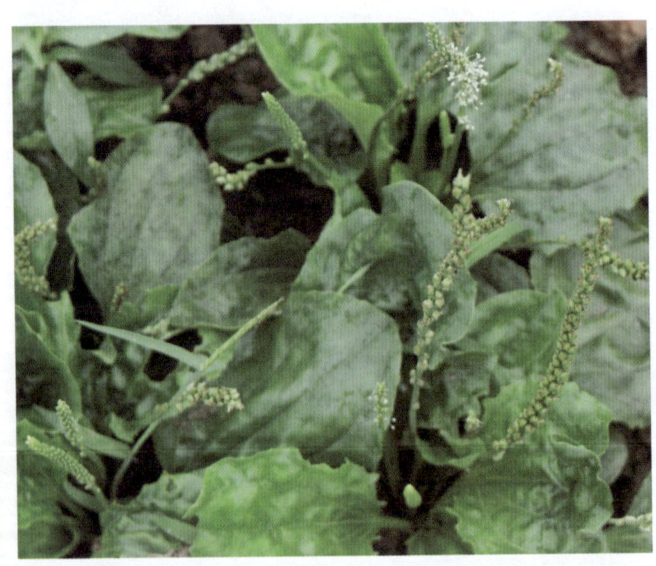

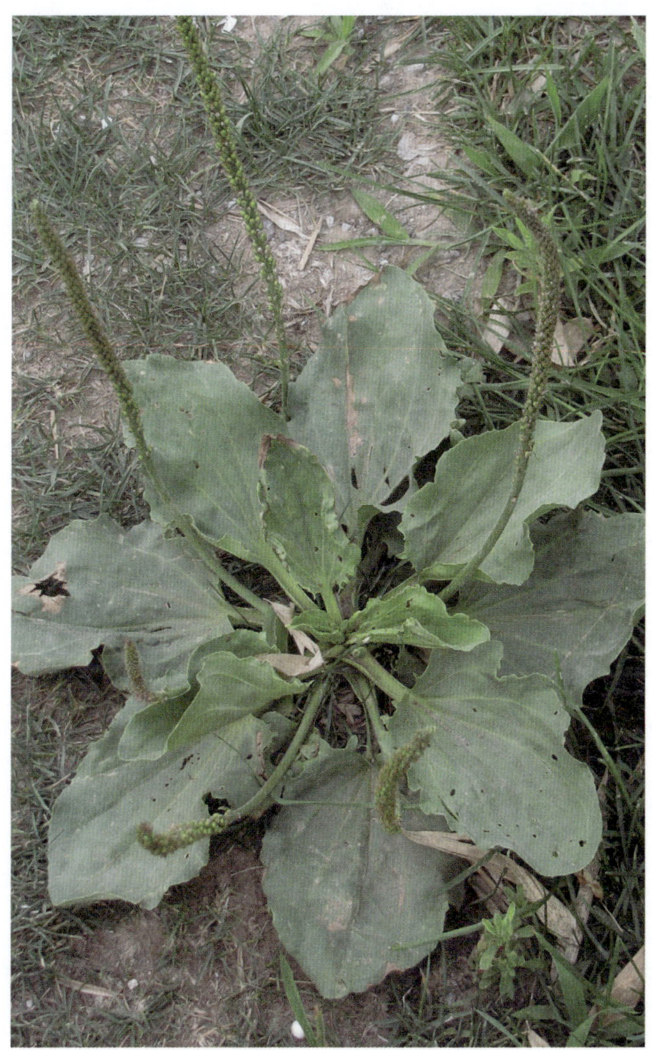

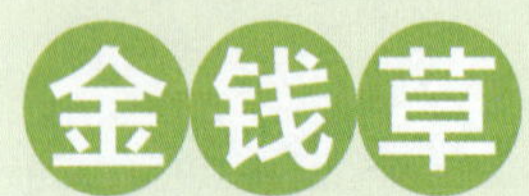

金钱草——多效神仙对坐草

这天，天气阴沉沉的，朱有德师徒从山上向下走。小神农一边走一边念叨："师傅，山上的药越来越难采了。"

"因为药也有季节，什么时节采什么药，不能强求。"朱有德却很淡然。

走着走着，朱有德突然停住脚步，指着路边下坡处的一堆草说："小神农，你看，这不就是宝贝吗？"

小神农连忙跑过去，仔细看了看，那堆草为蔓状，茎表灰绿色，有的还是红紫色，但蔓都不长，20～60厘米的样子，幼枝处有疏毛，老枝则没有。不过，它的叶子很有意思，圆圆的，带小叶柄，柄

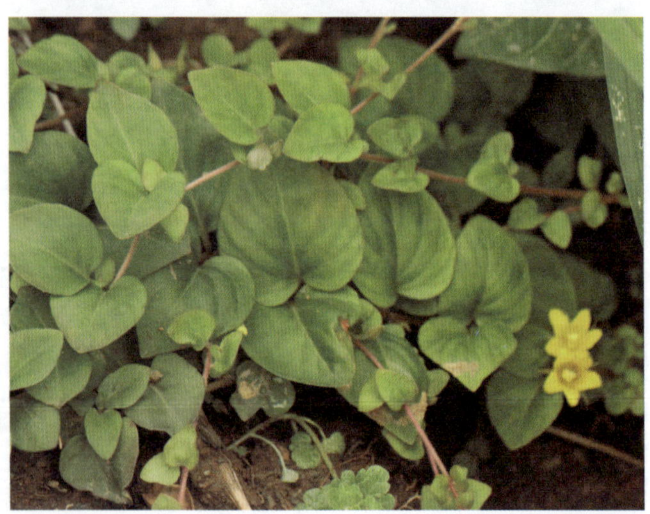

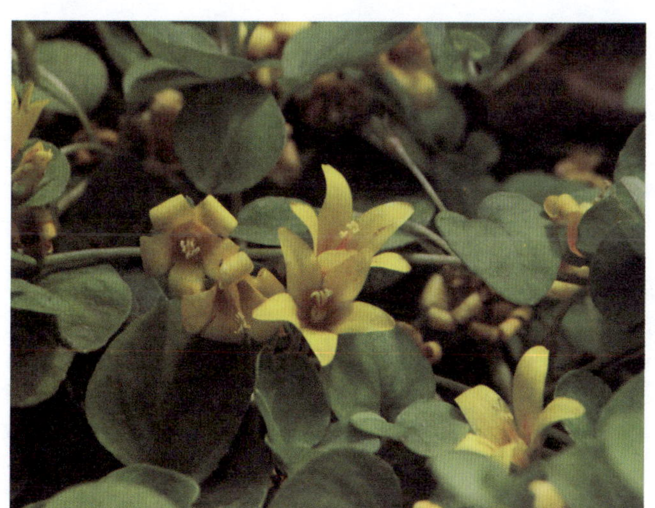

与叶连接处呈浅心形。

“师傅，这是什么草？”小神农疑惑地看向师傅。

“这是金钱草，又叫神仙对坐草。你看它的叶子，像不像两人对坐啊？”

小神农这才发现，原来金钱草的叶子真的都是单生，在蔓上一侧一个，两两相对，而且叶子还有肉质，可以看到里面透明的腺条。

“这草就是药吗？没感觉有什么特别呀。”小神农围着草转了几圈。

“它可是会开花、结果的，每年过了清明，就会开出黄色的小花来，花

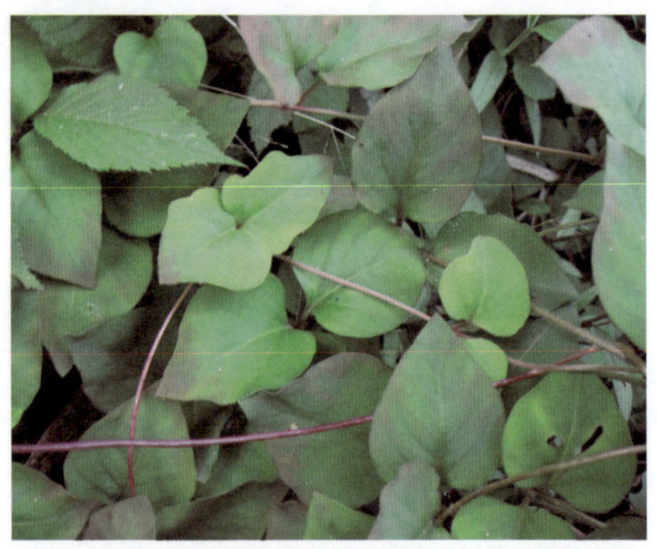

朵都是单生的，在叶下冒出来，有短小的花梗，花萼长5～7厘米，可分5裂，裂片为披针状，花冠也分5裂，长5～15厘米，椭圆形，上面还会带有黑色的腺条。等到8～9月的时候，果实就长出来了，是个小小的球形，也带着黑色腺条，等到成熟之后，就自然裂开来，里面有褐色的种子。”朱有德仔细地给小神农讲解。

“哦，我想起来了，那天在医书中看到的‘神仙对坐草曰：一名蜈蚣草。山中道旁皆有之，蔓生，两叶相对，青圆似佛耳草，夏开小黄花，每节间有二朵，故名’，是不是就是它呀？”小神农每天除了采药，还要背大量的医学资料，所以，师傅一说神仙对坐草，他立刻就想到了。

“对，就是它。那你知道它有什么功效吗？”朱有德循循善诱。

“我知道，金钱草味甘、微苦，性凉，归肝、胆、肾、膀胱经。

可利水通淋、清热解毒。”小神农得意地看着师傅。

“不止这些呢，它不但利水清热，更能治疗跌打损伤、毒蛇咬伤。在山上，它可是救急的神仙草，有大用途呢。”朱有德小心地将那堆草拔起，装进了自己的药筐中。

“师傅，这些草简直太神奇了，明明就是棵草，却偏偏有那么多功效，我真羡慕它们呀。”小神农孩子气地叹了口气。

“为什么羡慕它们呢？”朱有德不解。

“虽然很小但很有用，我也希望自己是这样的。”小神农坚定地说。

“好，有志气。”朱有德由衷地赞叹，心想：这个孩子可真不错，将来一定会有出息！

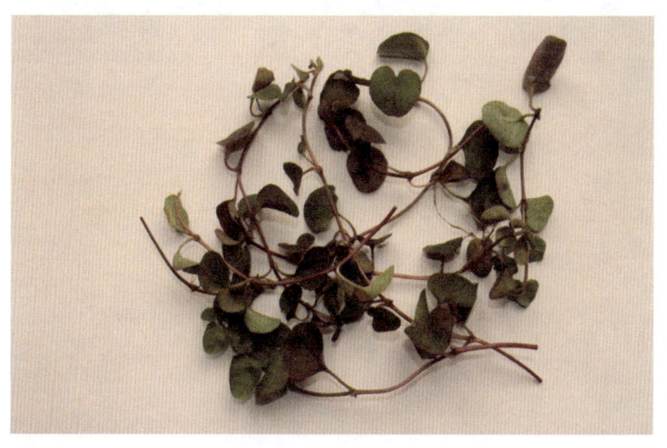

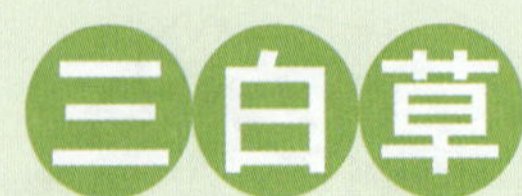

三白草——内服外用水木通

这一天是镇上的草药流通大会，朱有德在家接待远方来的朋友，让小神农自己去集市上随便转转。

可是，没一会儿工夫，小神农就风风火火地跑回来了，一进门就说："师傅，您快看这是什么药？"

朱有德一看，小神农手里握着两根棕褐色的干草，连茎带叶，有40多厘米长。不过，这可难不住朱有德，他说："你从哪儿弄来的？这就是三白草，又名水木通，在沟旁、低湿处都有生长。"

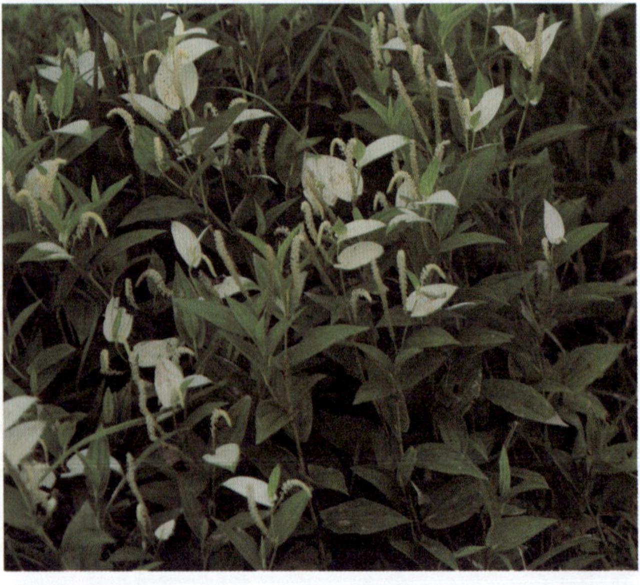

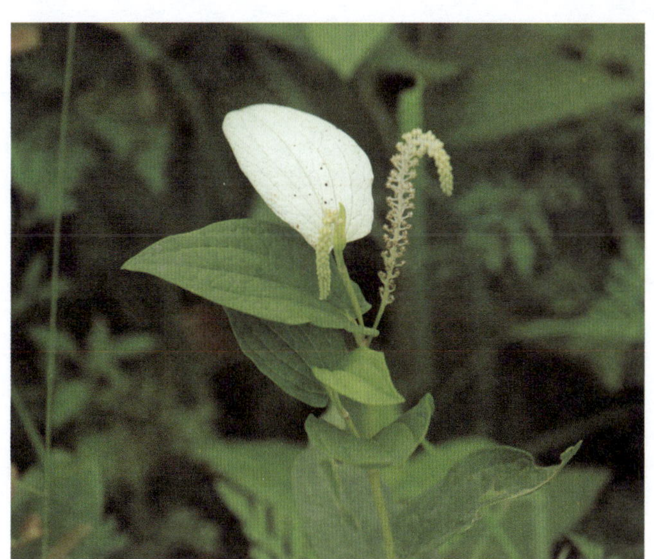

“它也是利水渗湿的中药吗？我在集市上与人对利水渗湿药名，一个人就说这种药也是，可我怎么不认识呢？他不是骗我的吧？”小神农很严肃地说。

朱有德却听得哈哈大笑：“小神农啊，你认识的中药连一成都没有，不知道它自然不足为奇呀。”说着，朱有德坐下来，“三白草又名水木通、五路白等，是多年生的植物。新鲜的时候，可以长到90厘米高。不过，它的茎很直，偶有下部伏地者，根都很小，有须，单叶互生，叶子带有叶柄，呈椭圆形，长

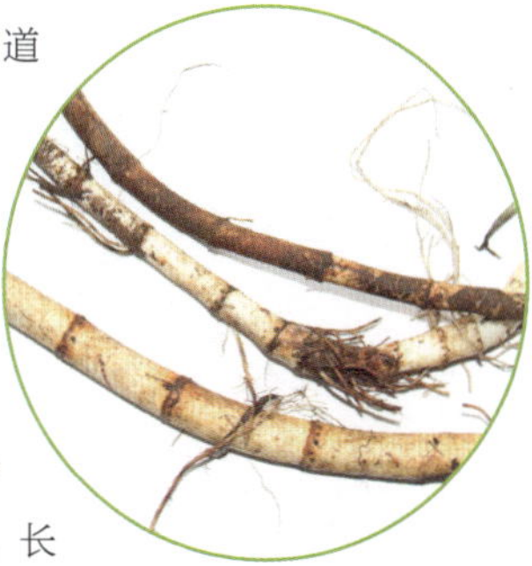

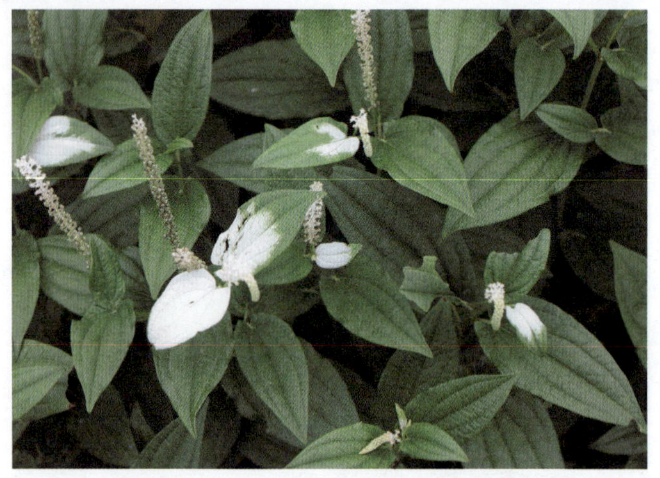

6～14厘米。你仔细看这晒干的三白草，是不是如此？”

“可这是干的，新鲜的时候，它的叶子是什么颜色？会开花吗？结不结果？”小神农打破沙锅问到底。

“它新鲜时的叶子是绿色，两面光而无毛，有5脉。每年5～8月会开花，花序在叶片下生出，初夏时为白色，长14厘米左右，花梗和花柄上都有小毛。长出的花苞很小，约2毫米，为披针形，还会带有小细毛。不过，花是两性的，雄蕊6枚，雌蕊1枚。花谢之后长出蒴果，里面包着圆形的种子，要等到成熟，它才自然开裂掉出来。”

“哦，我知道了。那它全草都可以入药吗？还是只用叶子？”小神农又问。

“那当然是全草啦。采药的时候可以连根拔起来，清洗干净，晒干，根和叶、茎都能直接入药。不过，这种药味甘、辛，性微寒，还带有微毒，所以不能用得太多。”朱有德严肃地说。

“我认为，它肯定也是归膀胱经的。”小神农肯定地说。

“你这回可说错了，它归肺、脾、胃、大肠经，在清热利水、通小便的同时，还能消肿、治湿疹、除黄疸，可内服，又可外敷。”朱有德抚着小神农的头说道：“看药性可不能猜测，要多读书才行啊。”

“师傅，我记住这味内服外用的水木通了。我现在再去集市上看看有没有别的新鲜宝贝。”小神农淘气地扮个鬼脸，便又跑着到集市上去了。

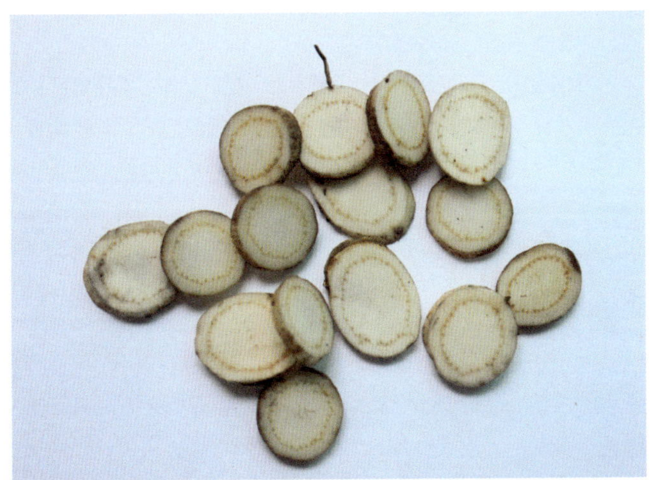

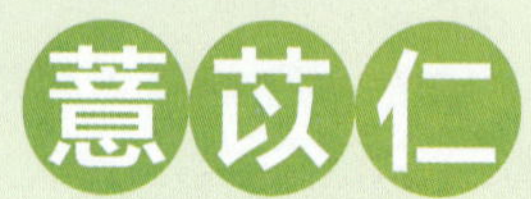

薏苡仁——消除水湿的米

入夏后雨水变多了，一连几天都阴雨绵绵的，朱有德家的饭桌上便每天都多了一份薏苡仁粥。小神农似乎不怎么喜欢，这天早上，他看着粥发愁，说：“师傅，为什么每天都要喝薏苡仁粥呀？”

“因为天气潮湿呀。”朱有德说。

“为什么天气潮湿要吃薏苡仁呢？”小神农想不通，挠着头皮问，“难道它也是药不成？”

“当然是药，而且是除湿健脾的良药。薏苡仁在《本草纲目》中可是被列为上等药的。”朱有德解释给小神农听，“薏苡仁味甘淡，性凉，归脾、胃、肺经，最能利水、渗湿、清热、除痹。医书中就

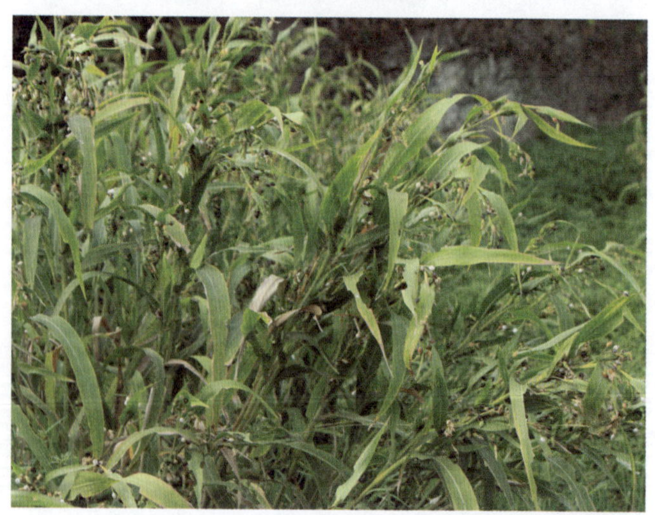

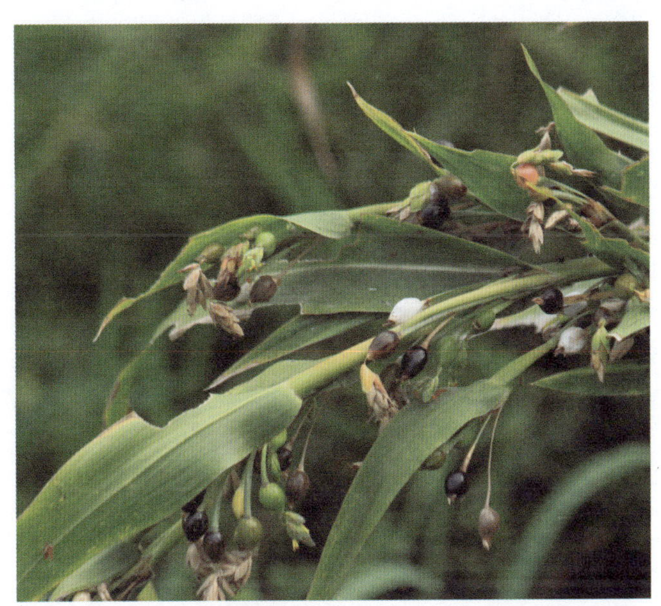

说‘薏仁最善利水，不至损耗真阴之气……故凡遇水湿之症，用薏仁一二两为君，而佐之健脾去湿之味，未有不速于奏效者也，倘薄其气味之平和而轻用之，无益也’。”

“真的是中药呀？这么说我们现在正在吃药啦？”小神农惊讶得差点跳起来。

“这有什么奇怪的？中医讲究药食同源，生活中很多食物都是药呢。”朱有德喝着薏苡仁粥，神情淡然。

“可是，我从来没见过薏苡仁

的植株，它长什么样子呀？”小神农追问。

“薏苡仁是一年生禾本科植物，并不容易种呢！它的茎秆可高达1米以上，直立生长，喜欢湿润。叶子是长形的披针状，两面光滑，比较厚。每年开一次花，花序直立或者下垂，可长10厘米左右，带花柄，像小穗子一样。在花穗外面，才会长出念珠状的总苞来。”朱有德说。

“这么说，我们吃的薏苡仁就是它的果实了？就像大米一样？”小神农听得入了神。

“当然啦，花苞长成之后，它会育出小穗。第一颖下部带有膜质，上面则像厚纸，会有10多条脉络；第二颖像船形，被包在第一颖里面，前面很厚，很尖，小花就在那里开出来。小花的第一稃很短，厚而尖，第二稃短于第一稃，也很小。有3枚雄蕊，雌蕊伸出花苞，结成圆柱状小穗。一般第二颖会开2朵小花，最终长成小穗状的圆形果实。”

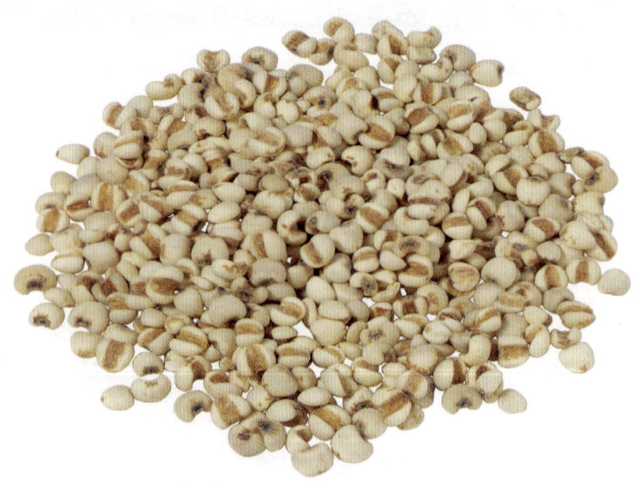

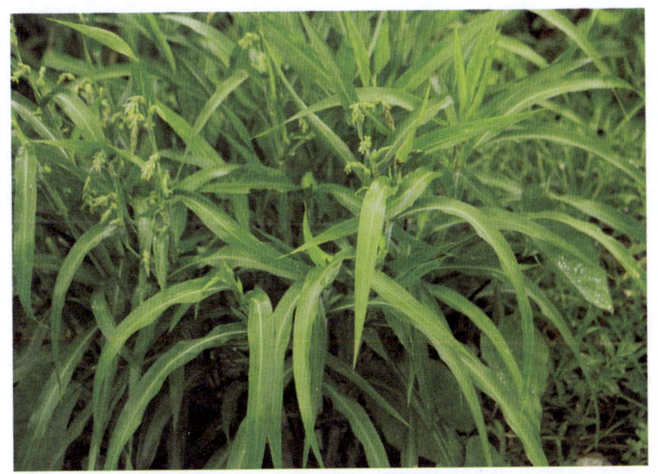

“呀，我可真傻！我以为我们吃的薏苡仁是根上长出来的，原来是果实呀。”小神农这才如梦初醒，“可是，它的果实为什么不是全圆的呢？”小神农夹起一颗薏苡仁观察。

“因为这是炮制过的，薏苡仁的果实外皮很光很亮，如同一层珐琅质包裹，圆球状，但不能吃。只有去皮之后，才变成这样表面乳白，偶有黄褐色皮层残留的样子。而且，炮制好的薏苡仁都是背面圆形，腹面有一条宽而深的纵沟，也就是你看到的这样子了。”朱有德说完，粥也喝好了，对小神农叮嘱道：“一定要都喝完，不然就浪费了。”

小神农此时对薏苡仁再没什么偏见了，这么宝贵的中药，他可不会浪费。所以，他大口喝起粥来。

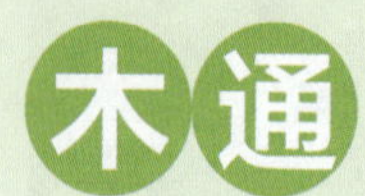

木通——神奇的排水管道

这天，朱有德带着小神农在半山坡的荒地上来回转悠，小神农问："师傅，今天要采什么药？为什么在这里转个没完呢？"

"今天要寻找木通，它喜欢生长在半山坡的阴凉处，所以要在这里找。"朱有德笑起来。

"木通？是空心的木头吗？"小神农一下就来了精神。

"当然不是，这是从它的药性来定义的。木通本身是缠绕灌木，能长6～10米长，医书有载其'生作藤蔓，大如指，其茎干大者，径三寸，每节有二三枝，枝头出五叶，颇类石韦，又似芍药'。"

"这么长啊，那藤上会有刺吗？"小神农追问道。

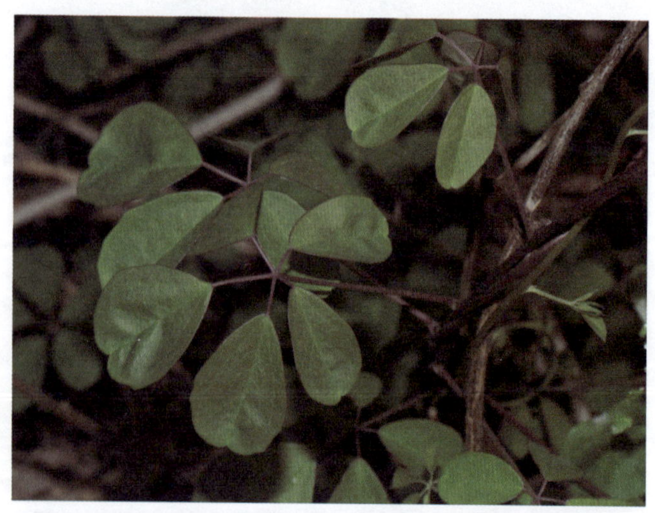

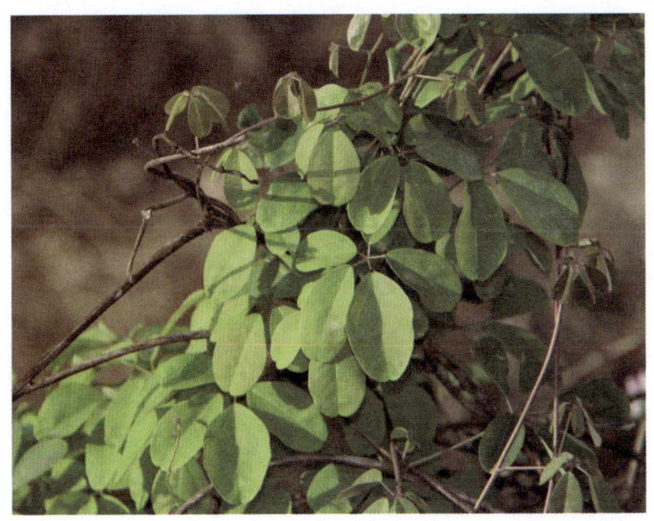

“没有刺，但会开很好看的花。花的颜色是紫色，雌雄同株，花梗细长，雌花通常1～3朵长在一起，生于花序下，有3个花被，都是椭圆形的。雄蕊3～6枚，带有柱头状，花谢之后，可以长出蓇葖状的浆果，长筒形状。”朱有德边解释，边抬头四处张望。

“它也会长果实呀？”小神农以为它只长藤和叶子呢。

“傻孩子，当然长果实，而且很大个呢！果实长3～13厘米，宽4厘米，成熟后也是紫色的。每年10月左右，可以找到它的果实，果实里有矩圆形的暗红色种子。”朱有德找累了，就坐在山坡边休息起来。

小神农可不怕累，听师傅讲完之后，他想快点看看木通的真面目，就一个人来到山坡边沿的陡峭处。突然，他发现了一小片长藤状的绿色植物，枝蔓很长，但没有开花。

“师傅，您快来看呀！这是木通吗？”小神农兴奋地喊道。

朱有德走过来，发现果然是一片并不茂盛的木通，就对小神农说："可惜呀，现在木通也被破坏得不像样了，长得这么瘦弱。"

小神农细细看木通的叶子，有小叶3枚，还有掌状复叶，小叶是矩圆形，长3～4厘米，尖端圆形，中间下陷，基部呈心形，边缘带着微波状，两面都是淡绿色的。

"师傅，真可惜，连朵花也没有，只能看看叶子了。"小神农叹着气说。

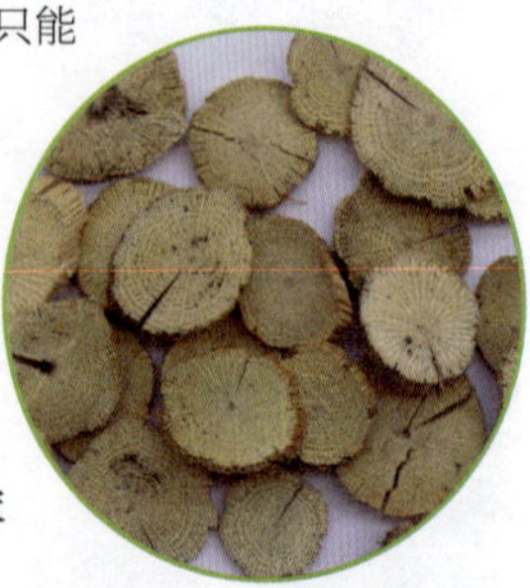

"不急，它每年只在3～4月才开花，明年再看也不迟。"朱有德安慰着徒弟。

"可是，木通是用藤蔓入药还是叶子入药呀？它有什么功效呢？"小神农马上想到了新问题。

"当然是藤蔓，将它晒干，外表就变成灰褐色了，很粗糙。但切片后，里面呈黄白色，可以看到细密的小孔。"朱有德放下药筐，剪了一段木通枝，递给小神农，"你闻闻什么味？"

"有点苦。"小神农说。

"对了，这就是它的药性，味苦涩，性凉，归心、小肠、膀胱经。《本草纲目》中记载'木通，上能通心清肺，治头痛，利九窍，下能泄湿热，利小便，通大肠，治遍身拘痛'，所以，它虽不是空心的木头，却是神奇的排水管道呢。"

"哦，原来是这样，难怪叫木通呢。"小神农心领神会。

"不过，你要记住：木通能逐水气、利小便，却不可以多用，多用会损伤人的元气。"朱有德叮嘱道。

"师傅，我记住了，今天的收获可真不少呀。"小神农心满意足地笑了起来。

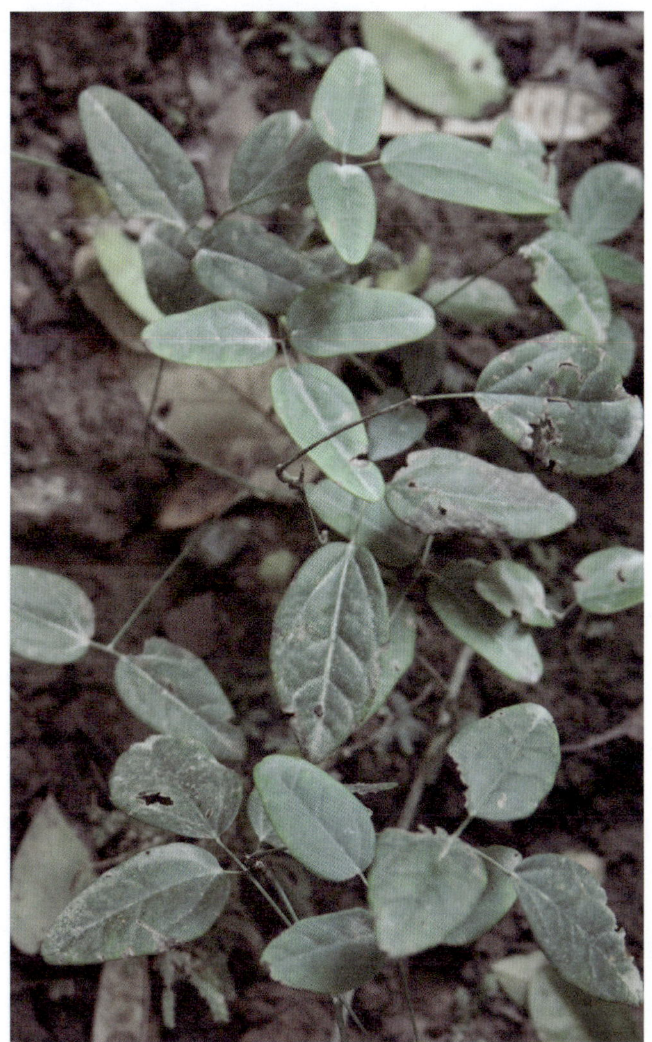

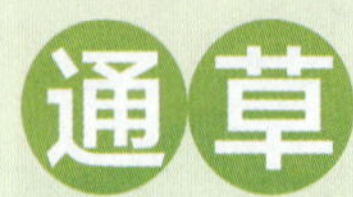

通草——渗水通窍特效药

有一天，小神农在打扫药盒的时候，发现了一种新的药材：它表面白色，带有浅浅的纵沟纹，拿起来掂一下，非常轻，而且还有些弹性，轻轻一掰就断了，断面很平，有银白色的光泽，还可看到半透明的薄膜。闻一下，又没有特别的气味。

“咦，这是什么药，怎么这么有意思呀？”小神农好奇起来。

“师傅，这是药吗？怎么这么好看？像假的一样。”小神农来到朱有德面前，将那药递上前去。

“哦，这是通草，是利水渗湿药。”朱有德看了一眼。

“通草？怎么会有这样的草呢？太不真实了，它是不是长得很好

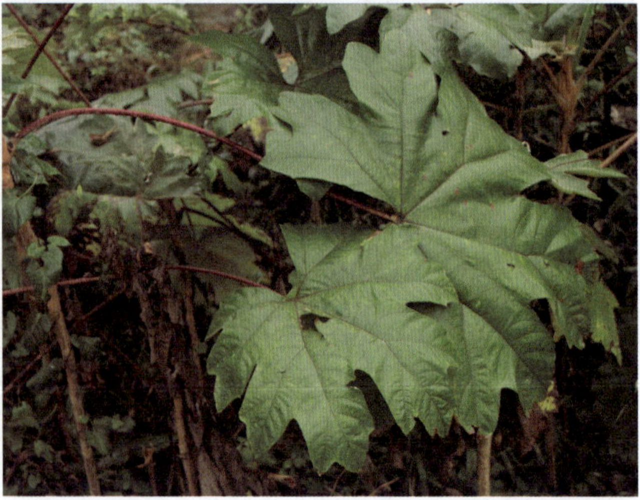

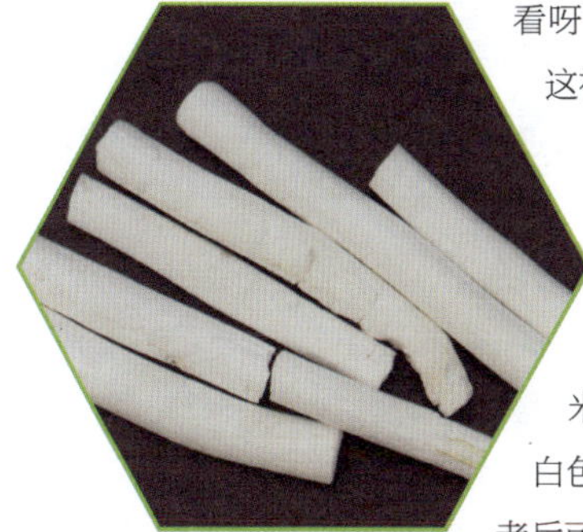

看呀？”小神农真恨不得亲眼看一看这神奇的草。

“可惜通草在我们这边少见，不然倒是可以带你去看看。”朱有德放下手里的书，“通草是常绿小乔木，高1～3.5米，茎比较粗，但不分枝，茎中有白色的髓，幼枝表面有星状黄毛。枝老后可变深棕色，有皱裂。叶子互生，很大，多生在茎顶，有粗叶柄，可长30～50厘米。叶长圆状，有掌状开裂，带粗齿。”

“花朵呢？长成什么样？”小神农急着追问。

“它要到10～12月才会开花，所以在这边不适宜生长。它的花序很大，可长50厘米以上，萼片上有茸毛，4个花瓣，为三角状，外面带茸毛。花柱2个，离生，前端卷曲。到来年的1～2月才会结果，是球形果，成熟后变成深紫色。”

“哦，原来这通草是被称为‘草’的树呀，我还以为真的是棵小草呢。”小神农反复看着手里的通草。

“通草味甘、淡，性微寒，其气薄质轻，升而复降，归肺、胃、肾、膀胱经，所以用来清热利水、渗湿通窍是最好的，有特效。”朱有德又拿起书来，小神农则自觉地走到药柜边，继续整理药盒去了。

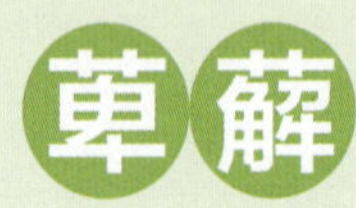

萆薢——利湿祛浊的“土豆片”

“师傅，这两个字怎么念？”这天晚上，师徒俩正安静地坐在灯下夜读，小神农突然被跳出来的“拦路虎”给难住了。

“这念bì xiè，它是一种多年生的缠绕藤本植物粉背薯蓣的根茎，又名土黄连或者黄山姜。”朱有德耐心地教导小神农。

“萆薢，我知道了。书中说萆薢味苦，性平，归肝、胃、膀胱经，可利湿祛浊、除风通痹。”小神农念叨着，“也就是说，它应该是利水渗湿的药，对不对，师傅？”

“确实如此。”

“那薯蓣长什么样呀？我们山上有没有？”小神农马上问，每知道一种新药，他都想要知道药长成什么样子。

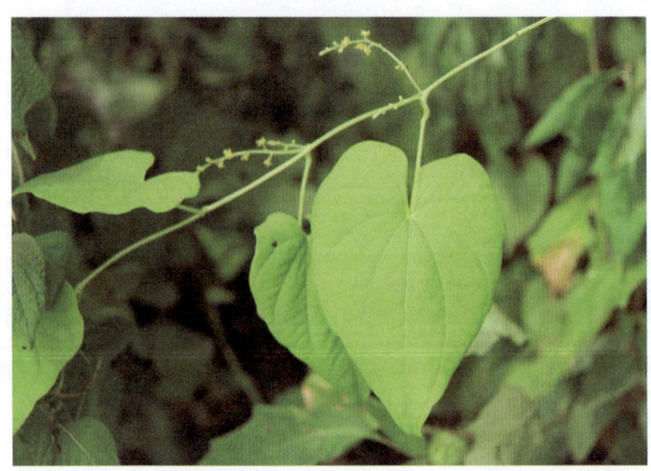

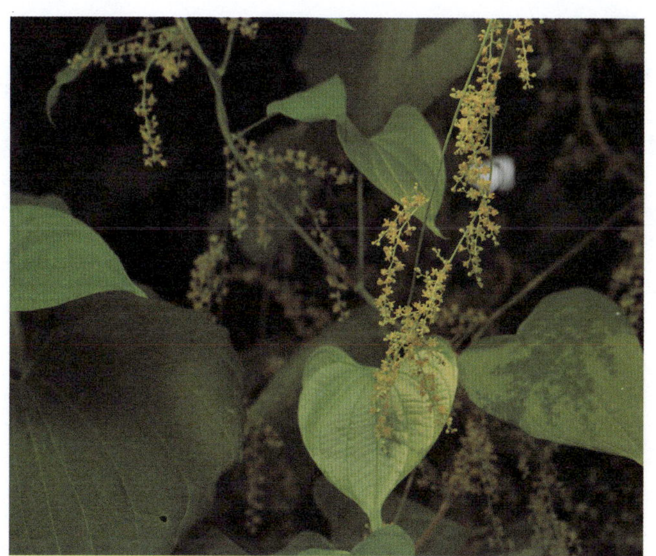

“薯蓣分为多个品种，有粉背薯蓣、叉蕊薯蓣、纤细薯蓣、山萆薢。不过，它们都多生长在长江以南区域。粉背薯蓣根茎横生，地面有竹节状；叶互生，是三角状的心形，叶片后面为黑色，带白色粉状物；它的花是单性，雄花序是穗状，2～3朵簇生于叶腋，雌花序偶尔有双生，带退化雄蕊，柱头分成3裂。于6～10月长出蒴果，表面栗褐色，成熟后开裂，种子有翅，两两迭生。”朱有德一边回想薯蓣的样子，一边描述起来。

“那其他品种怎么区分呢？”

“叉蕊薯蓣与粉背薯蓣基本相似，但它的茎呈‘S’旋状，叶面下方可呈灰

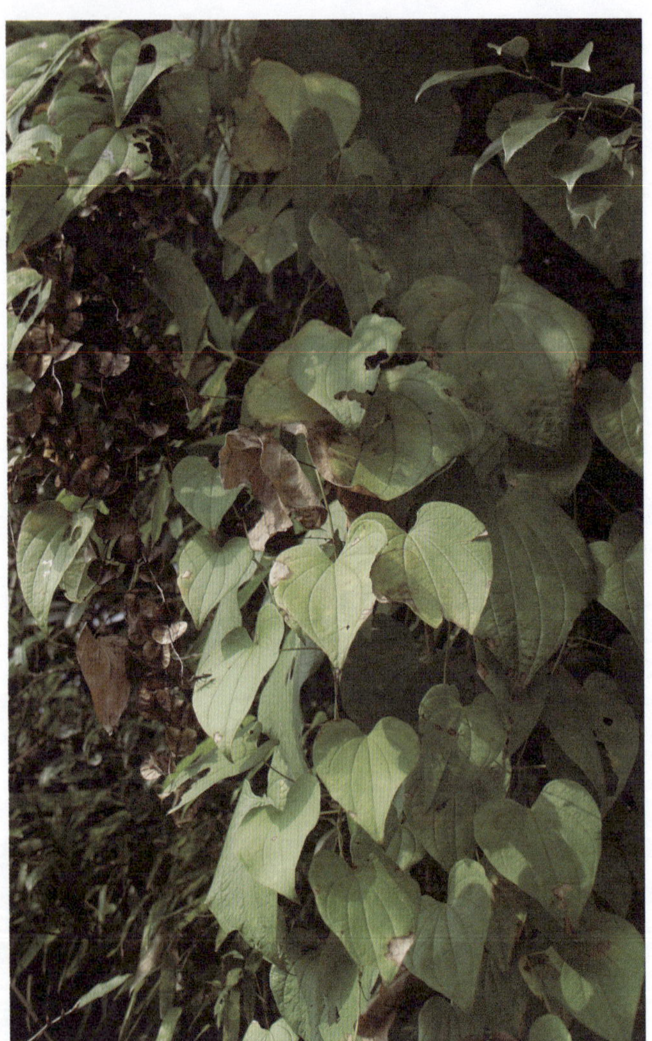

褐色，叶柄稍短。而纤细薯蓣的茎左旋生长，为长圆柱形。山萆薢的茎纤细，不规则分枝，还带有纵沟。”朱有德可不准备每一个品种都仔细说个遍，因为那完全没必要，只要认识根就可以了。

“师傅，我们药堂没有这味药吗？我想看看它们有什么分别。”小神农是个不达目的誓不罢休的孩子。

“萆薢的根茎一般被分成粉萆薢和绵萆薢，我们店里只有粉萆薢。它的切片边缘不齐，呈棕黑色，但切表细腻，有粉性，并带有不规则的黄色筋脉花纹，质地很有弹性。而绵萆薢与它的区别在于药外皮为灰黄色，边多会卷曲，有粗糙的筋脉，质地要软一些。”朱有德说着，真的拿了粉萆薢来给小神农看。

“像块带花纹的土豆片。”小神农一看粉萆薢便笑了起来。

“应该是利湿祛浊的‘土豆片’才对！”朱有德也被他的形容逗笑了。

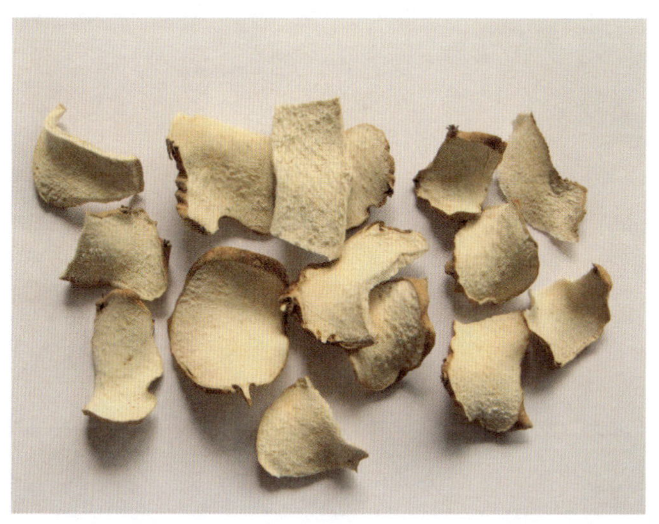

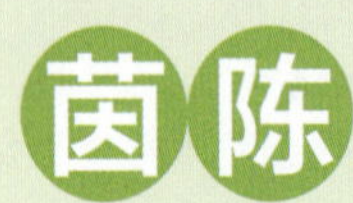

茵陈——消肿的宝贝

天气炎热，朱有德在山上走了一上午，已经感觉十分疲劳了，所以坐在山坡的树阴下休息。只是小神农不肯停下来，围着山坡四处看。

不一会工夫，他手里拿着一束绿草回来：“师傅，我记得您和我说过：这是茵陈，可清热解毒的是不是？”

朱有德把绿草拿到手中看了看之后说：“对，是茵陈，又名茵陈蒿。它不但可解热，而且可利湿、消肿。当患者出现小便不利、湿疮、瘙痒等症时，都可以用它来治疗。”

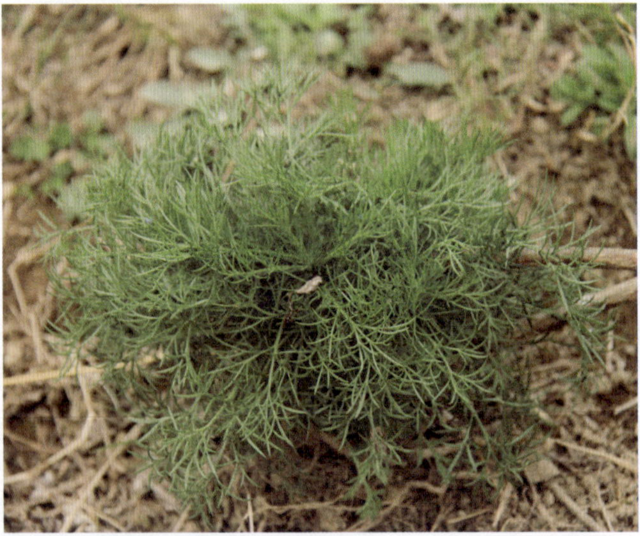

“这么说它是多用药，既可清热解毒又能利水渗湿？”小神农问。

“对，它可以称得上是消肿宝贝呢，慢慢你就知道了。”朱有德笑了，“你既然找到茵陈了，就给我描述一下它的特征吧，好让我看看你的描述能力有没有长进。”

“这还不简单，”小神农故意将手背到身后，不看茵陈的样子，便开始流利地描述起来，“菌陈为多年生草本植物，茎直立生长，基部为木质，可高1米左右，表面棕黄色，带纵条纹，上部多分枝。叶子为线形，多深裂，下部宽，带短

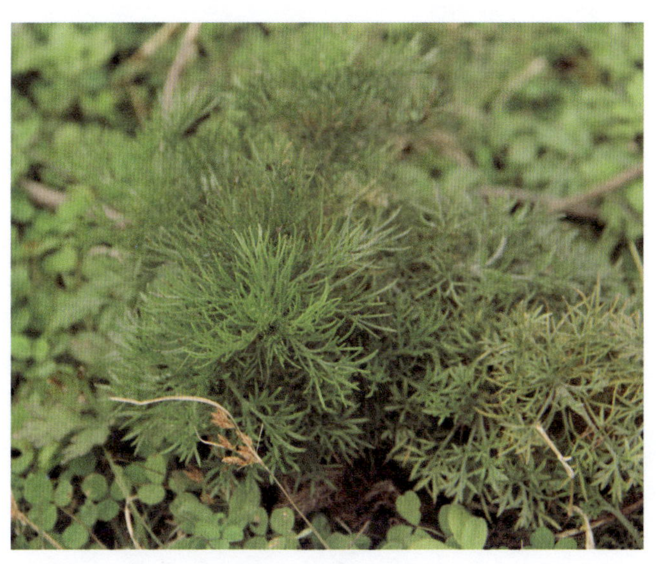

绢毛，中间裂成细线。它9～10月开花，花朵生于茎顶，成总状，总苞片3～4层，外层卵形，内层椭圆，中间是绿色的，但花朵开成黄色。10～12月可以结果，是瘦长的圆形果，内有2颗种子。”小神农一口气说完，不但全面而且流利。

“真不错，看来师傅低估你的记忆力了。”朱有德笑了。

“可是师傅，为什么那天我听您和李老板谈药材的时候，还说到绵茵陈呢，它们是不是一种草药呀？”小神农忽然又问。

“哦，绵茵陈也是茵陈炮制成的药材，只不过它们采收的时间不一样，春天采的叫绵茵陈；而到了秋天才采的，就叫茵陈蒿了。它们都是味苦，性平，归脾、胃、膀胱经的药材，使用时有细小分别，不过这些要等你学习用药时再说了。”朱有德拍拍小神农的头，“好

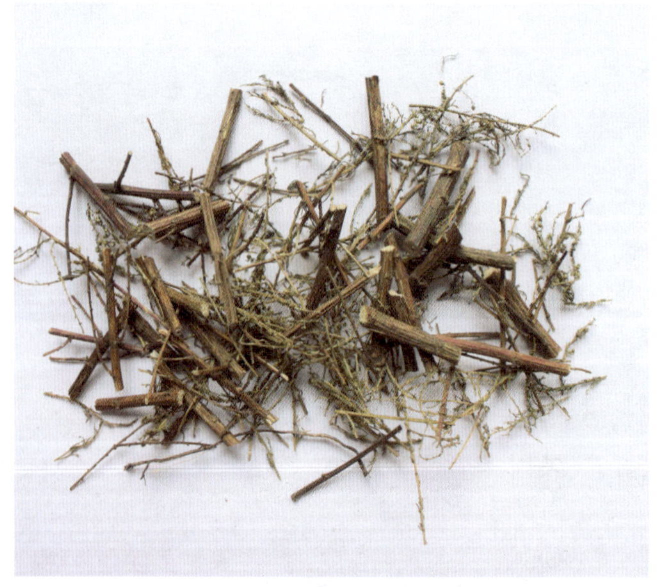

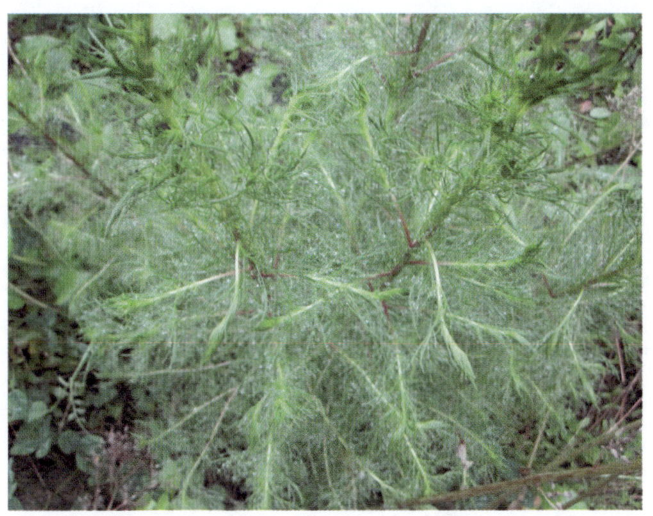

啦，师傅休息好了，现在继续去找药吧。”

“好的，师傅，您慢点走，我在前面。”小神农欢快地跑到山坡上方，独自朝前走去。

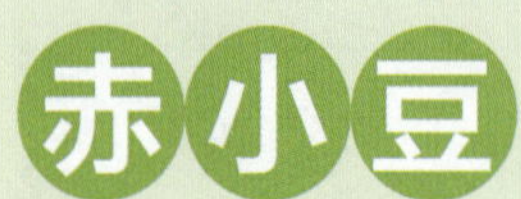

——治病养身之谷

朱有德家中的后院是一块一亩多的小园子。每年，朱有德都会在这个小园子里种很多东西，包括吃的瓜果、用的药材，甚至是花草等。

昨夜刚下了大雨，今天上午他就在园子边翻土了。

“师傅，您是要种什么吗？”小神农跟着师傅一起翻起土来。自从来到师傅家，他不但学习药学知识，还要跟着朱有德学习为人处事、家务劳动等。

“对，地边可以种几棵赤小豆，秋天收了用来煮饭、入药，两不误。”朱有德擦擦额头的汗说。

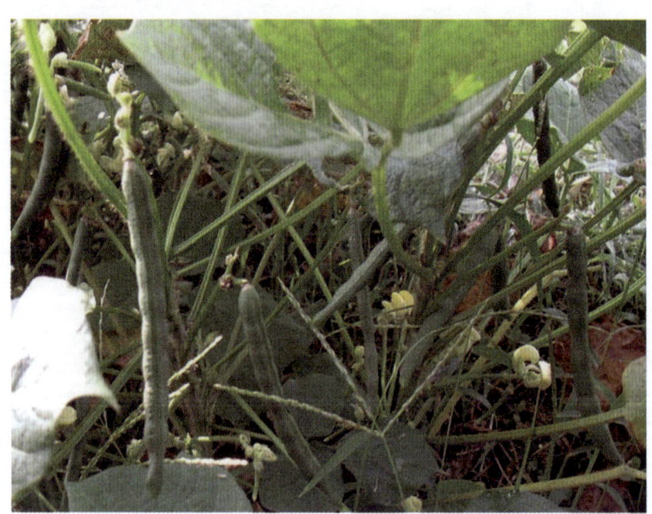

“赤小豆还能入药呀？我们家也种呢。”小神农说。

“当然能入药呀，赤小豆味甘、酸，性温，可利水除湿、祛水肿，是上好的亦食亦药食材呢。《本草纲目》中就说‘赤小豆小而色赤，心之谷也。其性下行，通乎小肠，能入阴分，治有形之病。故行津液，利小便，消胀除肿止呕，而治下痢肠澼，解酒病，除寒热痈肿，排脓散血……’，是不是很神奇呀？”

“果然很神奇，想不到这小小的红色豆子，竟是治病养身之谷。”小神农感慨地说。

“你平时仔细观察过赤小豆吗？”朱有德问。

“这不用观察，我从小就跟着娘一起下地呢。赤小豆是一年生植物，根茎直立，上部有缠绕，高可达50厘米，叶子为盾状，前面尖，基部有宽楔，叶片两面有短毛，全缘。花朵腋生，2～3朵簇生，萼片钟状，花冠为黄色。花谢后生圆柱状荚果，里面会有4～10粒赤小豆。对不对，师傅？”小神农得意地说。

“我问的可是赤小豆长什么样，又不是问它的苗。”朱有德故意让小神农补充赤小豆的特征。

“哦，这也简单。赤小豆是矩圆形的，两头平截，表面暗红色，有光泽。侧面还有一条白色线性的种脐，但不突出，红皮里面是两片肥厚的子叶，乳白色。我说得对吗，师傅？”小神农头一昂，好像对师傅宣战一样。

“对，对，我们小神农真是个细心又聪明的孩子。”朱有德高兴地笑起来，心想：这样聪明的徒弟，何愁教不好呢！

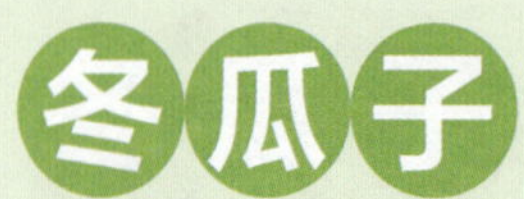

冬瓜子

——利便化痰的白瓜子

小神农闲来无事，坐在院子里看书。师娘从街上回来，抱了一个硕大的冬瓜。小神农连忙帮师娘搬进屋去，问：“师娘，这么大一个冬瓜，怎么吃得完呢？”

“没事，你师傅说要多吃点冬瓜，对身体好，所以我才买了个大的。”师娘说着，将大冬瓜一切为二，快速地削起皮来。

小神农看到冬瓜里面的冬瓜子很多，便挖出来仔细看，只见冬瓜子长椭圆形，外皮雪白，一头钝圆，一头稍尖，而且尖端的地方还有两个小突起。他将一粒冬瓜子剥开来，里面一颗种仁，可分为两瓣，又大又饱满。

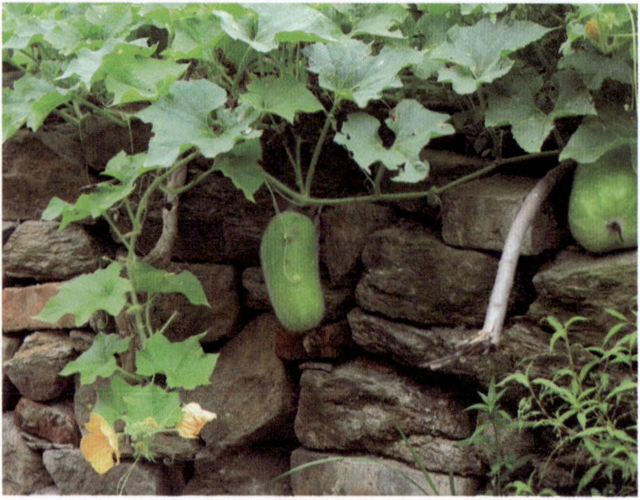

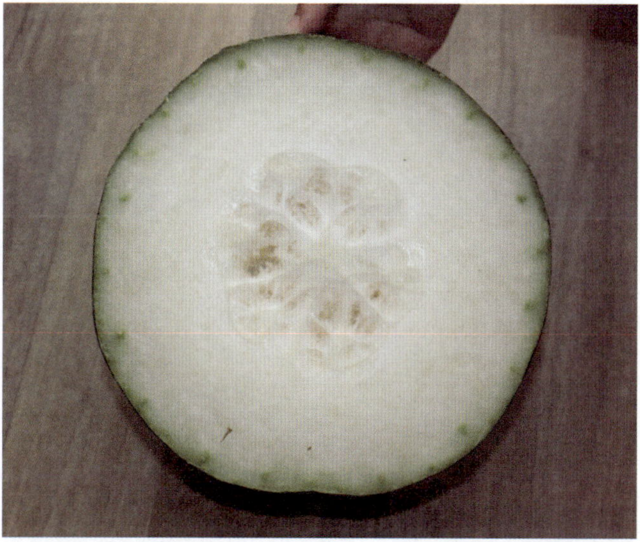

“师娘，这些冬瓜子我们晒干炒来吃吧，很香的。在家里，我娘都这么做。”小神农笑着说。

“好，你喜欢吃就自己拿去洗干净吧。”师娘慈爱地说。

就在小神农清洗冬瓜子时，朱有德从外面走进来，看到那些冬瓜子，笑着说：“小神农现在进步了，居然知道随时随处收集药材了。”

“什么？师傅，这是药材呀？我本来是想晒干了炒来吃的……”小神农被师傅一夸，反而不好意思起来。

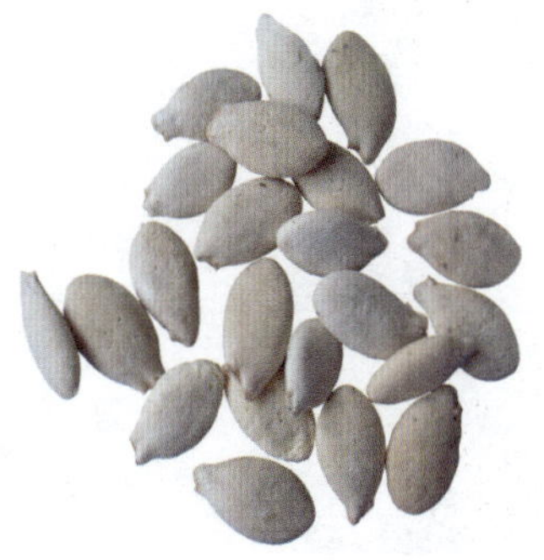

“冬瓜子味甘，性凉，可利水消痈、化湿润肺，用来治疗痰热咳嗽、水肿、小便不利等症都很好用。”朱有德坐下来，拿起一颗冬瓜子看了看，“不过，现在的冬瓜子并不理想。最好是深秋所采的冬瓜，其子药性更强。”

“这是为什么呀，师傅？”小神农好奇起来。

“《本草图经》中记载，‘白瓜子，入药须霜后合取，置之经年，破出核，洗、燥、乃擂取仁用之’。因为这时的冬瓜子药性会加强，利水除湿自然就更理想了。”朱有德突然话锋一转，“小神农，你看到过冬瓜秧长什么样子吗？”

“当然看到过，我家每年都种呢。”小神农一听师傅问，立刻回答，“冬瓜是蔓生的，茎上被有硬毛，带棱沟。它的叶柄很粗，带粗毛，中空，里面有黏液。叶子很大，近圆形，叶缘分裂，带小齿。而

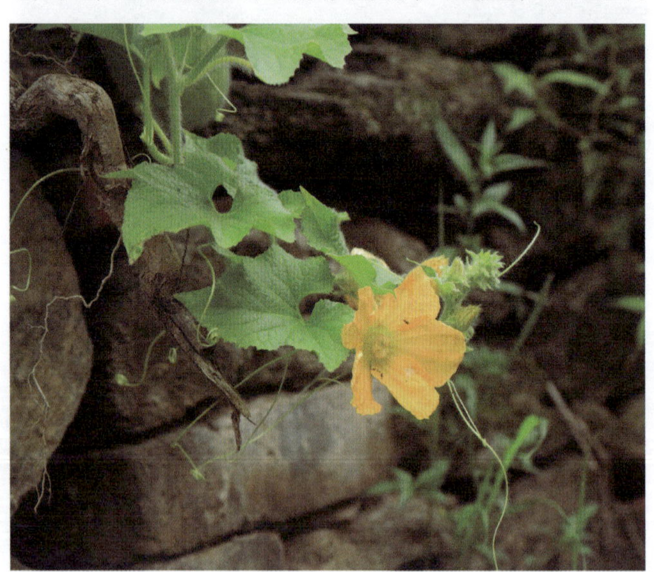

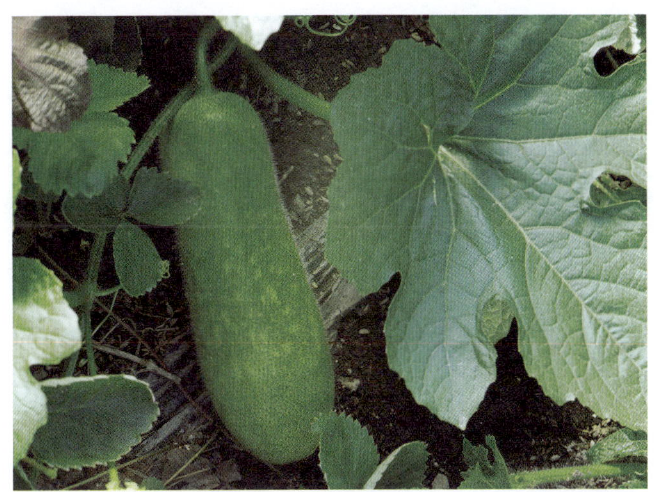

且叶面还有疏毛，比较粗糙。花朵雌雄同株，花朵黄色，萼片筒状，伏有柔毛。花冠辐状，有开裂。结出的果实就是大冬瓜了，像个大枕头一样，皮是绿色的，肉是白色的，外皮被有硬毛和白霜。”

小神农一边讲一边观察师傅的表情，只见朱有德满意地点着头，深思了一会儿说：“既然你都说得这么好了，那这些冬瓜子就奖励给你晒干了炒来吃吧。”

“哦，太好了，有冬瓜子吃了！”小神农欢快地跳起来。

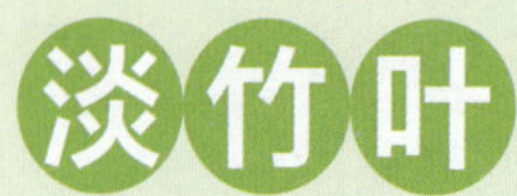

——通淋化湿的叶子

小神农随师傅上山采药，走着走着，就看到前面的石岩下有几丛长披针形叶子的植物。小神农说：“师傅，您看这种植物和竹子长得真像，就是矮小了些。”

“小神农，你好像忘了，师傅给你讲过这种植物哦。”朱有德点拨着小神农，“咱们家院子里的叫竹子，可采鲜竹叶，那这些是什么呢？”

“哦，我想起来了，师傅，它是淡竹叶对吧？我现在总算看到活的淡竹叶了。”小神农兴奋地跑到那丛植物跟前。

“师傅，它的样子和您说过的一模一样，秆纤细，有木质，叶子

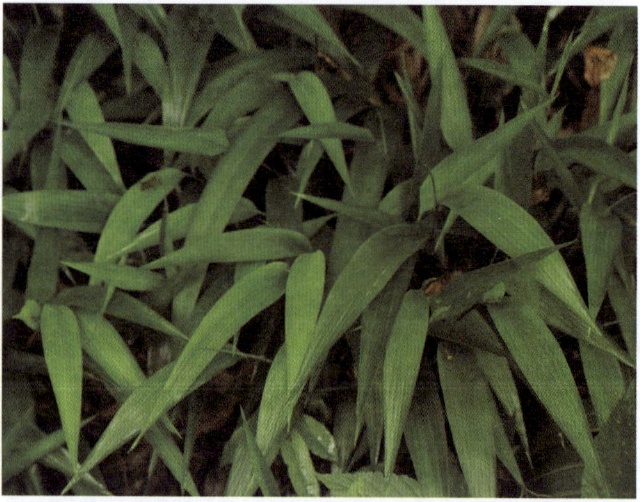

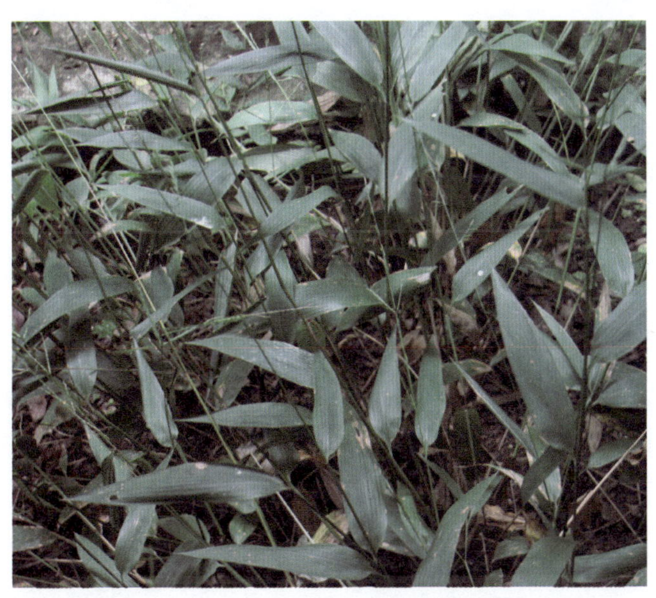

互生，前面是尖的，叶边全缘，但无柄，基部近圆形。叶面上还有多条平行脉和横脉，真的像小方格呢。”小神农对着淡竹叶看个没完，突然又大声说，“师傅，快来看，它有花呀。”

朱有德走过去，笑着说：“看你，这些花又不好看，干嘛这么激动。”

“很好看呀，我还是第一次看到竹子花呢。原来它的花序是圆锥形的呀，还被分成小穗状的线形，上面的颖片是长圆的，前面比较钝，边缘带膜质，第一颖比第二颖要短一些。师傅，它们什么时候结果呀？我真想看看竹子结的种子。”小神农兴奋不已。

“小神农，虽然淡竹叶也是禾本科，但它与竿竹的花、种子有所不同，你要记牢哦。”朱有德纠正道，“《本草纲目》中说淡竹叶‘春生苗，高数寸，细茎绿叶，俨如竹米落地所生细竹之茎叶。其根一窠数十须，须上结子，与麦冬一样，但坚硬尔，随时采之。八九月抽茎，结小长穗’。所以，8～9月的时候，它的花穗上就能看见种子了。”

“师傅，我们采一些吧，您不是说用它的茎叶最能清热解毒吗？”小神农说着就要采叶。

“淡竹叶味淡、甘，性寒，归心、肾经，不仅仅可以清热，它的根、叶都可入药，用来利尿通淋、化湿消痰也是非常好的。所以这又是一种多功效的药材。我们还是等到秋天再采摘，这样就可以顺便挖点根茎了。”朱有德阻拦了小神农。

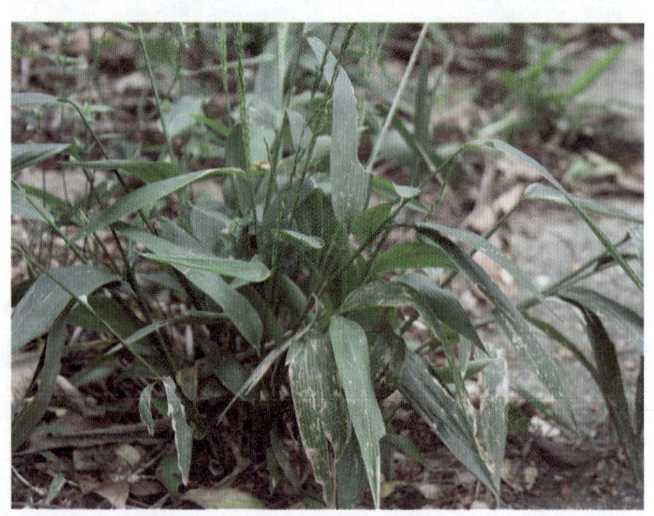

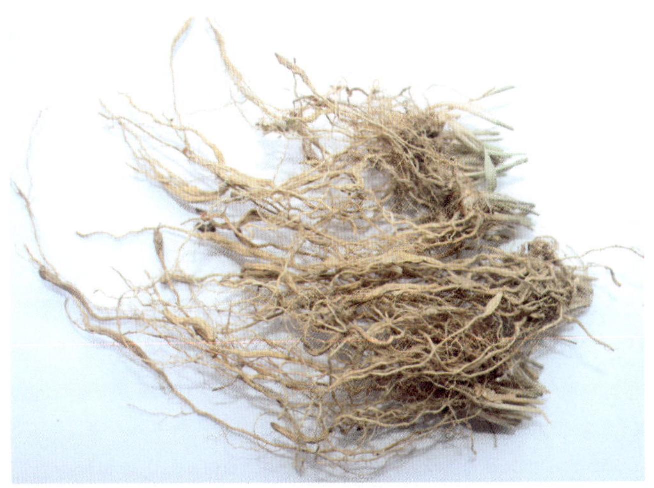

"师傅，就听您的，到秋天时，我就过来采收淡竹叶。"小神农笑着说，脸上闪着满足的光芒。这个世界真奇妙，那么多原本在他看来没用的东西，经过学习之后，才知道原来它们都是多效又好用。他在心里深深地叹息：学习可真好！

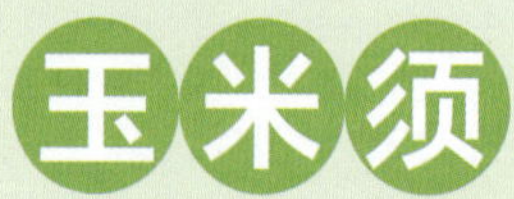

玉米须——舞动龙须化湿泄热

师傅给患者抓药的时候，小神农发现了一样不认识的中药，它的样子黑乎乎的，有点紫褐色，是一根根的细线状，团在一起，如同球形。只不过那药很轻，而且比较硬，全身没有一点光泽，灰突突的，怎么看都感觉像一团粗头发。

“师傅，您在药里放的那团头发一样的东西是什么药呀？我怎么感觉它像什么动物的毛呢？”小神农真是好奇极了，患者一走，他立刻追着师傅问起来。

“这可是秘密，我不能告诉你。”朱有德故意吊小神农的胃口，让他产生强烈的求知欲。

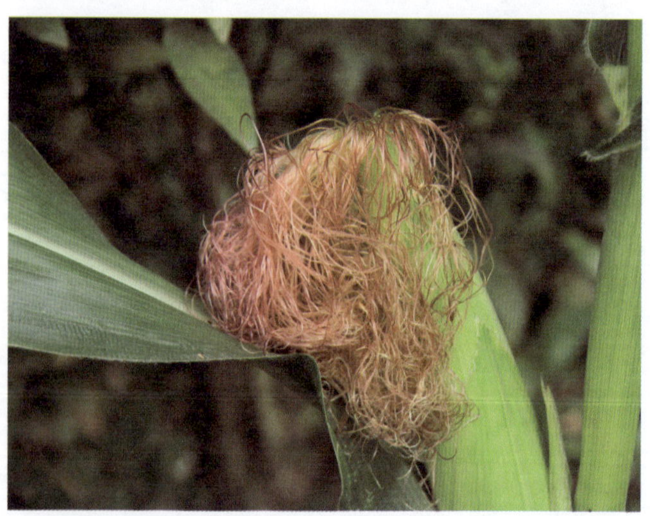

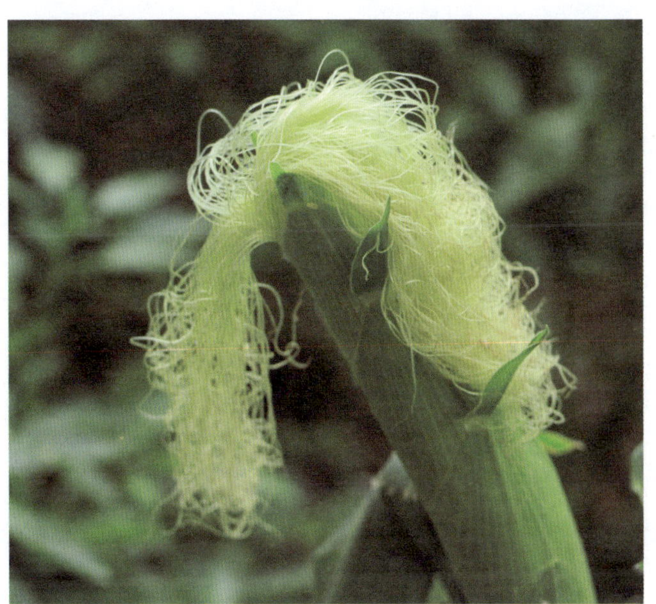

“师傅，您就告诉我吧，不然我下次怎么给患者抓药呀。”小神农名义上说是朱有德的徒弟，但长时间相处下来，两人变得如同父子一般。小神农格外爱撒娇，他见师傅不肯告诉自己，就搂着师傅的脖子摇起来。

“好了，好了，我都要被你摇晕了！看在你好学的份上，就告诉你吧。”朱有德笑起来，“它是一种植物上的须状物，这种植物很多见，而且你肯定也看到过。”

“是什么植物呢？师傅，您倒说出名字来嘛。”小神农心里越着急，就越好奇。

“那我得考考你了，这种植物是一年生农作物，秆粗壮，直立生长，可高1～2米，一般不会分枝，茎有节，节处有鞘膜，叶子宽大，为披针形，长长的向下垂生，如同放射状。叶片边缘有皱折，带有粗中脉，很易破裂。猜到是什么了吗？”朱有德看着小神农。

“那它开不开花？结不结果？这些您都没说呀。”小神农一时想不出是什么农作物。

“肯定会开花，它在茎顶生圆锥花序，雄花序的分枝为三棱形，每节有两个小穗，它的花很小，聚生，颖片前面尖，外稃及内稃都有透明膜质。雌花序外面包有鞘状苞片，于叶腋处长出，会结穗轴状的种子，上面结一粒一粒的种子……”

“我知道了，是玉米，是玉米。”还没等朱有德说完，小神农一下回过神来，高兴地大叫起来。

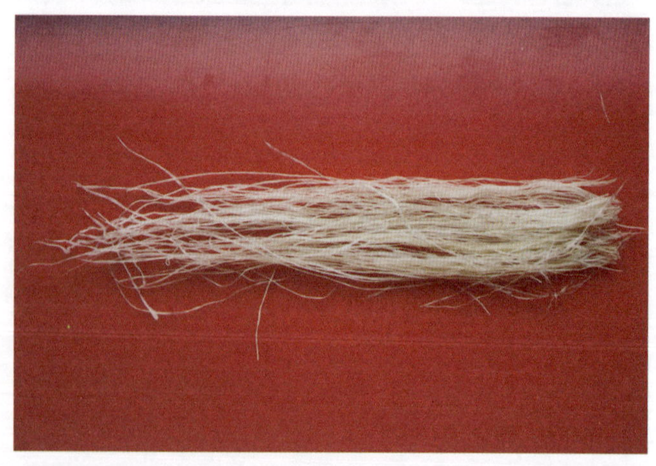

玉米须

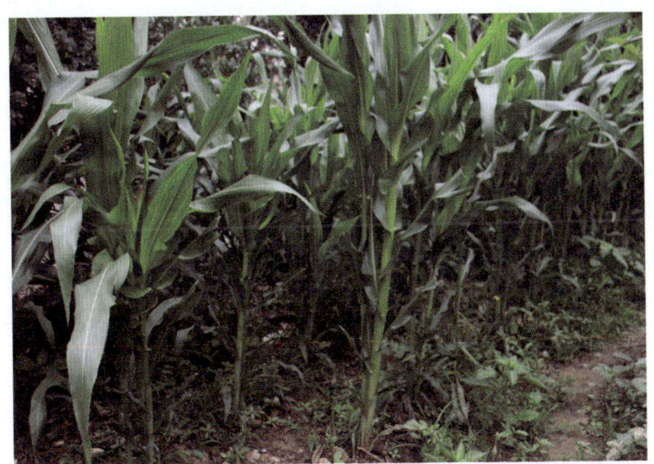

“对了，这团状的灰褐色东西就是玉米须了。它在玉米的苞片中吐出，新鲜时是红中带黄绿的颜色，采了之后晒干，就变成了现在这种紫褐色的团状了。”朱有德也跟着笑起来。

“这东西也太常见了，没听说还能入药呀。”小神农心里都是问号，真是怎么也想不通。

“玉米须又叫龙须，其味甘，性平，归膀胱、肝、胆经，可利水消肿，能泄热除湿。这些在中医书中都有记载，你该好好读书才行啊。”朱有德看明白了小神农的心思，趁机给他讲起医学知识来。

半边莲

——只有半边的渗湿利药

每次看到奇怪的花草，小神农的第一反应都是：它能入药吗？因为以他的经验，那些自己不认识或者不看重的花草，总能在师傅那里变成宝贝一样的中药。

今天，他又在路边发现了一种奇怪的植物：茎枝纤细，匍匐生长，分节，在节上还有细根。叶子是互生的，但无叶柄，椭圆形的叶片在顶部有锯齿。这些都不奇怪，最奇怪的是，它的花朵是半朵状，生在分枝的上部叶腋处，花梗很细，小苞片无毛，花萼为长锥状，花冠粉色或者白色，在喉部生有白色柔毛。花瓣偏向一侧生长，怎么看

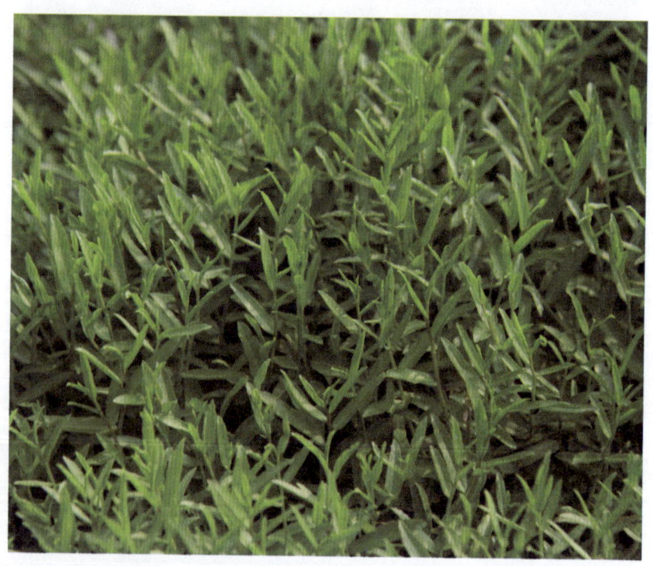

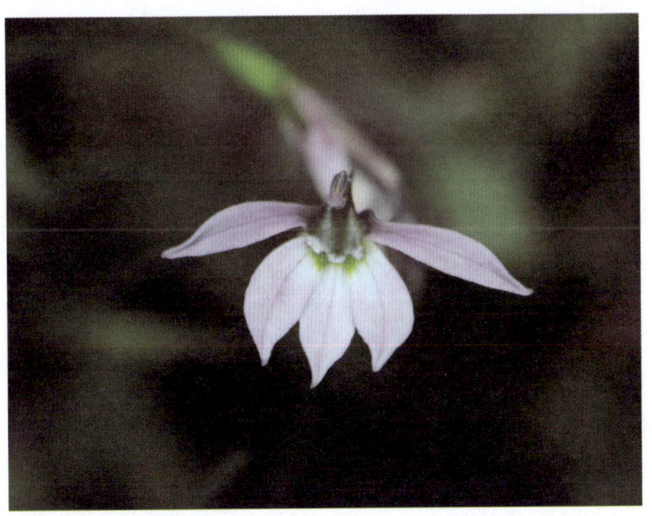

都像是少了半边的花。

“师傅，这种花怎么会只长半边呢？感觉被谁破坏了一样。”小神农挠着头，越想就越想不通。

“因为它的名字就叫半边莲，是多年生的小草本植物，所以只有半边花朵也就不奇怪了。你看它的花瓣与莲花相似，而且生有5瓣，如同一朵莲花少去一半的样子，对不对？”朱有德笑着说。

“是呀，这样少了一半的花朵，还能结果吗？是不是只开花不结果呢？”小神农真为这些小花可惜，长得挺好看，怎么只有一半呢。

“放心吧，它一样会结果的。每年5～8月开花，8～10月就会结出种子来，种子呈椭圆状，稍扁，是肉色的，如同瓜子仁，所以它还被人们称为瓜仁草。”朱有德说。

“这种草可以入药吗？我看它长得这么与众不同，肯定不一般。”小神农很有把握地说。

“嗯，这次你说对了。半边莲味甘，性平，归肺、心、小肠经，可清热、利水，是利水渗湿的利药。快点采一些吧，回家就可以炮制成中药了。”朱有德感觉，自从有了小神农在身边，自己的生活总是充满欢乐。

“师傅，让我来挖，我比您力气大。”小神农天真地笑着，用力挖起半边莲来。

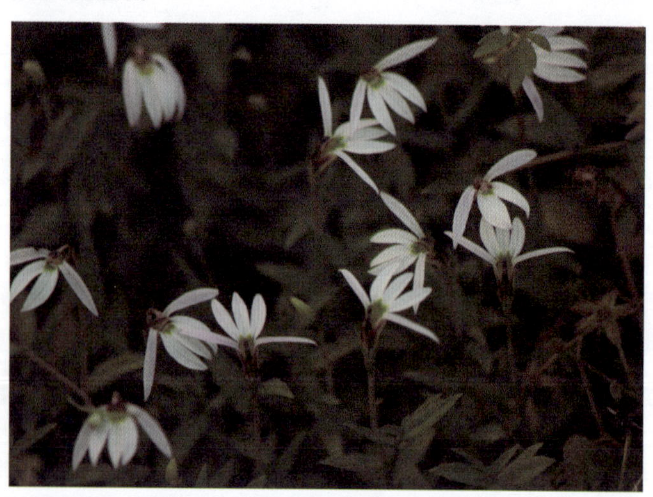

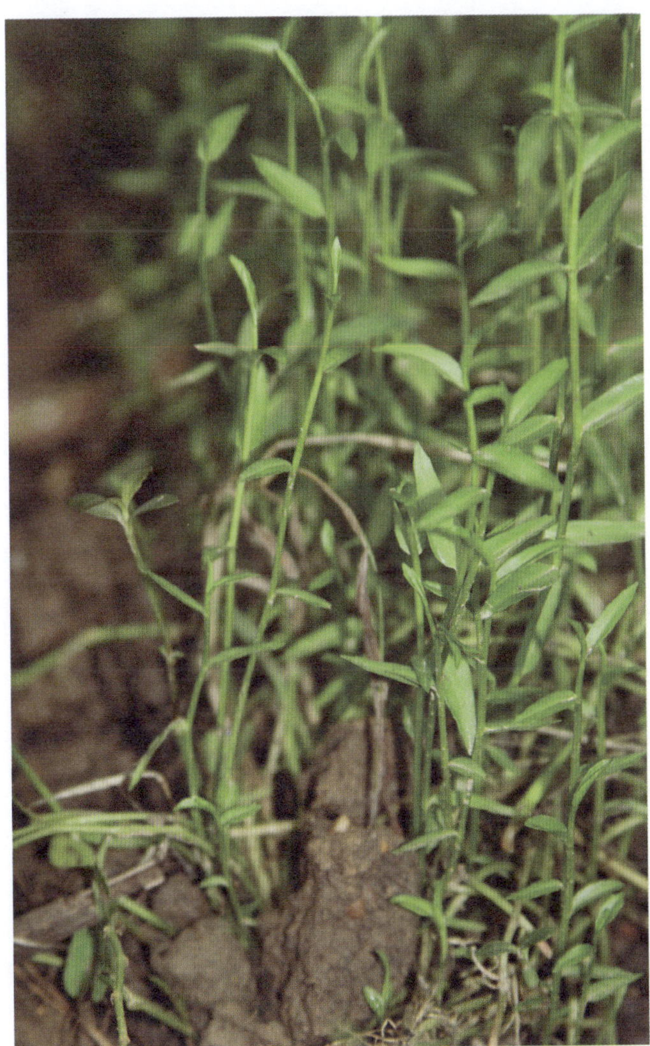

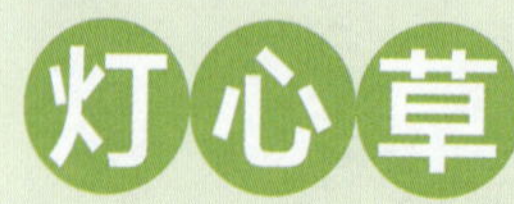

——利湿小草堪比龙须

小神农觉得山上可真好玩，不但凉风习习，可见的风景、植物也每天都不一样，每一次上山都有新发现。今天和师傅上山，他准备走一走西侧的山坡，师傅一直说那边太陡了，不愿让他去。

所以，今天一上山他就开始软磨硬泡：“师傅，我们往西坡上看看吧，老不去那边，如果错过名贵的药材可怎么办呢？”

“不行，那边山太陡了，等你长大些再去。”朱有德一边说一边朝北面走。

“师傅，我已经上山这么长时间了，而且从小也爬山的，真的没关系。我到时就走在您后面，保证不自己乱跑。”小神农拉着朱有德

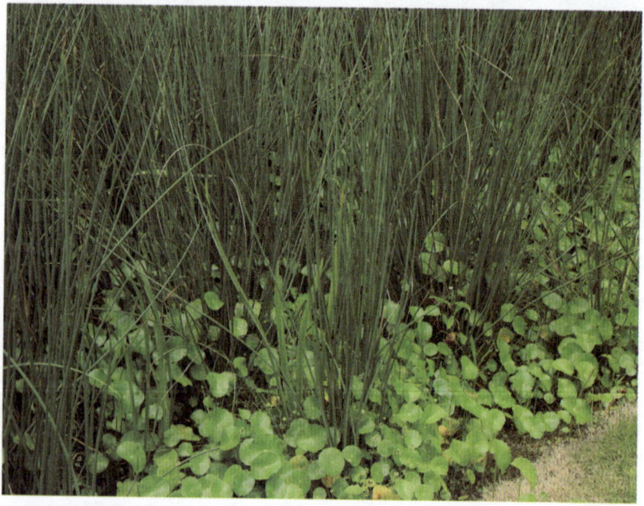

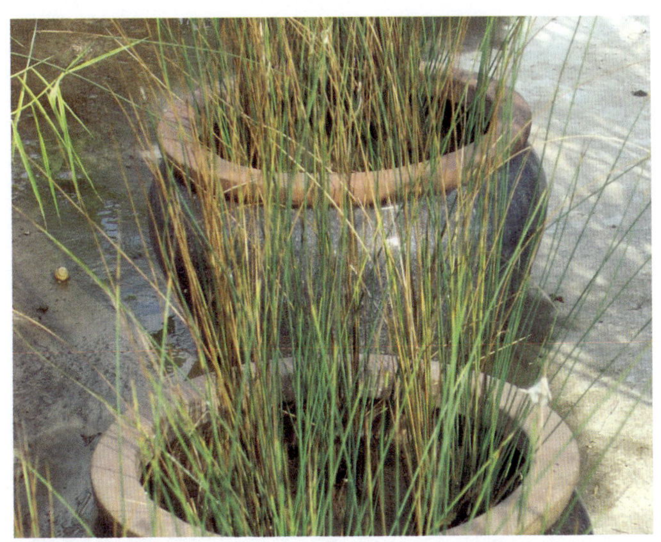

的衣角，不依不饶。

“好吧好吧，你真是缠人，那只能在西坡的下坡处看看，不可以到上面去。”朱有德被小神农缠得头疼，只好同意了。

“哦，上西坡喽！”小神农高兴得差点没跳起来。

没来过的山坡果然有新鲜事，刚走没几步，小神农就发现了好东西：小溪流的旁边，有几株簇生的细柱形植物，它的茎直立，很细，为1.5～4毫米的样子，主要是茎上结有长圆状的蒴果，颜色发黄，带有小细梗，如同小米粒般大小。

“师傅，这是什么植物，感觉像高粱穗子，只是长得不怎么好，是不是野生的高粱呀？”小神农折了一条茎，想要仔细看，没想到茎内流出了白色的汁液。

“这可不是野生的高粱，《本草纲目》中说此为龙须之类，但龙

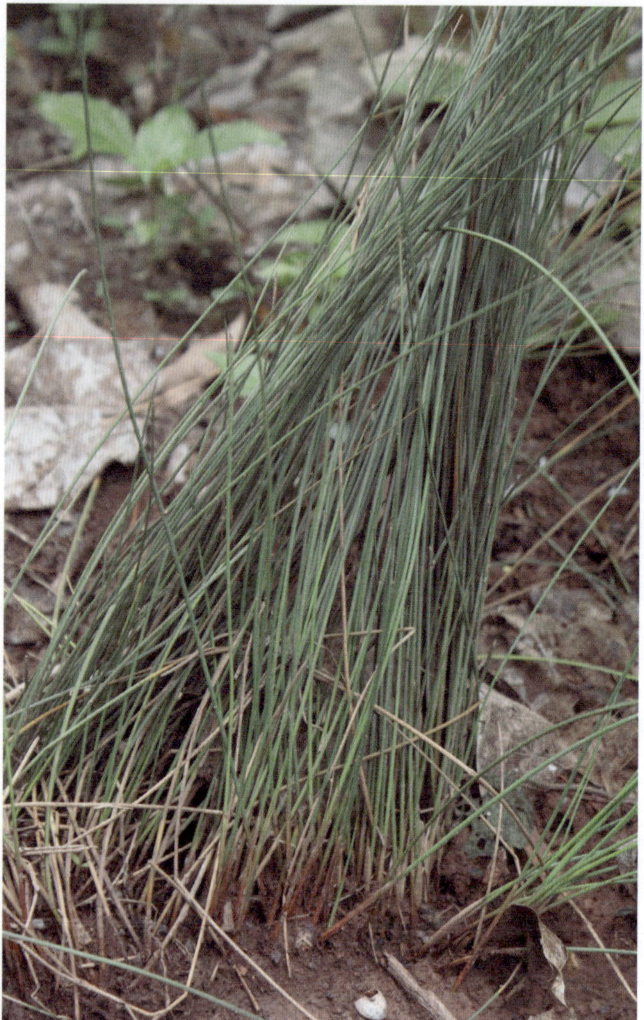

须紧小而瓤实，此草稍粗而瓤虚白。它被人们称为灯心草，多长在江南一带，这边不多见。”

“灯心草？这名字可真形象。可是，它怎么没有叶子呀？”小神农这才发现，这种草的奇怪之处可不少。

“它是多年生的草本植物，根茎横走，生有细根，叶片已经退化，变成了刺芒状，如同细针一样，在基部有红褐色的叶鞘包裹。”朱有德指给小神农看那刺芒。

“真是这样，如果不小心还会被扎上呢。那这小圆粒是种子呢，还是花苞？”小神农想，这样的草会开出什么样的花来呢？

“这是种子。它的花会在6月开放，花序假生于茎侧，多花聚集，苞片与茎相连，花是淡绿色的，有短柄，花被6个，长条形，排成2轮。它的花期很短，7月开始就结出这样的小种子了。”朱有德说着，开始挖灯心草。

“师傅，您挖它做什么？它也可以入药是吗？”小神农连忙问。

“对，它的全草都可入药，其味甘、淡，性寒，归肺、小肠、膀胱、心经，是利水通淋的药，化湿能力很强。”

“我来挖，师傅，您歇着就行。”小神农一听说可以入药，立刻挽起袖子来挖草。

“小心，把袖子放下，会扎到胳膊的。”朱有德连忙提醒小神农。师徒俩你一株我一株，比赛挖起灯心草来，一时忙得不亦乐乎。

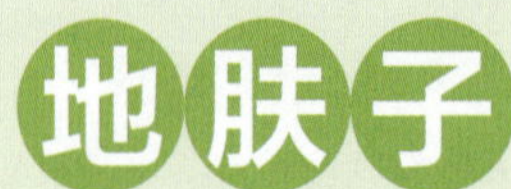

——渗湿强效的大地肌肤

在朱有德的小园子里，长了好几株高大的野草，当地人叫它灰蓬菜。这种草叶片互生，无叶柄，叶片为狭披针形，长1～7厘米，前端尖，后端楔形，叶片全缘，上面绿色，下面灰色。可以长很高，高50～100厘米的样子。

小神农闲来无事，就想去帮师傅整理一下菜园，所以对师傅说：“师傅，我去后园整理一下，顺便把那几棵灰蓬菜铲掉，它们长得太高了，都把菜的阳光给遮掉了。”

“不要铲，那可是好东西。”朱有德连忙阻止小神农。

“这有什么用呀？难道您要留着它们做扫帚吗？”小神农不明

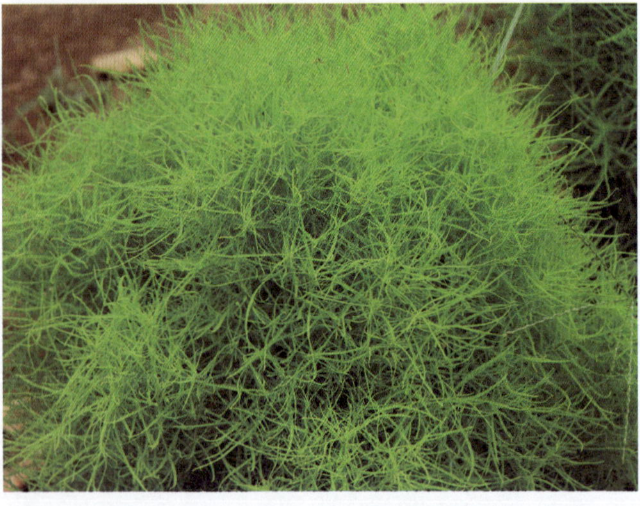

白，为什么野菜也要留着。

“你不知道吧？它又名地肤或者地麦。现在虽然是绿色的，但到了秋天就会变成红色。现在正是它开花的时节，它的花生于叶腋，有时数朵丛生，呈穗状花序。花朵很小，黄绿色，花被呈筒状，有5齿。花谢之后就会结出扁圆的胞果来，根部有宿存花被，展开为5枚横生的翅，里面还有一枚黑色的种子呢。”朱有德说得形象而全面，小神农都听呆了。

“师傅，您连野草也观察呀。可是它结了种子又怎么样呢？还是野草呀。”

“它的种子叫地肤子，你不知道是做什么用的吗？”朱有德看着小神农，看他一头雾水的样子，便接着说：“地肤子味辛、苦，性寒，可利湿清热、利便除痒。”朱有德说着，早到药盒里取了地肤子来给小神农看。

小神农第一次发现，原来这种植物的种子是五角形，直径1～3毫米，表面灰绿色，周围还有膜质。在中心有微微凸起的点状梗痕，并带有放射状的脉纹。

“原来是药呀，师傅，我真笨，怎么就没想到呢！”小神农这才跺着脚，大叫起来，“不过，既然它被称为大地的皮肤，那渗水功能就可以想象了。看来我要好好照顾它们才行，我现在就去给它们浇点水去，好让它们多结点种子。”说完，小神农提起水桶朝后园跑去。

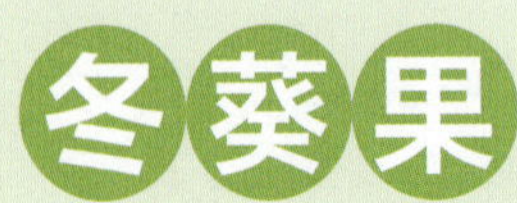

——湿痛兼治的神奇种子

小神农虽然经常会到本地的山上去采药，但本地没有的药材他就难得认识了。因此，只要师傅的老朋友张大爷一来，他就非常高兴。张大爷走南闯北，四处收集药材，见多识广，总能为小神农带来一些稀奇古怪的药物。

这天，张大爷带着很多药来到朱有德的药堂，却单指着一袋棕黄色的种子说：“这是特意给你留的，我一回来，邻村老徐就都拿走了，还好我事先分了一份出来。”

“有你照顾着，我不怕，反正少了什么药，只要找你要就是了。”朱有德笑着，请张大爷坐下。

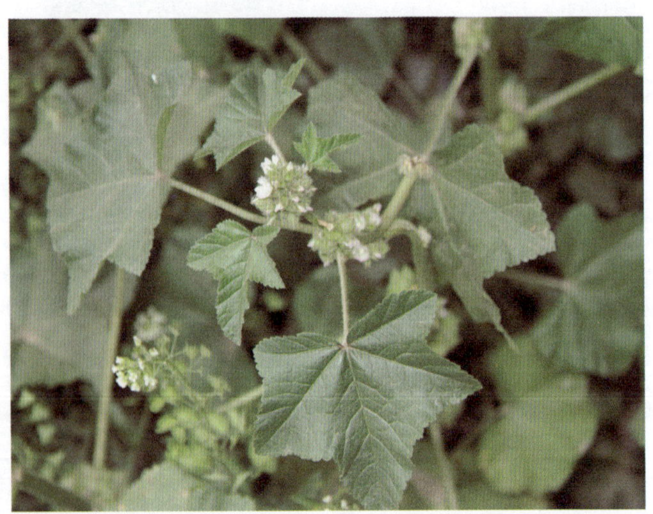

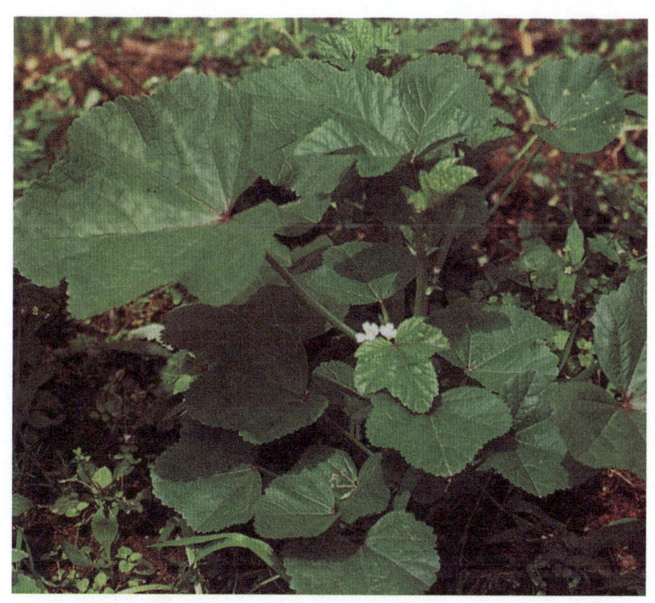

小神农则好奇地凑近那些种子，觉得它们看上去也没什么特别的。种子是扁平的，如同橘子瓣，直径只有1.5～2毫米，外面带着棕黄色的壳，可见环形细纹。壳很容易搓掉，里面是一颗坚硬的棕褐色种子。

“师傅，这是什么种子呀，它很稀有吗？”小神农不理解了，什么好东西让张大爷还要特意给师傅留一袋。

“小神农，你师傅老夸你聪明，怎么连冬葵果也不认识呀？”张大爷笑起来。

“冬葵果？是冬葵结的种子吗？可是冬葵长什么样？我都没见过呀。”小神农连珠炮似地提问，不过这可难不住张大爷。

“冬葵是一种草本植物，多生于南方温热地区。它不分枝，茎被有柔毛，叶柄细弱，包着疏毛。叶子是圆的，有5～7个开裂。它的基部为心形，边缘则带细齿，而且有皱曲。每年6～9月开花，花朵小而白，单生或者簇生于叶腋，花梗极短，有3个小苞片，上面伏有粗毛。花萼为浅杯状，5个开裂，为三角形，花瓣5个。”朱有德说着，又抓起一把冬葵子，继续说，“它刚长出来的果实是扁圆状的，分成10～12个瓣，表面黄棕。等到成熟之后，摘来一搓，就都变成一瓣一瓣的了。”

“也就是说，我们这边的山上没有冬葵？”小神农问。

“很少看到。不过有野葵，它们有些不同。野葵的种子虽然也这样扁圆，但是是紫褐色的，花朵也有红色和白色两种。”朱有德掐碎一颗冬葵子，“你闻闻，它有香味呢。”

“还真是，可是冬葵子的功效是什么呀？”小神农又问。

“冬葵子味涩，气微，其性寒，是利湿、排尿、止痛、解毒的

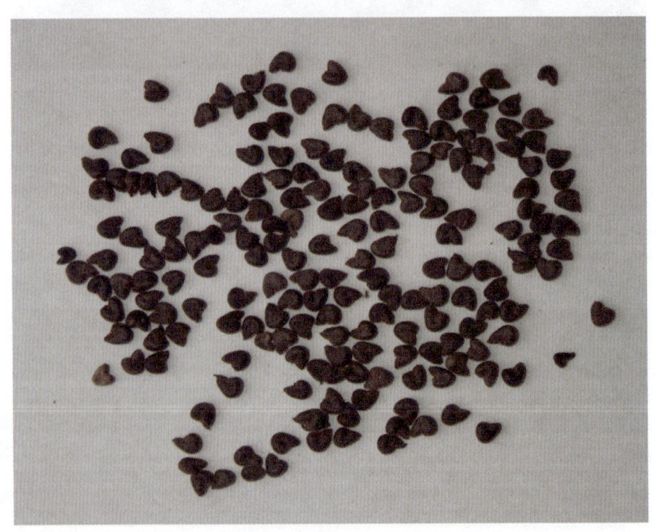

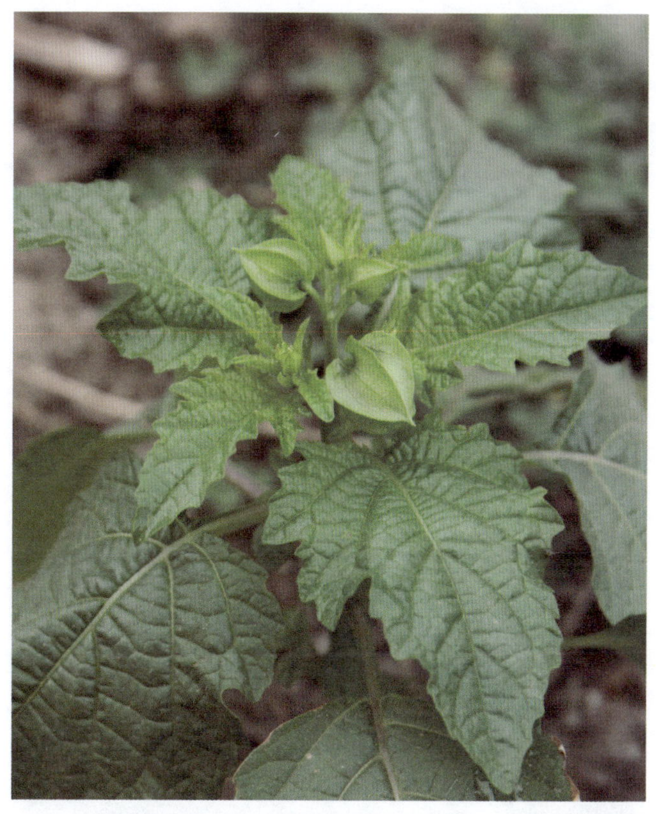

好药。而且，冬葵果全身都可入药，只不过种子的利湿效果更强一些。”朱有德解释着。

“怪不得你直夸他聪明，真是问得面面俱到啊。小神农，你能不能先给我去倒杯茶来，再仔细学习呀？”张大爷笑起来。

“哟，我还真忘了给张大爷倒茶了，我这就去。”小神农也满意地笑起来，连忙去厨房给张大爷沏茶去了。

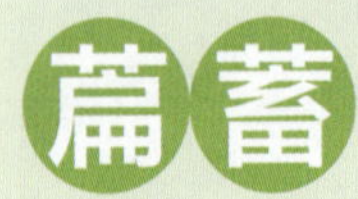

——除湿杀虫，一用就灵

傍晚时分，朱有德带着小神农出去散步。走到一片田地时，朱有德看到了一片绿油油的萹蓄草，于是，他立刻采摘起嫩叶来。

小神农虽然背着一个小药筐，却放不下多少叶子，不一会儿药筐就满了。小神农不理解，问道："师傅，摘这些嫩叶做什么？是回家拌着吃吗？"

一句话，把朱有德逗笑了，说："你是不是肚子饿了？怎么看到野草都能想到吃呢？"

"没有啊，只是您摘的都是嫩叶片，师娘平时在园子里摘菜也是这样，总捡嫩嫩的摘呢。"小神农并不认识萹蓄，所以他才认为是可

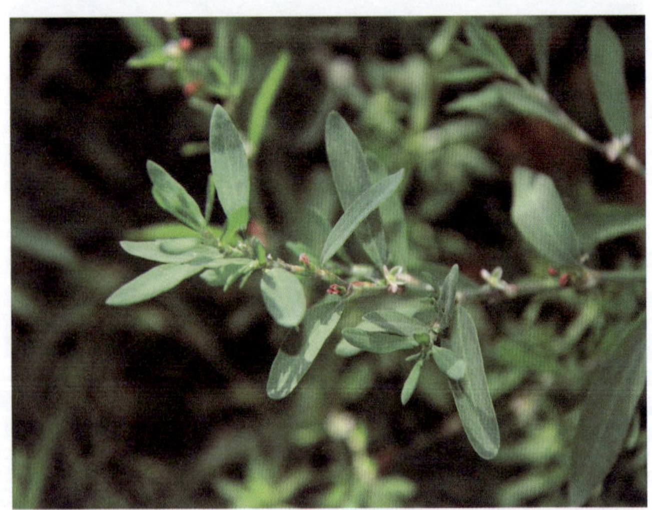

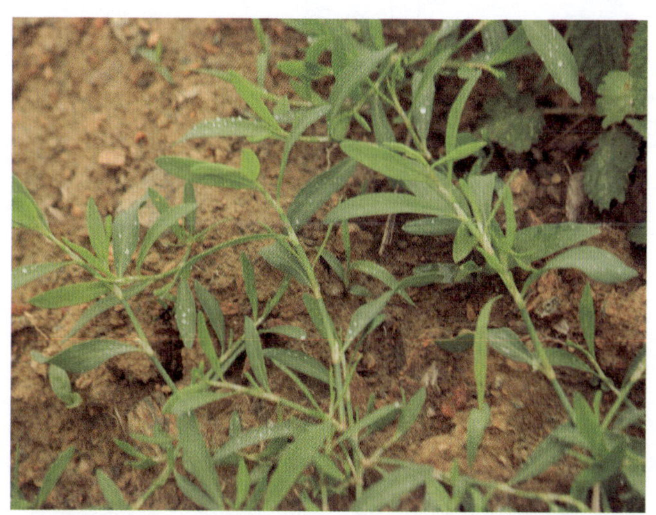

以吃的东西。

“可是，这次你猜错了。它叫萹蓄，是一年生的草本植物，其嫩叶可入药，味苦，性寒，归膀胱经，用来利尿清热、杀虫除湿都是很好的。《本草纲目》中就说它可‘治霍乱、黄疸，利小便’，因此，有这方面的病症，用它准灵。”朱有德直起腰，稍微活动了一下。

“师傅，我得给您提意见，怎么遇到药您都不告诉我呢。”小神农一听这是药，立刻就抗议起来。

“现在告诉你也不晚呀，你仔细观察一下吧，我不是已经告诉你了，它叫萹蓄。”朱有德笑着说。

“萹蓄，它的茎是斜着向上生长的，基部分枝很多，而且还带着明显的节，茎上还有纵沟纹……”小神农蹲在一株萹蓄跟前，嘴里念念有词。

“要仔细，看它的幼枝，是不是微有棱角？”朱有德提醒。

“哦，对的，幼枝微有棱角。叶子是互生，叶柄很短，叶片为椭圆形，前面尖，后面楔形，两面光滑，全缘。”小神农用手拉起一根茎枝，继续看，“师傅，它的叶片下有托鞘，是带膜质的，下面发绿，上面却几乎透明，还带着脉纹呢。”

“对，你再仔细看看它的花，也很有特点。”朱有德说。

“花朵是簇生在叶腋间的，花梗很短。哦，我知道了，它的苞片和小苞片都有透明的膜质，和托鞘一样呢。”小神农一下就发现了它的特点。

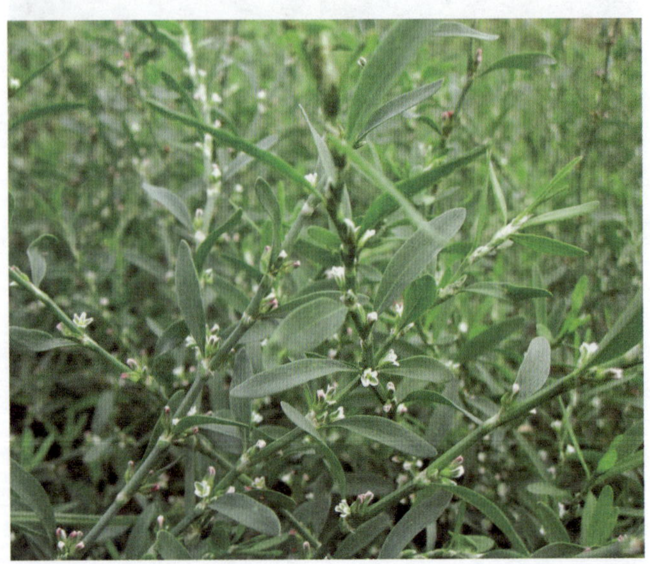

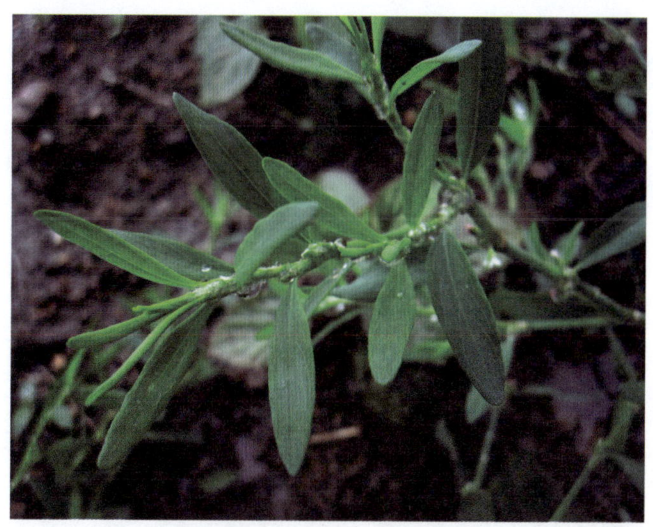

“真聪明，它的花被为绿色，5个深裂，边缘是白色，如果结了种子，这白色就变成粉红色了。”朱有德接着小神农的话，将他现在看不到的特征说出来。

“那它的种子呢？什么样？”小神农顺势提问。

“种子是带着宿存花被的瘦果，顶端一小部分露在外面，为卵形，带有3个棱，是黑褐色的，上面会有细小的纹和点。”朱有德找了找，这时的萹蓄还未结果，看来小神农只好自己想象了，就说，“好了，药筐都摘满了，我们回家吧。”

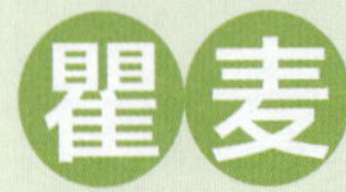

瞿麦
——有着雅致花朵的利水通经药

小神农昨天看书到很晚，所以早上睡过了头。朱有德洗漱完了，发现小神农还没起床，便在院子里叫起来：“小神农，快起床啦，太阳晒屁股了。”

小神农翻个身，一点起床的意思都没有。朱有德眼珠一转，大声说：“小神农，你不起床我可先上山啦。”

这一招果然十分好用，小神农一下就跳了起来：“师傅，我已经起来了，我要和您上山的！”说着，衣服还没穿好，已经从房间里跑了出来。

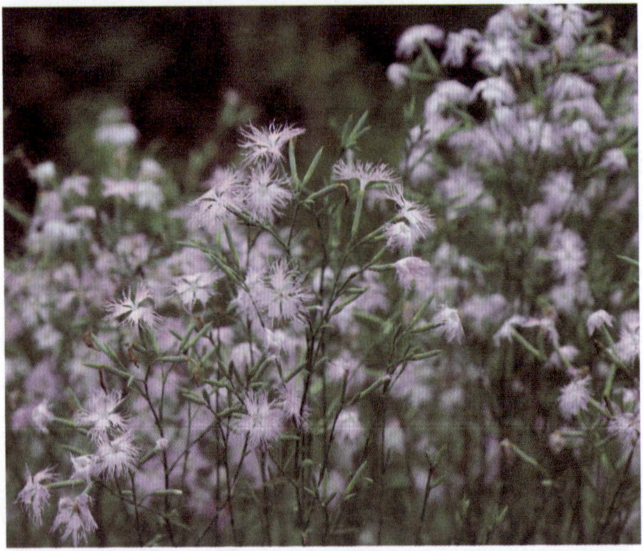

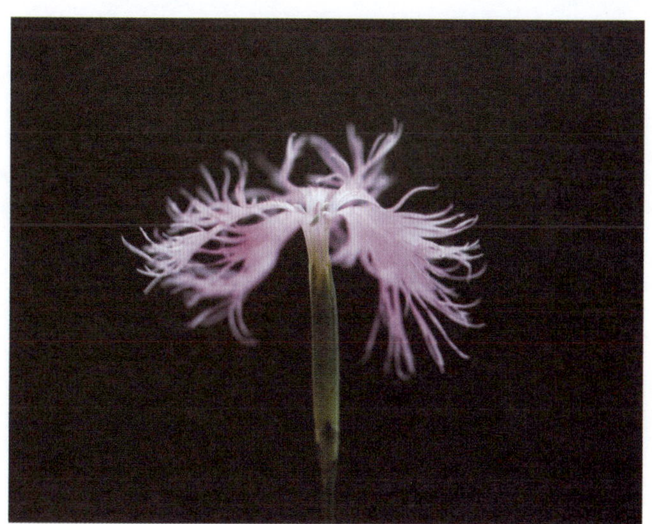

师娘看着小神农慌张的样子，一下笑起来："小神农，你师傅在骗你呢，不要急，早饭还没吃呢。"

小神农这才揉揉眼睛，噘着嘴说："师傅总爱骗人。"一边说一边去洗漱。吃饭的时候，小神农迫不及待地问："师傅，今天去哪边的山坡？"

"今天不用上山，在山下就可以采到药了。"朱有德说。

"啊，不上山呀，那要采什么药呢？"小神农有些失望，在他看来，最好的风景、最好的药都在山上。

"今天要去采瞿麦，你认识吗？"朱有德问。

"瞿麦？长什么样啊？我从来没听说过。"小神农立刻问。

"它是多年生的草本植物，高50～60厘米，茎丛生，直立生长，上部分枝，叶片是线状披针形，长5～10厘米。叶端尖，中脉明显，基部有鞘状，绿色中带粉色。"朱有德一边盛饭，一边说道。

“会开花吗？是像小麦一样长出穗子来吗？”小神农追问着。

“它和小麦可不一样，现在正是它开花的季节，花朵不但好看，而且很雅致。”朱有德故意不说花的样子。

“师傅，您快说说它的花什么样，什么颜色，怎么个好看法？”小神农一下就着急起来。

“它的花单生或者数朵集在分枝上。花萼是筒状的，有4个苞片，如同宽卵形。花瓣5个，是淡紫色或者淡红色的，卷曲生长。主要的是花瓣前端开深裂，如同丝状一样，风一吹就好像细细的羽毛在抖动，所以，有的地方又称之为鹅毛石竹。”朱有德绘声绘色地说。

“呀，那样子肯定很好看。这样的花，会结出什么样的种子来呢？”小神农听得都忘记吃饭了。

“种子是扁圆的，如卵形，颜色发黑，虽然粒很小，但很光亮哦。”朱有德说着，已经放下了碗筷，那表示他已经吃好饭，要准备出门了。

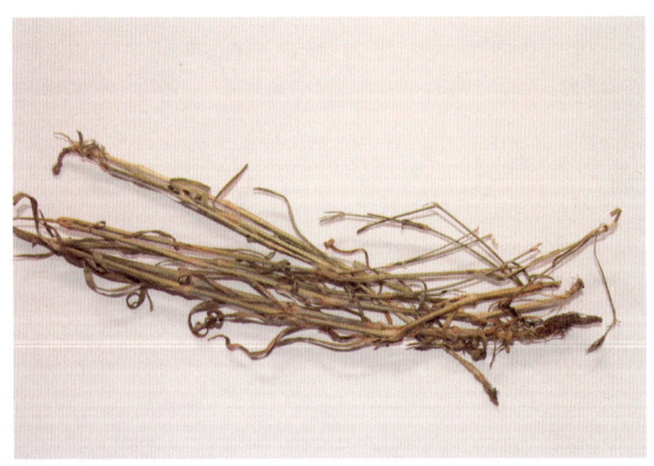

小神农也连忙放下碗筷，说：“师傅，我们快去采点瞿麦回来。师娘，我会采花回来给您哦。”

“好，路上小心些。”师娘笑着说。

“小神农，你是采花的吗？问到现在都没有问它的药效，太不专业了。”朱有德不满地走出厨房。

“哎呀，我真的给忘了，都怪它的花太诱人了。师傅，它有什么药效呀？”小神农一边追师傅，一边问。

“瞿麦味苦，性寒，全草都可以入药，可清热利尿、破血通经，水肿、小便不通都要找它。《本草图经》中说‘利小肠为最要’，由此可见瞿麦的厉害了吧？”师徒俩一边说着话，一边已经走出大门去了。

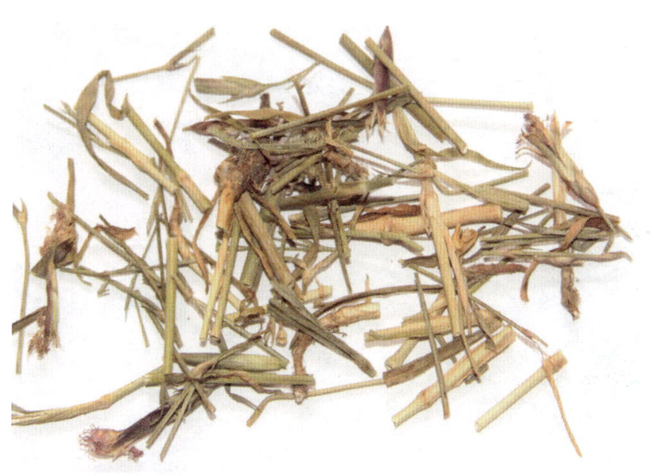

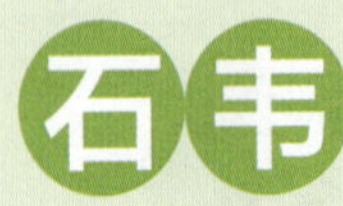

石韦——通淋泄热的金星草

这天，朱有德又带着小神农上了西坡。那边的山坡虽然陡一些，但去的人相对较少，所以很多植物保存得很好。

小神农跟在师傅身后，左顾右盼，突然在远处的斜坡上发现了一株绿色的长叶植物，因为周边是光秃秃的岩石，那株植物格外显眼。小神农一下激动起来，大声说："师傅，您快看，那株草怎么长在石头上呢？好奇怪啊。"

说着，小神农就要往前冲。朱有德一把拉住他："你又忘了师傅怎么说的，不能到处乱跑，那是斜坡你看不到吗？"

小神农吐了吐舌头，自己一着急就把师傅定的规矩给忘了。可是，那么有意思的植物，不去看一眼多可惜呀。他又说："师傅，真

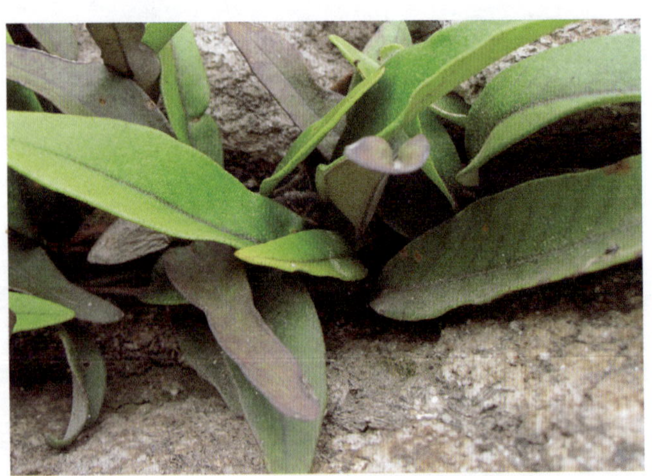

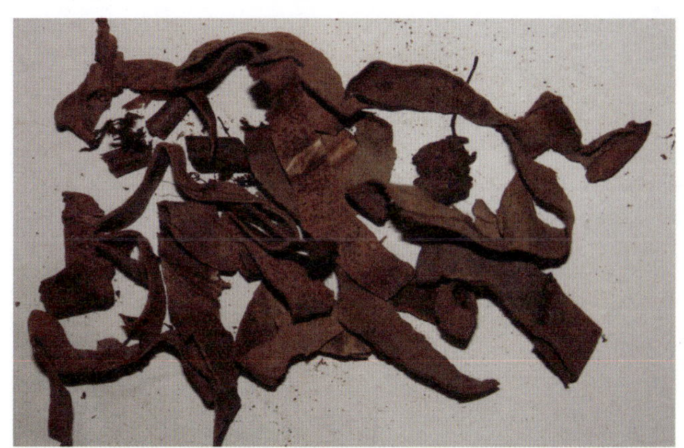

的不能过去看看吗？”

朱有德看看小神农可怜兮兮的样子，摇着头说：“真是难缠呀，跟我来。”说着，他带着小神农绕过陡峭的小山坡，从另一条小路爬到那株植物前。

小神农立刻仔细看起来，原来，这植物是从山坡的缝隙里长出来的，根茎并不粗，但横向顺着缝隙生长，有一部分露在外面，表面还带着深褐色的鳞片以及细根须。再看叶子，生得并不密，叶柄很长，为6～15厘米的样子，四棱形，在基部有节，被有疏毛。叶子长7～20厘米，前端尖，基部渐窄，略向下垂，全缘。不过它的叶子不像普通的野草，很厚，带有革质，上面还有细点，并且是光滑的。

“师傅，这是什么草呢？感觉不像

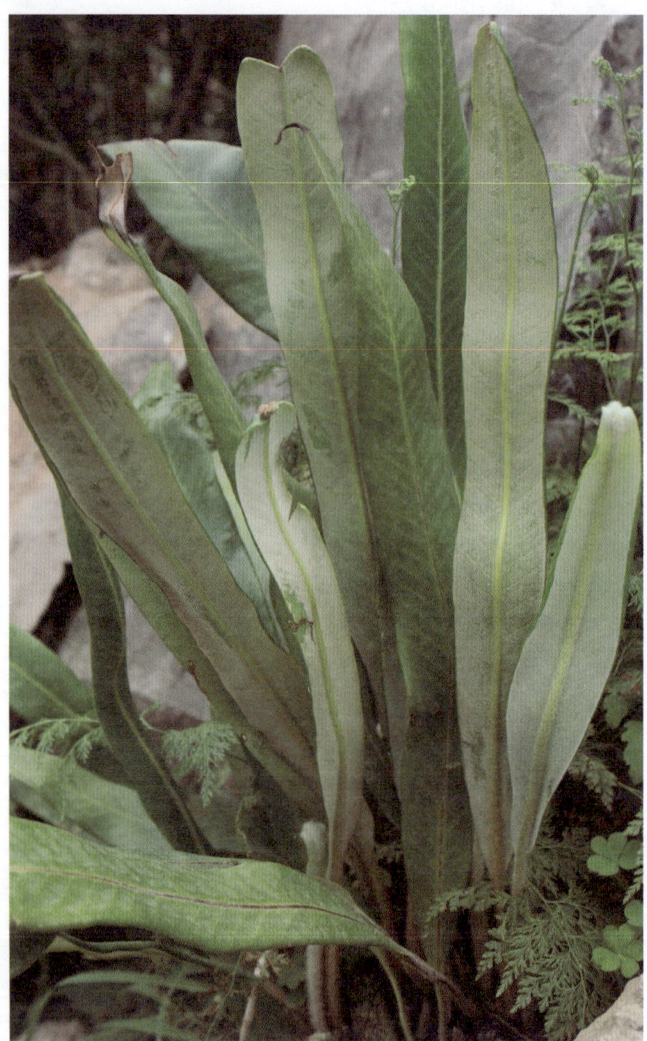

普通的草呀。”小神农陷入困惑中，自己大脑中积累的植物实在太少了，与它的特征完全对不上号。

“这是多年生的草本植物，你别看它这么小，可至少生长2年以上了。我们叫它石韦，《本草纲目》中则叫它金星草或者石兰。”朱有德坐在山坡上，顺便休息一会儿。

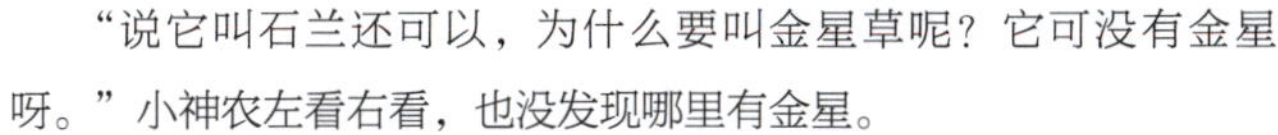

“说它叫石兰还可以，为什么要叫金星草呢？它可没有金星呀。”小神农左看右看，也没发现哪里有金星。

“你翻过叶子看看，它主脉、侧脉都很明显，而最明显的则是下面黄褐色的星芒状毛……”朱有德还没说完呢，小神农已经把叶子翻过来了。

“呀，真的是这样，不过，这毛中的凸起是什么呀？”小神农拿给师傅看。

“这是它的种子，石苇是靠孢子囊群传播的，不开花。这些孢子囊群就长在星状毛中，颜色也是黄褐色，虽然孢子无盖，但有长柄。”朱有德解释说。

“可真有意思，居然可以在石缝里生长。既然《本草纲目》都有记载，它是不是可以入药呢？”小神农这次没忽略要问与药有关的问题。

“对，石韦就是一味药，其味甘，性凉，归肺、膀胱经，能利水通淋，除湿泄热，是利水药物。”朱有德说着，已经将整株石韦拔下来放进了药筐里，“我们再去找找，这附近应该还有石韦。”

“嗯，师傅，我走前面，我比您眼神好，肯定能看到更多的石苇。”小神农自告奋勇，顺着山坡小心地向前面走去。

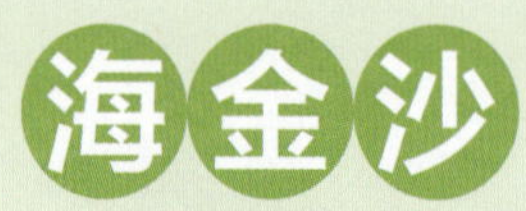

海金沙——“黄沙”荡平湿热肿满

天气很热，中午时分，朱有德已经感觉热得透不过气来了，所以坐在树下休息。小神农精力旺盛，继续到处寻找药材。

“小神农，不要跑太远，师傅休息一会儿。”朱有德闭着眼睛，只有听得到小神农的声音，他才能放心。

“师傅，您睡吧，我就在您附近呢。”小神农一边说一边低头看着脚下的植物。

就在朱有德似睡非睡的时候，小神农活蹦乱跳地回来了，嘴里还哼着歌谣。朱有德没有说话，睁开眼睛看了小神农一眼，准备继续睡。可是，在他闭眼睛的瞬间，看到小神农怀里抱着的羽状叶植物，

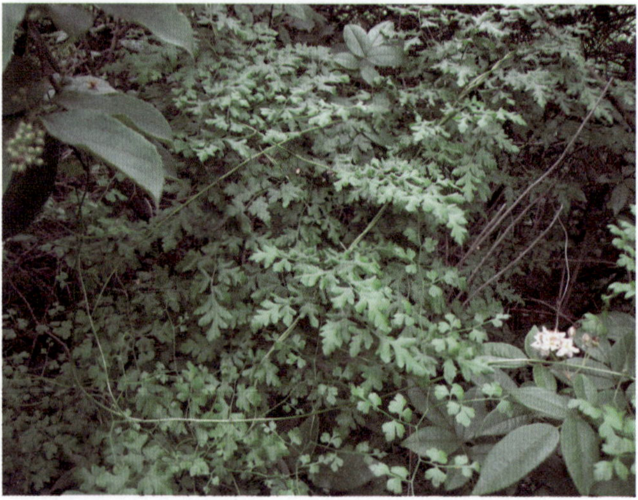

一下便坐了起来：

“小神农，你怎么可以把海金沙这样采摘呢？”朱有德的紧张让小神农也吓了一跳，他可不知道自己采的是什么草，只是觉得它挺特别的，才拔了几根。

“师傅，有什么问题吗？”小神农疑惑不解地问。

“这是海金沙，收集它的孢子要在露水未干时进行才可以，不然就都飘散了。”朱有德连忙去看小神农手里的植物，孢子果然早都被抖掉了。

“师傅，海金沙是什么植物呀，您这么紧张它。”小神农很少见朱有德这么着急。

“你呀，《本草纲目》都是怎么读的？书中不是记载了吗，海金沙‘治湿热肿满，小便热淋，膏淋，血淋，石淋茎痛，解热毒气’，这么好的药你都不认识！”朱有德摇着头，将那把草收起来，放进了

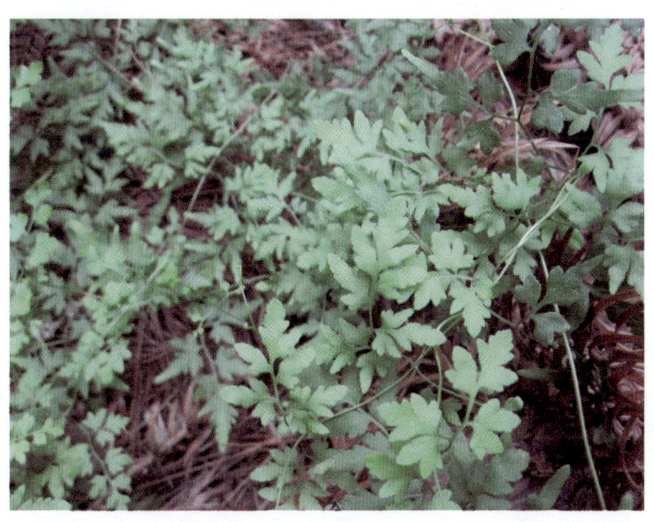

药筐里。

“啊，它这么厉害呀，居然能利湿热通小便。我刚才只是觉得它长得特别，因为它是攀在树上长的，很长，大约4米，但根很细，一拔就出来了，根上有小细毛，是干草色的。”小神农又拿过一个枝来，继续说，“师傅，您看它的叶子多有意思，长成卵状三角形，为1～2回羽状复叶，边缘有小齿，两面带细毛，上面的叶子没有柄，下面的却有小柄。”

“你观察这么仔细，可就是没看到它叶下的孢子子囊。”朱有德叹息着说。

“我就是一心想看看它的花，所以就忽略了。”小神农为自己的马虎感到非常不好意思。

“海金沙怎么会开花呢，它是以孢子囊传播的，你看这羽状叶背面，不是有成排的孢子囊吗？它的盖为鳞片状，是卵形的，每个盖

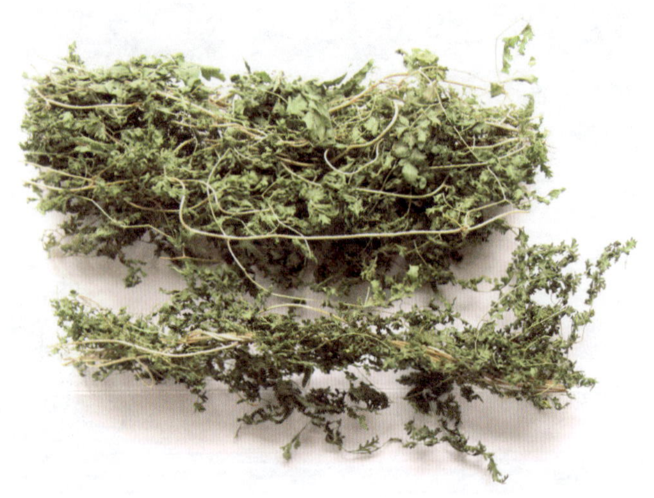

下都有一个孢子囊，环带侧生，聚集生长。到了夏天或者秋天时，就可以采摘入药了。”朱有德指给小神农看。

“我只是奇怪，为什么它明明是一棵草，却要叫海金沙呢？”小神农问。

“这是因为它的孢子颗粒细小，颜色棕黄，或者淡黄，放在手中光滑，明亮，可于指间滑落。《本草纲目》中说‘其色黄如细沙也，谓之海者，神异之也’，所以它才被称为海金沙呀。”

“哦，原来这小圆颗粒般的黄沙可以荡平湿热呀。”小神农这才回过味来。

“它可不是圆的小颗粒，仔细看应该是三角形的锥状颗粒。可惜，现在都被你抖掉了，也没法看了。”朱有德又叹一口气。

“师傅，不用叹气，在那边林下有好多呢，我这就带您去找。”小神农笑起来，师傅可真小气，为一点点药材心疼成这样。

“真的有？不过现在不能采，只能看。要等清晨，趁着露水未干时再采，知道吗？”朱有德说着就站起来，与小神农朝树林走去。

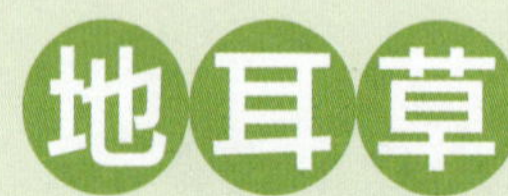

——退黄利湿多效草

早上起来，朱有德没有要上山的意思。小神农看师傅脸上神色不悦，便小心地问："师傅，您怎么了？是哪里不舒服吗？"

"哎，师傅老了，身体的很多器官都不能正常发挥作用了。"朱有德对小神农说，"你去帮师傅取点地耳草来，加清水煎煮成汤。"

"师傅，您是上火了吗？"小神农连忙问。

"你知道地耳草的功效？"朱有德笑起来。

"当然知道，您给我讲过的呀。它是清热解毒的药材，其味苦，性平，归肝、胆经。"小神农的聪明就在于——学过的东西可以记得非常清楚。

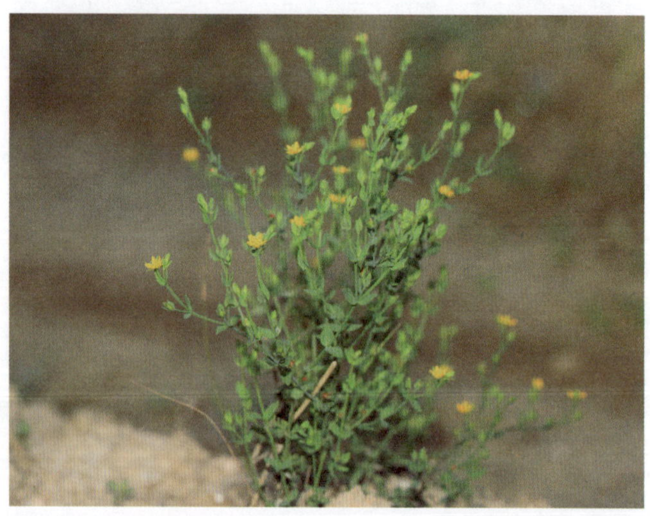

“清热解毒是不错，但它还有另外的功用，是味一药多效的中药，你可没有好好用心去学。”朱有德说。

“还有另外的功用？师傅，您快告诉我，它还有什么功用呀？”小神农连忙追问。

“当然是利水渗湿呀，师傅不是和你说过，地耳草退黄利湿、治疗热淋、湿热等症吗？”朱有德说着，坐回到炕上去，接着说：“你现在是不是连地耳草的特征都忘了？”

“怎么会呢师傅！地耳草是一年生草本植物，根上多细须，茎直立生长，有4棱，带明显的节，细弱，单叶对生，为卵形。叶子全缘，带透明点，基部抱茎生长。5～6月是花期，花序为聚伞状顶生，花很小，黄色，5枚萼片，5个花瓣，花瓣长圆形，向内卷曲。会结长圆形的蒴果，外面还会有宿萼。对不对师傅？”小神农一口气把地耳草的样子说出来，念得又急又快，把朱有德逗笑了。

“嗯，记得不错。炮制成药后是什么样呢？”朱有德又问。

“干燥的地耳草茎外表暗红棕色，易折，叶片灰青，有皱缩，容易碎，可见透明油点。蒴果成熟会裂成3瓣，在顶端有尖喙，里面包着细小的种子，量很多。我就记得这些了……”小神农眨着大眼睛，努力回想。

“这些就够了，快去给师傅煎药吧。”朱有德笑起来，这小徒弟，虽然平时爱玩，但该学的知识可一点都没落下，这也就让他放心了。

马鞭草——调湿、预测多面手

今天上山似乎没有找到什么特别的药材，朱有德就在树下采起了蘑菇，还说："这几天总是下雨，蘑菇倒是长了不少，采一点回去吃也很不错啊。"

小神农对蘑菇可不感兴趣，说："师傅，您采蘑菇，我到远处去采点花，拿回去送给师娘。"

"你可不准跑远了，这天看样子还要下雨，我们一会儿就要回家了。"朱有德叮嘱着。

小神农答应一声，便朝着树林外边的山坡走。还没到树林外，就听到哗哗的流水声，小神农心想：下了几天雨，山上的小溪都变急

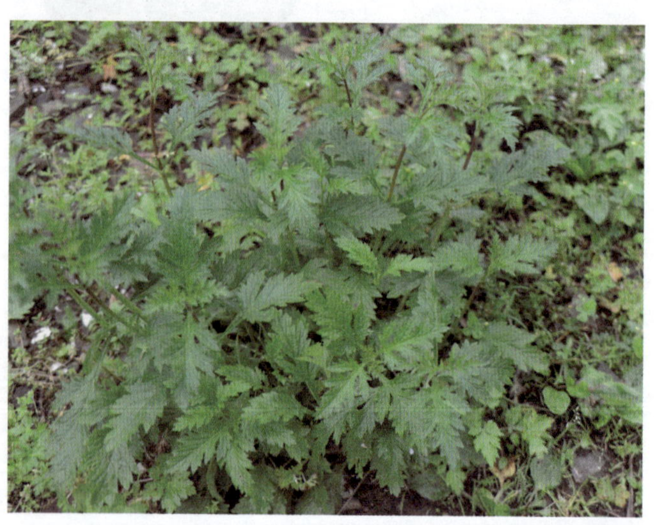

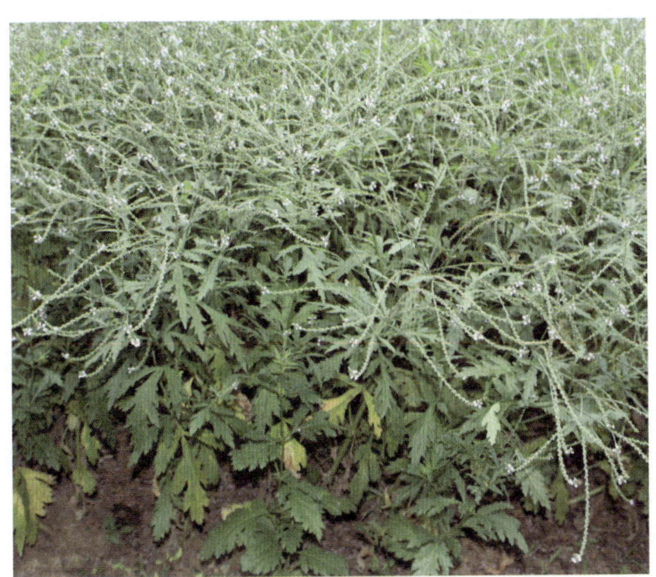

了，流水声可真大。

他循着水声走到林边，这才发现，山坡陡峭，不但人下不去，溪水也因为山陡而格外湍急，难怪声音这么响呢。

小神农见没办法往前走，只好叹着气回身，想要原路返回。可就在这时，他看到山坡向下的一处开着密密的一片浅紫色的小花，花枝呈穗状，直立生长。

"哎呀，原来这里有这么漂亮的花呢。"小神农连忙跑过去，这才发现，花茎是四方形的，有明显的节，而且还带有硬毛，有些扎手。再看叶子单叶对生，呈椭圆形，边缘有3个深裂，叶面两侧也有硬毛。花很好看，花序长而细，如同一条马鞭子，花朵开满整条花穗，花朵5瓣，萼片筒状，子房无毛，花柱也很短。

“这是什么花呀？不行，我得采一些回去让师傅看看。”小神农说着，小心地拔了几根，因为土质松，很容易拔下来，他看到主根几近于木质，带着很多须根。

“师傅，我发现了好看的花，就是有硬毛，扎手。”小神农回到朱有德身边，让师傅看那些花。

“原来是马鞭草啊，它的茎与叶片都会生硬毛呢。”朱有德笑起来。

“它叫马鞭草吗？怪不得花穗看上去像马鞭子呢，这名字真够威风的。”小神农这下明白了，原来人们是根据它的外形给它命名的。

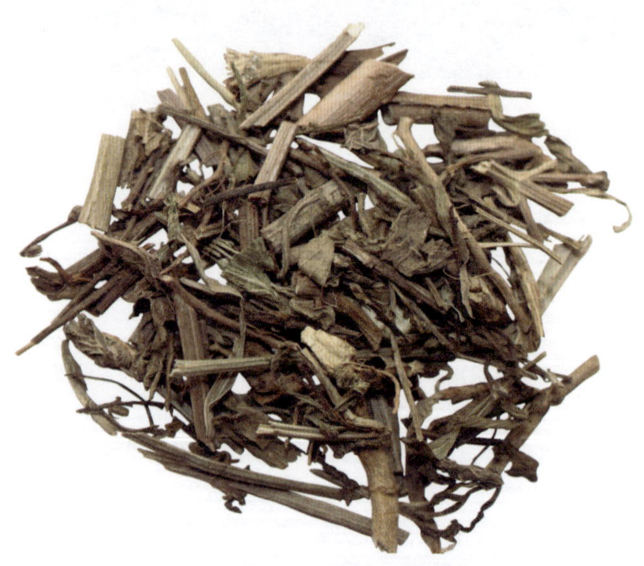

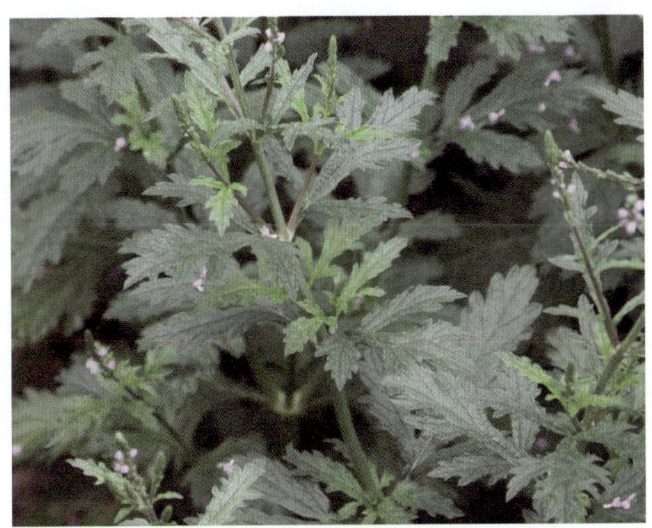

“马鞭草不光名字威风，还是一种药材：味苦，性凉，归肝、脾经，用来利水消肿、除湿解毒都很不错。这也可以算是你今天的收获了。”朱有德说。

“哇，我还以为这次要空手回家了呢，没想到采花却采到了中药。”小神农高兴起来。

“你不知道吧？这马鞭草还是‘多面手’呢。”朱有德卖起了关子。

“师傅，它到底还有什么功效呀？”小神农着急地追问。

“它的根你看到了吗？露在外面的根如果变成白色，就说明要下雨了，所以农民总是以它看天气。”师徒俩一边讲着有关马鞭草的趣闻，一边下山去了。

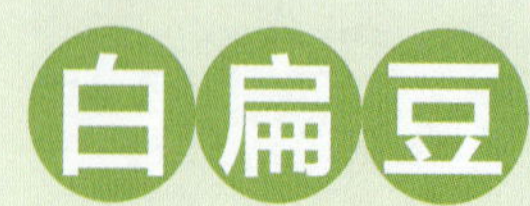

白扁豆——化水调中圣品

夏天，朱有德家的餐桌上经常会出现一道菜——炒扁豆。可是吃得次数多了，小神农就开始厌烦了，他问朱有德：“师傅，夏天只能吃扁豆吗？我觉得它一点也不好吃。”

“为什么不好吃？是不是太老了？”朱有德可不希望徒弟是个挑食的孩子。

“口感不好，而且皮多肉少，我们为什么不把它留到豆子大了再吃呢？”小神农倒是很喜欢扁豆内绵绵的豆粒。

“豆子长大，皮不就老了吗？现在吃皮，等到冬天就可以吃晒干的白扁豆了，要按不同的季节吃食物呀。”朱有德说。

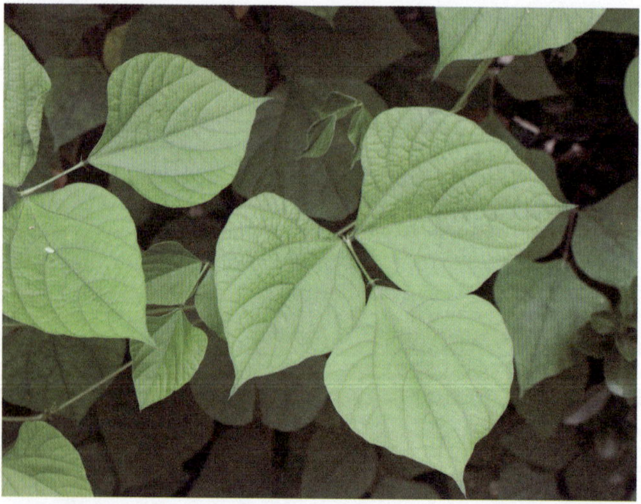

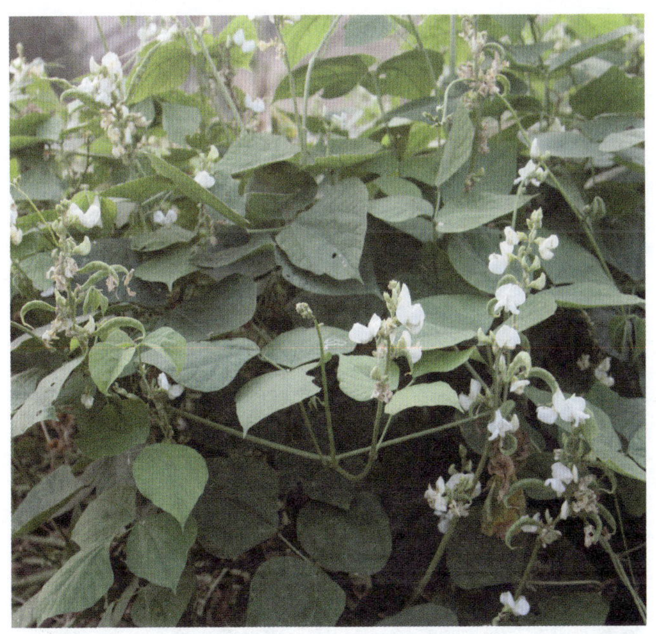

“师傅，您说这扁豆秧也不大，可它就能缠着架子长这么多扁豆出来，可真奇怪。”

“呵呵，这你就不明白了。因为白扁豆是藤本植物，紫红色的茎虽然细弱，但有光泽，而且可以长很长。你看它的叶子，小小的，如同三角状，上面绿色，背面还带些暗红，叶缘整齐，质薄，不是也挺好看的嘛？你要天天看着它一点一点生长，就会知道扁豆生长得多不容易了。”

“它可没有不容易，夏天一到就会在叶腋长出直立的花序，花序轴很粗壮，一次就会开很多花，花朵萼片如钟状，5枚分裂，花朵倒是挺好看的，白色或者紫色，花冠如同蝶形。花只要一谢，就结出一串月牙状的嫩绿色荚果来，师娘一看到它们，就开始摘了炒扁豆吃啦。”小神农坐在那里，嘴里不断叨咕着。

“你呀，别只顾着讨厌扁豆，要细细观察它的样子，它的用处很多呢。”朱有德被小神农的话弄得哭笑不得。

“我早观察过了，现在闭着眼睛都知道，它的荚果就是扁豆荚嘛，扁扁的，绿颜色，如果不摘下来的话，它里面的豆粒就会越长越大，成了扁圆形的白色豆粒，表面光滑，一侧有半月形白色的凸起。干了的话，皮很硬，但煮熟了，却绵软软的，很香很糯……”小神农又说回到了吃的上。

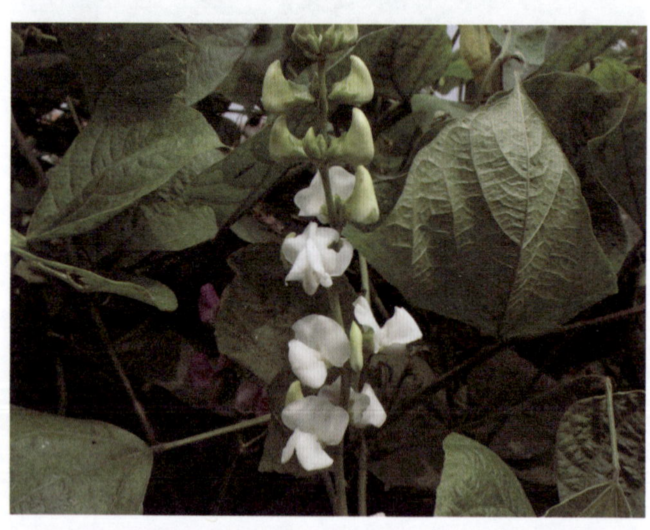

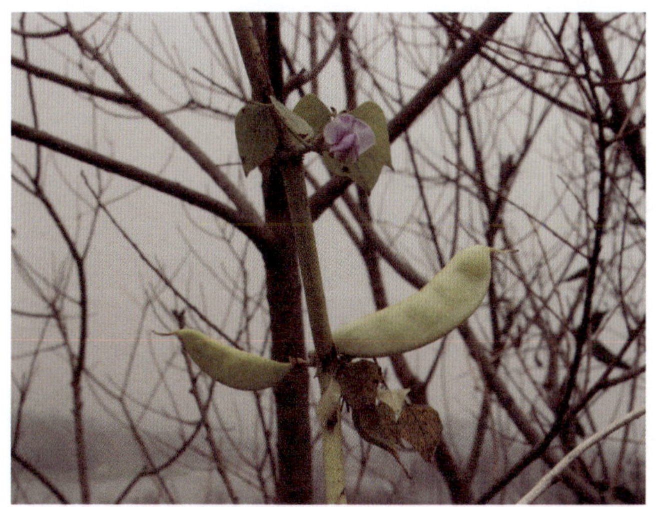

“可是你知道白扁豆有什么药效吗？”朱有德打断小神农的描述。

“它能有什么药效呀？不就是豆子吗？”小神农一下没反应过来，心想：难道白扁豆也是药？

“当然有药效，《本草纲目》中说过‘取硬壳白扁豆，连皮炒熟，入药’，因为它味甘，性温，归脾、胃经，健脾和中、化湿利水，功效可强呢。”朱有德郑重地说。

“哦，它居然是可食可入药的材料，以前竟是我太小看白扁豆了。”小神农不好意思地低下头去，朱有德却满意地笑了。

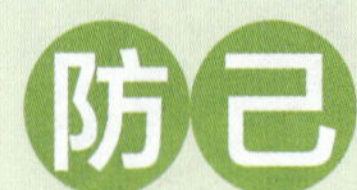

防己——防湿热肿盛如御敌

最近，小神农在背《药性解》，当他背到防己“味辛苦，性平温，无毒，入十二经。尤善腰以下致足湿热肿盛。疗中风手脚挛急，口眼歪斜，疥癣虫疮，止嗽消痰，利大小便，去留热”这一句时，不由产生了浓浓的兴趣，心想：这么好的药明明是利水除湿的，为什么要叫防己呢？应该叫防湿才对吧？

“小神农，又在想什么呢？还不好好背书。”一边的朱有德突然听不到小神农背诵的声音，就问他。

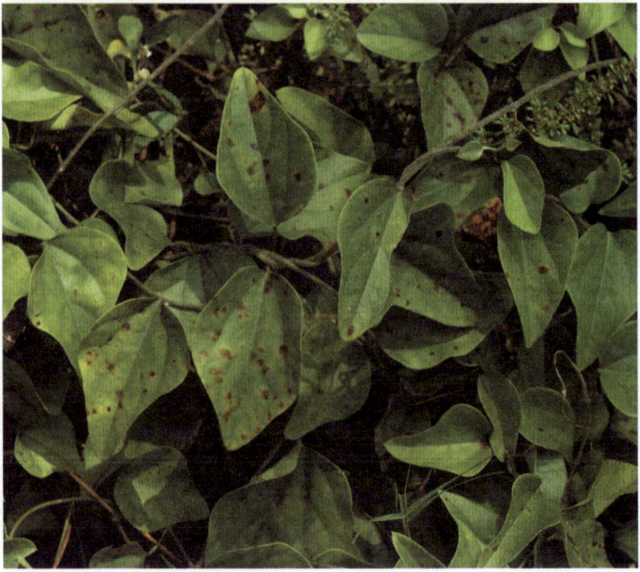

“师傅，这防己的作用那么好，怎么要叫这个名字呢？”小神农皱着眉头问。

“李时珍也总结过这个问题，他说：‘东垣李杲云，防己如险健之人，幸灾乐祸，能首为乱阶，若善用之，亦可御敌，其名或取此义。’所以这个名字是从它药性的不同方面来理解的，不必过于较真。”朱有德为小神农解释。

“可是，防己长什么样子呢？您怎么也不带我去采一点？”小神农问题又来了。

“这可不能怪我，防己喜欢温暖的天气，所以江南一带更多。要说它的样子嘛，也很好认，它是多年生落叶缠绕藤本植物，根是圆形的，茎很细，带有扭曲状的纵条纹，叶子互生，为三角状，前端钝，

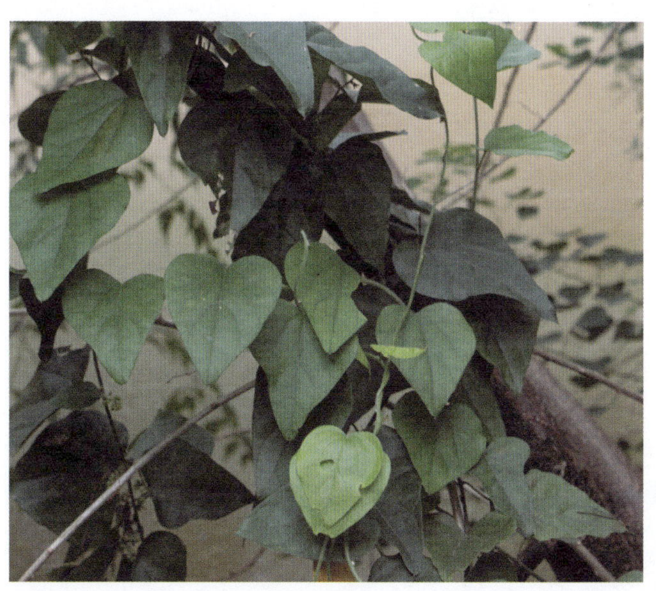

有小突尖，基部呈心形，叶片全缘，上面绿色，下面粉白，两面都带有柔毛，可见5条掌状叶脉。”朱有德是看到过防己的，只是近年来，山上野生防己实在难得一见。

“它开不开花呀？花是什么样子？”小神农追问。

“每年5～6月开花，花序为聚伞状，雌雄同株，花朵很小，4片萼片，4个花瓣，颜色为黄绿色。花朵谢后，会结出核果，是球形状，成熟后变成红色。”朱有德慢悠悠说完。

“师傅，防己利水渗湿的原理是？”小神农问得非常专业，让朱有德颇感意外。

“这就要从它的药性说起了，防己味苦、辛，性大寒，归膀胱、肾、脾经。所以《金匮要略》中说‘本品苦寒降利，能清热利水，善走下行而泄下焦膀胱湿热，尤宜于下肢水肿、小便不利者’，因此，防己才以利水而闻名了。”朱有德说着，将《金匮要略》递给小神农：“拿去看吧，有不懂的再问师傅。”

小神农如获至宝，立刻拿着书坐到一边，研究起防己来。

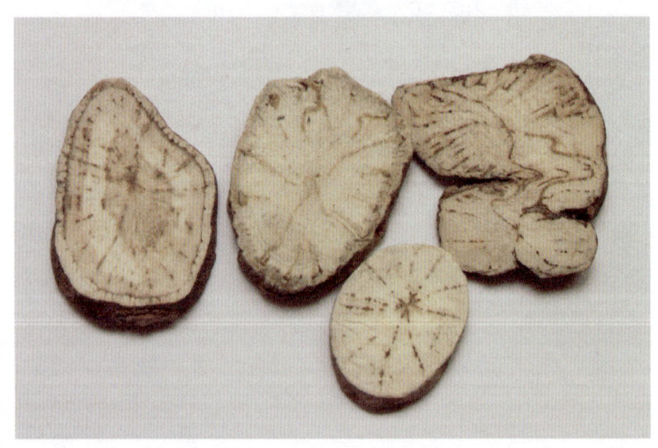

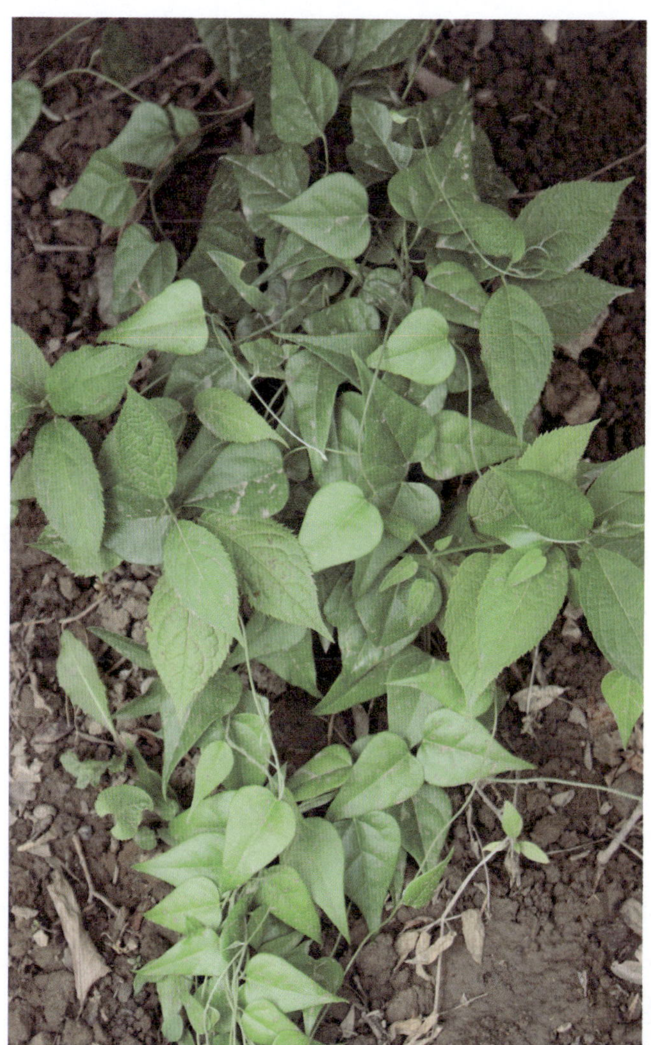

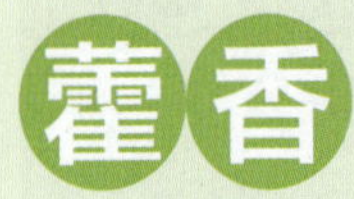

——利水防暑的大叶薄荷

“师傅，您快来看看，这里都是薄荷呢，长得好茂盛啊。”小神农站在山坡向阳处，大声招呼着走在后面的朱有德。

朱有德快走几步，来到小神农跟前，看到他说的那些“薄荷”，笑了起来：“这不是薄荷，叫藿香。不过，它与薄荷相差不多，所以又名大叶薄荷。”

“可是您看它和薄荷多像啊，茎上有棱，带有细毛，叶子是卵形，前面渐小，基部心形，边缘还有齿，叶质很薄，叶背面带一点柔毛。”小神农拿着一片叶子反复地看。

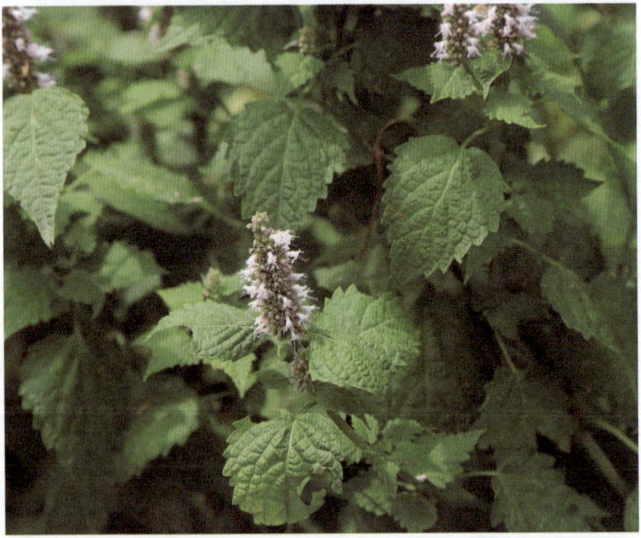

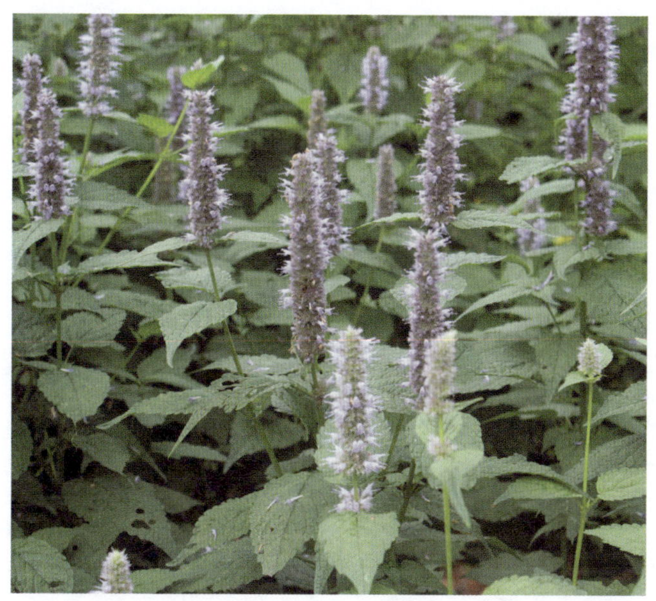

“所以说它叫大叶薄荷呀，不过，它的花与薄荷可不一样。藿香的花序是轮伞状，多花，密生于主茎或者侧枝，呈穗状。花萼为管状，表面浅紫色，带黄色小腺体和柔毛。花冠是淡紫蓝色的，长8毫米左右，外面有柔毛，花冠基部小，向上渐宽，冠檐为二唇形，上唇伸直，带微缺，下唇3裂，平展。花谢之后，会长出小坚果，粒极小，长圆形，腹面有棱，褐色，前端还长着硬毛。”朱有德细细地将藿香分析给小神农听。

“师傅，既然薄荷可入药，那藿香肯定也可以入药，而且，肯定是清热的，对不对？”小神农居然从薄荷的药性上，对藿香举一反三。而且，他对自己这种反应十分骄傲，所以双眼闪闪发光，满脸得意。

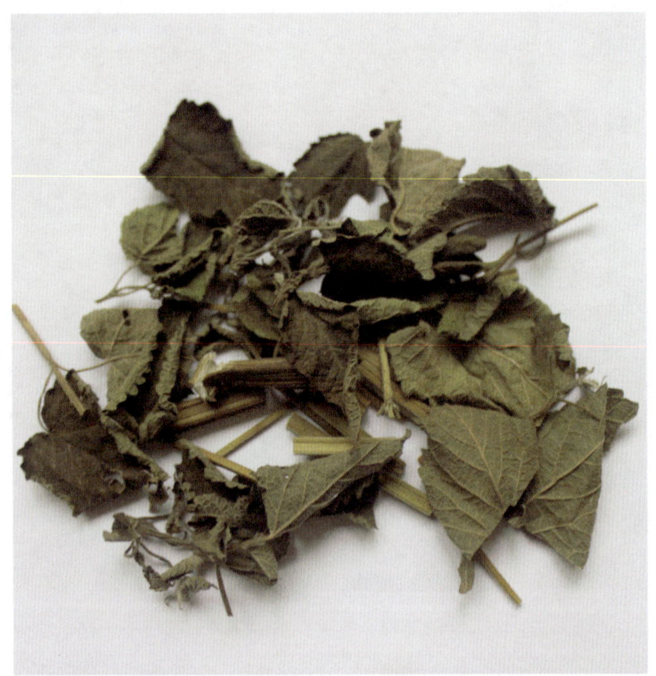

“你只说对了一点，藿香是药，但它的药效可与薄荷不一样，医书中说了，藿香味辛、甘，性微温，可化湿、发汗、止呕、健脾。所以，它与薄荷还是有明显区别的。”朱有德笑了，他可不想打击小神农的积极性。

“哦，这也就是说，薄荷是清热解毒的，而藿香却是利水渗湿的？那我们夏天就可以采一些藿香，以防中暑，不是正好吗？”小神农的思维非常快，师傅刚讲一句，他早想到了后面。

“确实如此，那我们快采点藿香回家吧，这个夏天就有得用了。”朱有德非常满意，与小神农一起割起藿香来。

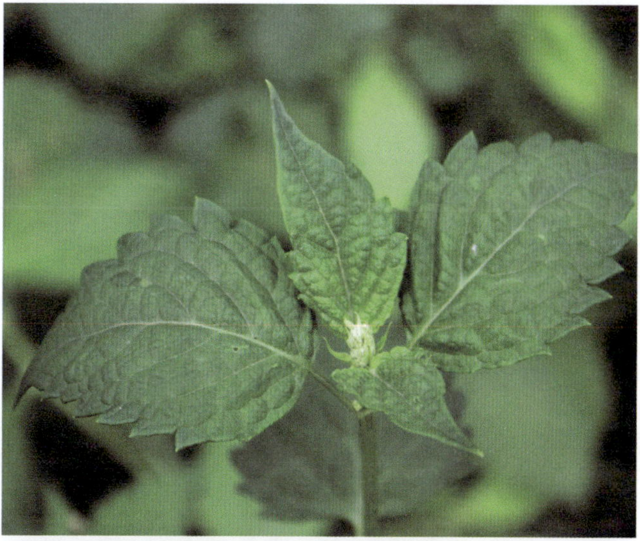

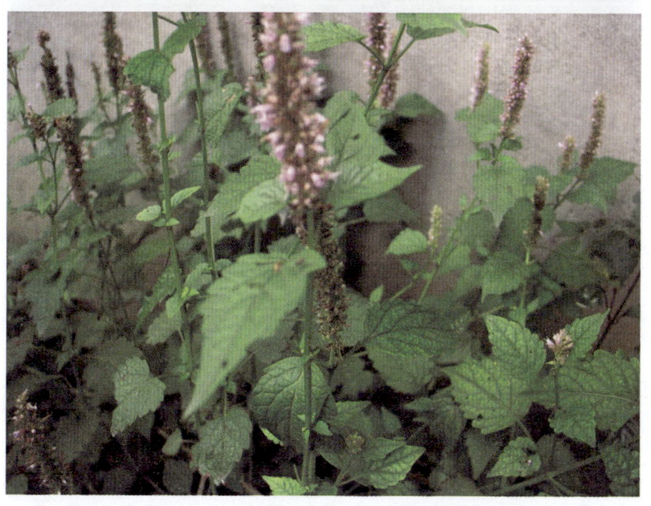

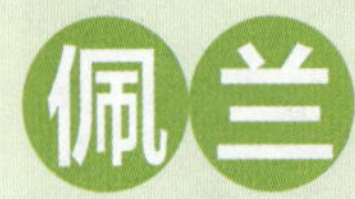

——化湿醒脾的鸡骨香

随着对山路越来越熟悉，小神农现在已经完全不惧怕上山了。这天，朱有德出门给人看诊，他一个人坐在药堂无事可做，想来想去，就决定到山上去走走。

来到山坡下，他大胆地选择了师傅平日没走过的一条小路，直接朝着山坡的南面走去。这条小路可真难走，而且还有很多小虫子，小神农一边走一边不断用手挥赶小飞虫。

可是，走着走着，小虫子少了起来，而且小神农发现，前面一丛长椭圆形叶子的植物周围，一只小虫子也没有，气味还挺好闻。

小神农连忙跑过去，细细看那植物，茎直立生长，表面是红紫色

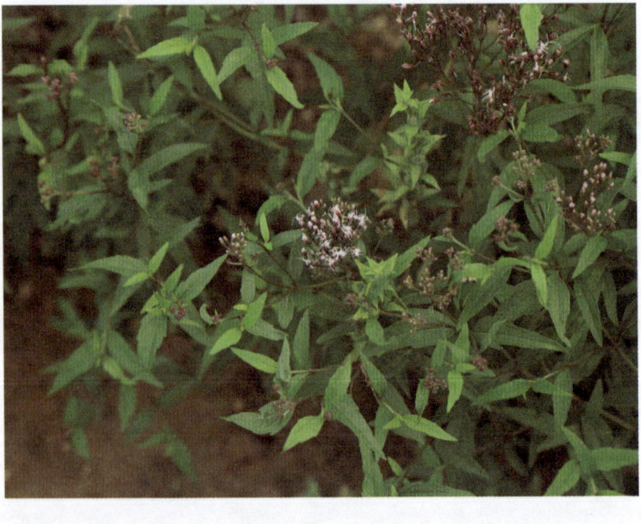

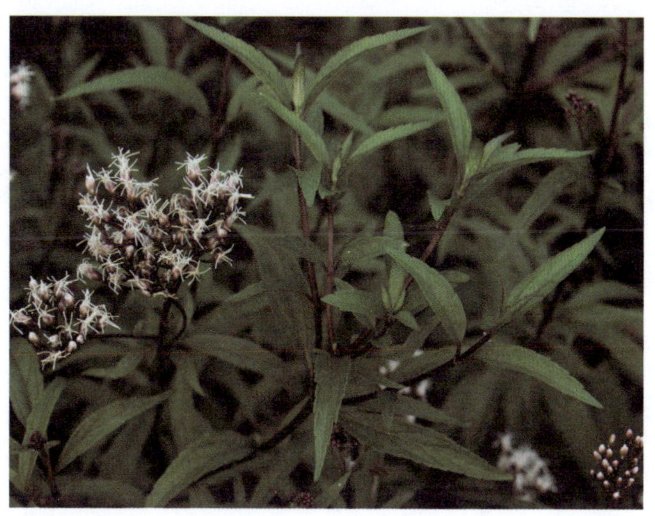

的，也有绿色的，下部很光滑。不过，茎下部的叶子是干的，上面的叶子对生，叶片很大，长椭圆形，带有3个深裂，中间大，两边小，叶缘边都是不规则的锯齿。

“呀，这是什么呢？不但味道香，叶片也轻，还薄，我看看它有没有花。”小神农想着，在大叶片中扒拉了一下，好几簇花就从叶边冒出来了。原来，它们的花序是头状，在枝端排列聚集生长。花序长3～6厘米，花苞为钟状，紫红色，分成外、中、内三层，外层最短。花朵是白色的，也有浅红色，明显的雌雄同株，花冠前端分5裂。

“哎呀，这种草真有意思，可是我却不知道它叫什么。不管了，多摘点回去，让师傅看看，这么香的草肯定能入药。”小神农嘀咕着，便动手割起那些草。

等到小神农回到家，朱有德还没回来。他松了口气，悄悄将植物放在自己房间内。直到吃完晚饭，才拿给朱有德看。

“哦，这是佩兰。它是多年生草本植物，又叫鸡骨香，可以长40～100厘米高呢。不过，你从哪弄来的这些草？”朱有德马上意识到，小神农偷偷上山了。

“师傅，我没上很高，就在山坡下面……”小神农声音越来越小，他看到师傅脸色阴沉，心里也怕起来。

“真不像话，现在山上蛇虫多，一个人去多危险呀！再有下次，我绝不轻饶你。”朱有德板着脸说。

“师傅，我下次再也不敢了。可这些草我还不认识呢，您先教教我吧。”小神农知道：不管什么时候，只要向师傅求教，他都会心情好起来。

“嗯，就原谅你这一回。”朱有德果然脸色温和起来，开始慢

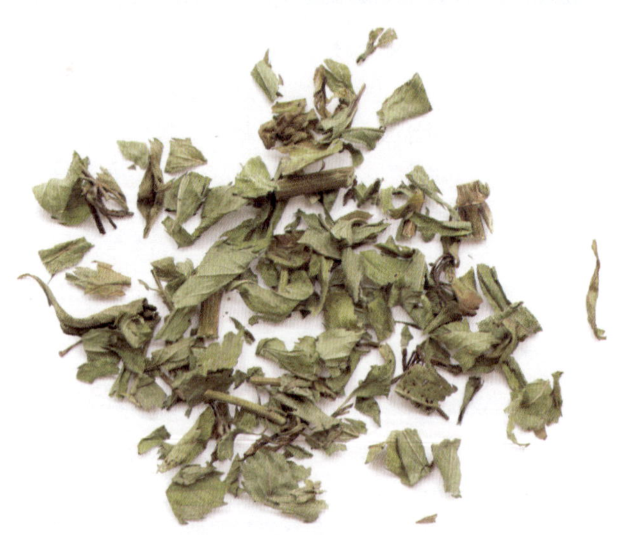

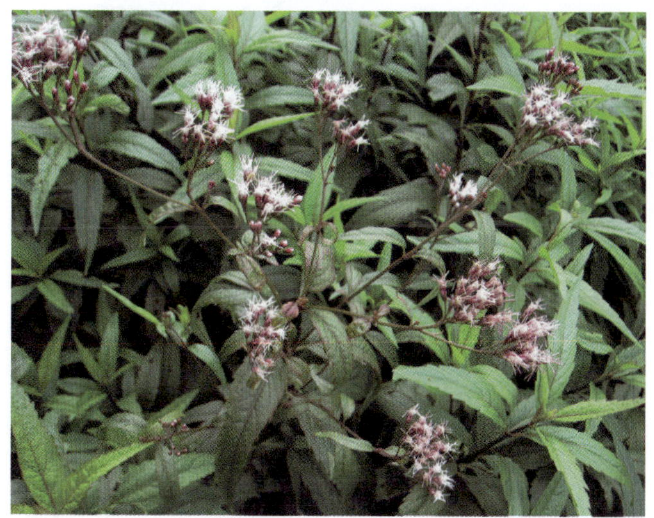

慢讲佩兰的知识，“你采的佩兰还没有结果，到秋天时，它会长出圆柱形的瘦果，成熟了变成黑褐色，分5棱，带白色冠毛，可长5厘米呢。”

“那它是不是可以入药呢？”小神农最关心的就是这个问题了。

“它全草都可入药，其气味清香，性平不温，是治疗湿温病的要药，可化湿、发汗、利水、醒脾、止呕，经常会与藿香同用呢。”

“师傅，山上有好多，明天我带您去采回来吧？”小神农一听，马上眉开眼笑，自己居然可以独自找到中药了。

“你还想上山？罚你两天不准出门，还不快回自己房间思过去！”小神农一句话提醒了朱有德，他立刻故作生气状，对着小神农大声说。小神农见师傅脸色又变了，连忙退出房间，飞快地回自己房间去了。

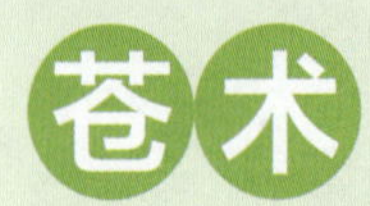

苍术
——诸湿肿非此不能除

对于朱有德来说，不是每次上山都一定要采回多少药材来的，有些药哪怕遇到了，而且也很不错，但不到时节，他也不会采。

这天，他和小神农在山坡上看到了一片苍术，长得郁郁葱葱不说，更是难得的壮实。他禁不住赞美："真是难得啊，好久没看到这么好的苍术了。"

"苍术是什么呀？师傅，它能入药吗？"小神农好奇地问。

"对，能入药，而且它味辛、苦，性温，是祛燥湿、利水散寒的药。《本草纲目》中说它可以'治湿痰留饮，或挟瘀血成窠囊，及脾湿下流，浊沥带下，滑泻肠风'，甚至还有医书中说'诸湿肿非此不

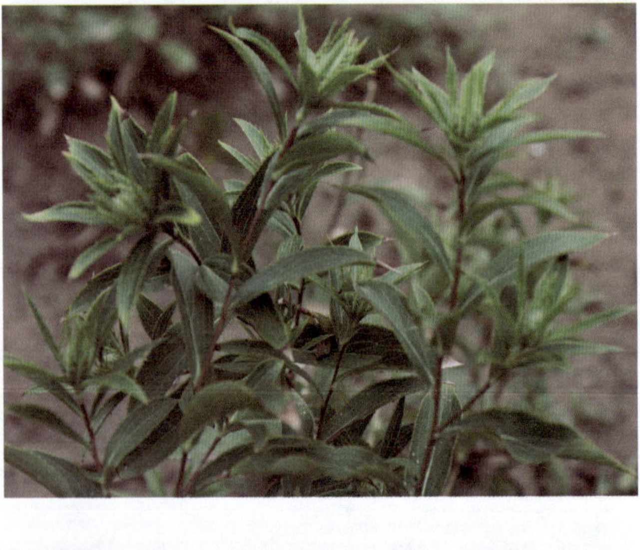

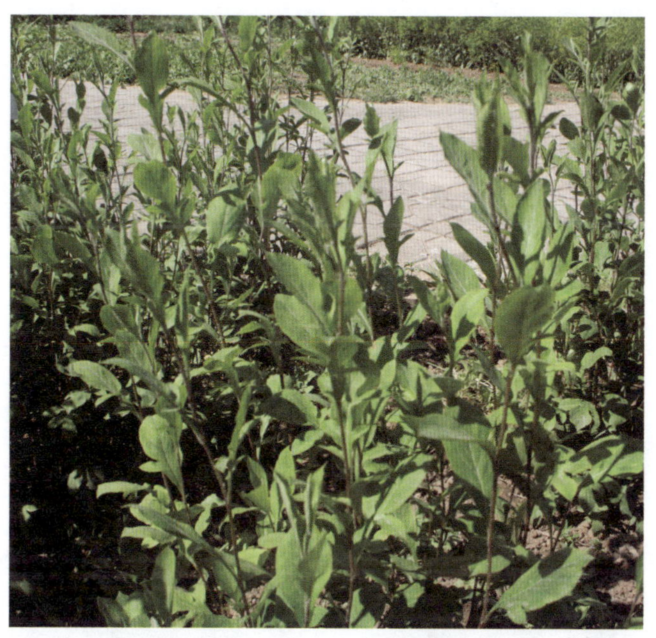

能除’，你就知道它有多厉害了。”朱有德深知苍术的功效，所以格外详细地解释给小神农听。

“我看它挺普通的呀，怎么这么厉害？”小神农不理解了，仔细闻闻，并无特别的香味，看看那样子，不过是茎高1米左右，直立生长的植物。它的叶子都很普通，偶尔单生、也有簇生，茎基部叶子脱落，中、上部叶子几乎无柄，叶子卵形、椭圆形、圆形都有，非常杂乱。

“师傅，这叶子也看不出有什么特别的，就是边缘有针刺状的缘毛而已。”小神农可不喜欢这种植物，在他眼里，苍术实在没什么美感。

“可是，它的花单生茎顶，苞片如钟状，带有羽状深裂，小白花楚楚可怜，不是很惹人喜欢吗？而且，它的花谢之后还会结倒卵圆状的瘦果，上面会长顺向贴伏的白色长毛，很有意思呀。”朱有德说。

“那我也不喜欢，一点儿香味也没有。”小神农并不买账，噘起嘴来。

“香味啊，它当然有了。”朱有德说着，便用药铲轻轻挖出一棵苍术的根来。小神农发现那根茎圆柱形但不规则，略有弯曲，还带分枝。

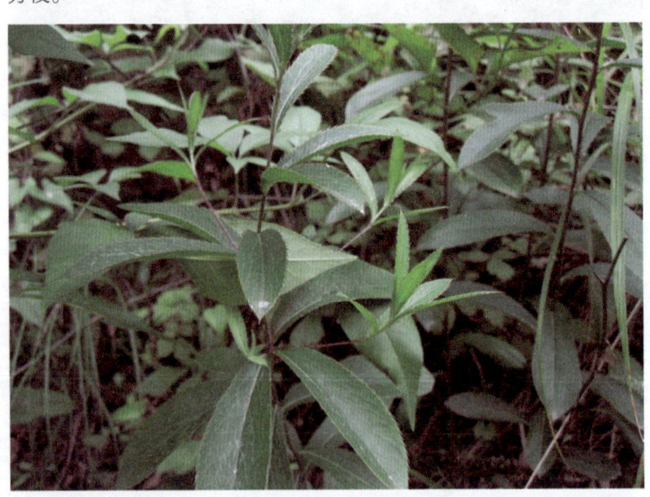

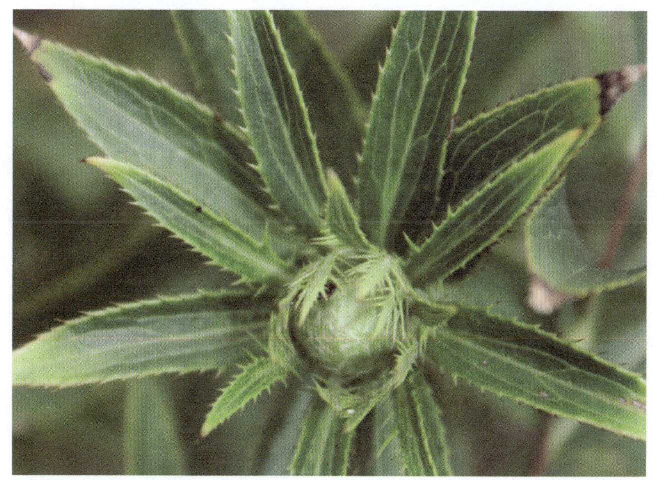

“你看，它的根才是入药的。它表面灰棕色，起皱，带横曲纹及须根痕，断面呈黄白色，并散有多数棕黄色或者棕红色油室，在外面放的时间久了，就能有白色结晶渗出。你闻闻，它的味道香不香？”朱有德递给小神农。

“呀，好奇异的香味！师傅，它真的有香味啊！”小神农一下叫起来。

“以后可不能只看外表，就随便给药材下结论了。”朱有德笑着说。

“师傅，我以后再也不这样了，现在我们快点挖苍术吧。”小神农着急地要动铲刀。

“不行，这些苍术长得这么好，但根茎还没长实。要到秋天才能挖，不然就浪费了。”朱有德拦住小神农，拿过了药铲。

“多可惜呀。阿弥陀佛，这些好苍术可千万不要被别人发现了。”小神农跟在朱有德身后，竟天真地念起佛来，把朱有德逗笑了。

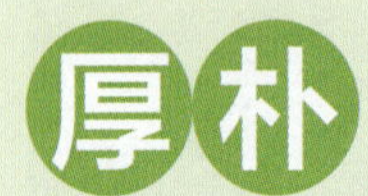

厚朴
——消水导滞的树皮

这天中午，小神农正在房间睡午觉，突然听到院子里有人在说笑，他听出是张大爷的声音，马上从房间走出来。这才看到，师傅正和张大爷喝茶聊天呢。

“张大爷？您什么时候来的？我怎么不知道啊。”小神农吃了一惊，张大爷已经有一段时间没来了。

“小神农，你醒了？我本来要叫你，可你师傅非让你多睡会儿，这不才没通知你嘛。”张大爷又哈哈笑起来，“小神农，这么久没见，想我了没有？”

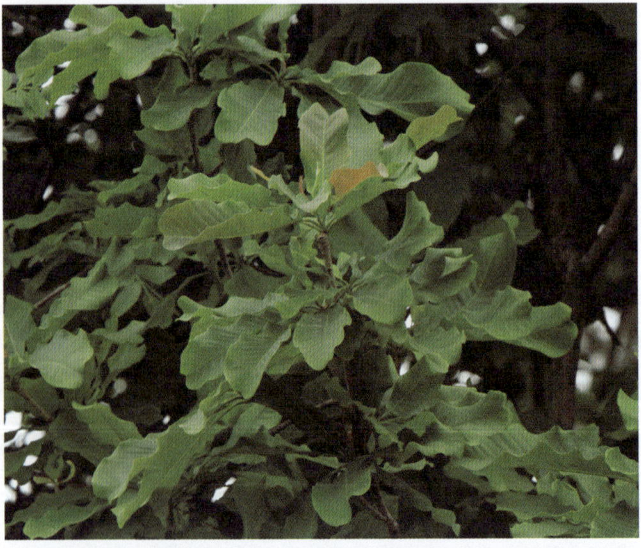

“当然想了，我经常担心您在外面是不是安全呢。”小神农确实与张大爷感情很好，张大爷就像师傅一样，对自己特别宠爱。

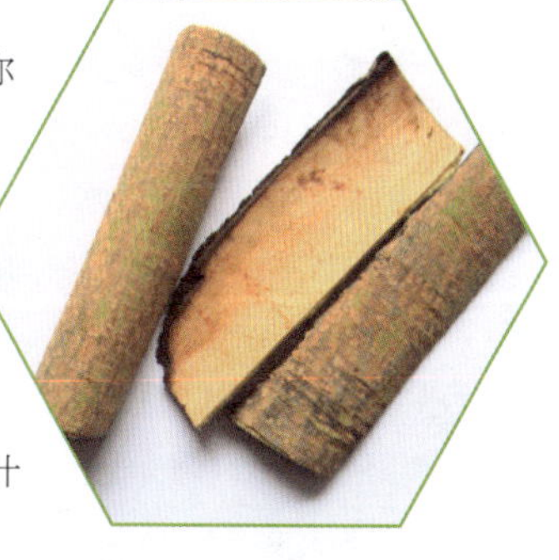

“还不错，来，这些是我给你带的。”张大爷说着，将桌上的一包兰花豆递给小神农。

“张大爷，你可真好，我最爱吃这个了。”小神农立刻笑起来。不过，他可没忘了问药的事，“张大爷，您这次又带什么好药来了吗？”

“当然有，你去药堂看吧，都在那里放着呢。”张大爷又与

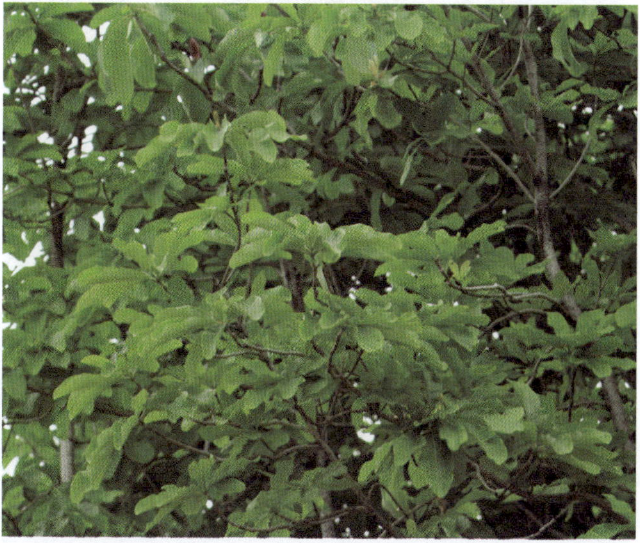

师傅说起话来。

小神农一溜烟跑进药堂，只见柜台下放着两个大布袋，打开来一看，两个布袋都是树皮。那些树皮被切成一块一块的，外表灰棕色，很粗糙，上面有鳞片，有明显的皮孔和纵皱纹。皮的内里平滑，带细密纵纹，有一些油性。细闻一闻，树皮倒有点香味。

“张大爷，怎么都是树皮呀？”小神农回到院子，不满地说。

“这树皮可是好东西，不信问你师傅。”张大爷一看小神农噘嘴，就忍不住哈哈大笑。

“小神农，这些可不是普通的树皮。它叫厚朴，其味苦、辛、香，性温，归脾、胃、大肠经，是化湿导滞、利水平喘、消食祛痰的好药呢。”朱有德笑着说。

“厚朴？这是什么树，咱们山上没有吗？”小神农连忙问。

“我们这可不多见，它是可高达20米的落叶乔木，树皮极厚，褐色，但不开裂，小枝粗壮，叶大，带革质，如倒卵形，可长22～45

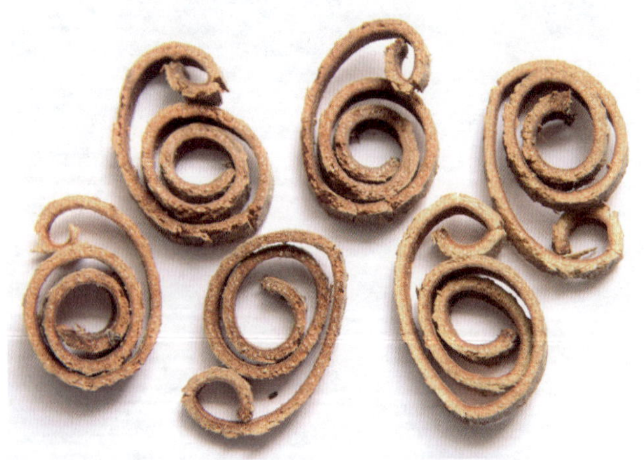

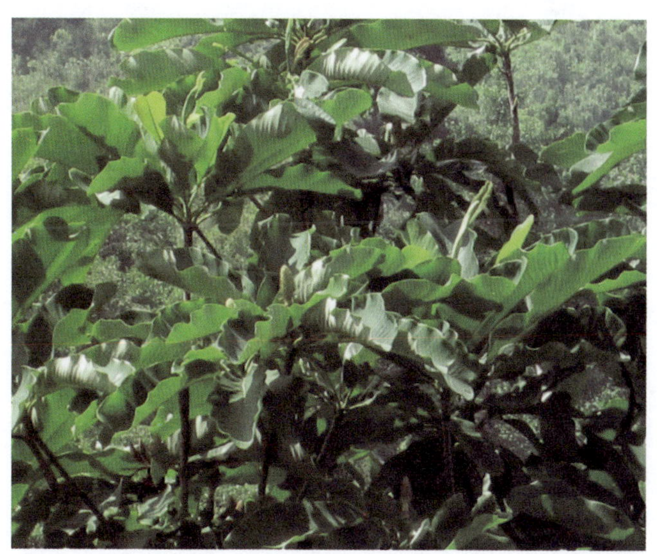

厘米，前端尖，基部楔形，叶片全缘，上面绿色，光滑，叶下灰绿，带白粉和柔毛。”朱有德又开始说起来，“它开的花很漂亮，在夏天开花，花梗很粗，花朵白色，花瓣为长圆状，基部具爪，盛开时向外反卷，如匙形。每到它开花，那香味可以飘很远。花谢了就会长出长圆状的聚合果来，前面有喙，里面生有三角形的种子。种子、树皮，包括花、树根皮都可以入药呢。”朱有德一边喝着茶，一边慢慢道来。

“师傅，这厚朴可真有意思，我真想爬到树上去看一看。”小神农不由得向往起来。

“可惜，我们这里没有，你只能看看那些树皮了。”朱有德和张大爷都被小神农给惹笑了，这孩子真实、天真，一举一动总带给人那么多欢乐，难怪所有人都喜欢他呢！

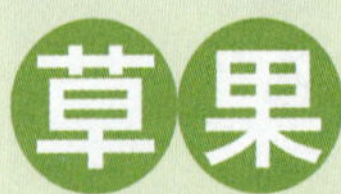

草果——化水除寒可温中

这天，朱有德又出诊了，回来时脸上笑吟吟的，小神农就觉得奇怪，问："师傅，您为什么这么高兴？"

朱有德并不说话，从自己的药包里拿出一个小布袋来，递给小神农。小神农打开看了看，发现是一包纺锤形的果实，表皮棕红色，带着纵沟和棱线，顶端有一个凸起的柱基，还有果梗痕。

小神农拿起一粒，感觉皮挺硬的，剥开来，里面却带一层黄棕色的隔膜，将果壳内分成3室，每室都有多粒红棕色的种子。那种子脊部有一条纵沟，尖端有种脐，皮很硬，但很香。

"师傅，这是什么种子呀？怎么这么奇怪？"小神农感觉它很像师娘烧红烧肉时放的香料。

"它叫草果，是一种多年生草本植物，根系肥大，匍匐延伸，全株气味辛辣，茎基膨出，茎直立，有节。叶子从茎上冒出，丛状生长。叶子是深绿色，基部带紫红色，一般一株树可长12～16片叶子。"朱有德闻一闻那草果的香味，又满意地笑了，接着说，

"草果会在4～6月开花，花序为穗状，也是从根茎上长出的，像个圆球，每穗花序可以开60～120朵花，花朵雌雄同株，螺旋状排列在穗子上。花朵的苞片是紫色的，有很多层，花朵从下向上开，小苞片为披针形，花冠则是金

黄色，椭圆形，边缘有波状，中脉肥厚，带两条深红的条纹。花谢之后，就长出这样的果实来了。”朱有德一边说一边欣赏那些草果，好像非常喜欢。

“师傅，您为什么这么喜欢草果呢？它有什么用吗？”小神农很少看到师傅这样喜欢一种药材。

“第一，草果味辛香，性温，归脾、胃经，是化湿利水、行气除寒的要药，温中之功强效；第二，我们这边难得一见这么好品质的草果，为师当然很喜欢了。”朱有德说着笑起来。

“它这么难得，您怎么得到的？您不是去给人家看病了嘛，怎么拿回这些草果来？”小神农倒奇怪了，难道师傅自己去哪里采购药物，没有带自己？

“这是患者家送的，说家人在南方经商，带了这些回来，可又不会用，所以就都送我了。”朱有德说着又笑起来，“想要买这样的草果可得花不少钱，而为师只是给人家出了趟诊，就换回这么多，是不是收获不错呀？”

“师傅，您又没收人家的诊费吧？师娘知道了肯定要生你气的。”朱有德经常遇到家里贫穷的患者，所以不收诊费都成了常事了。小神农这样一说，倒把朱有德吓了一跳，连忙示意小神农小点声：“师傅这不是拿了药回来了吗？这比诊费可值钱多了，不准和师娘说，不然明天不带你上山。”

小神农大眼睛一转，心领神会，便说：“明天一定要上山哦，不然我会告密的。”说完就跑出药堂去，只剩下朱有德在那里继续欣赏自己的草果。

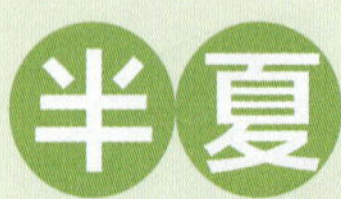

——行水降逆有微毒

“师傅，您慢点，这边的山坡好像比较湿，地上都是滑的呢。”小神农一边走，一边提醒着师傅。

“没事，虽然路滑了点，但空气是不是很凉爽啊？”朱有德笑着说道。

“真是这样的，感觉这边比南山坡要凉快好多。不过，师傅，这么凉快的地方能有草药吗？我感觉还是热一些的地方药材更多。”小神农现在已经有非常丰富的采药经验了。

“没关系，说不定也能遇到惊喜的。”朱有德一边走，一边仔细看着树荫下的地方。走着走着，他停下了脚步，“小神农，真的发现

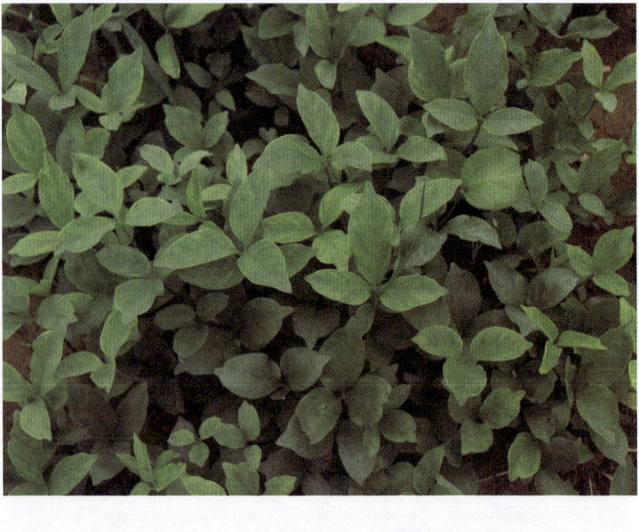

惊喜了。”

“在哪里？师傅，是什么药呀？”小神农立刻顺着师傅的眼光看向树下，只看到几株小椭圆形的叶片，和树叶差不多。

“快过来，这是半夏，它是多年生的小草本植物，一年生时为单叶，2～3年才能长成3小叶的复叶，叶片小椭圆形，中间相对要大一些，前端尖，基部楔形，不但全缘，而且光滑无毛。”朱有德说着，已经来到了半夏的跟前。

“你看，这是它的花，每年5～7月是开花时节，花序顶生，如佛焰苞，是绿色的。它花梗较长，花朵都是单性，没有花被，雄花在花

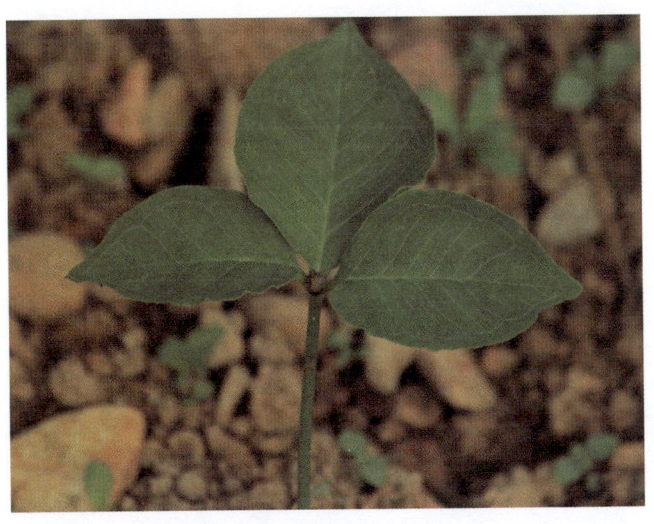

序上部，为白色，雌花在花序下部，为绿色，两者之间相隔5～8毫米的，花谢了就会长出椭圆形的浆果来。怎么样，好看吗？”朱有德问小神农。

“是用叶子入药吗？我感觉这花太小了，不能入药。”小神农看了半天，也没感觉它哪里好看。

“当然不是，是根茎入药，它的根近球形，叶子就直接由根部长出来。”朱有德说着，小心地挖开下面的土层，果然拎出一个球形的根茎来，上面一侧，还生有一个白色珠芽呢。

“这就是药呀？我尝尝什么味道。”小神农说着，掰下一点就想放进嘴里。朱有德却立刻阻止了他，还将小神农手里的根扔在地上，严肃地说：“不要总是乱尝，这药有毒。如果不慎误食，可能会麻痹至死。”

“啊，这么厉害？那怎么能入药呀？”小神农吓坏了，连忙把另一只手里的根茎扔掉，用力拍了拍手。

“挖回家炮制呀，只有炮制后的才能入药。炮制好的半夏表面白

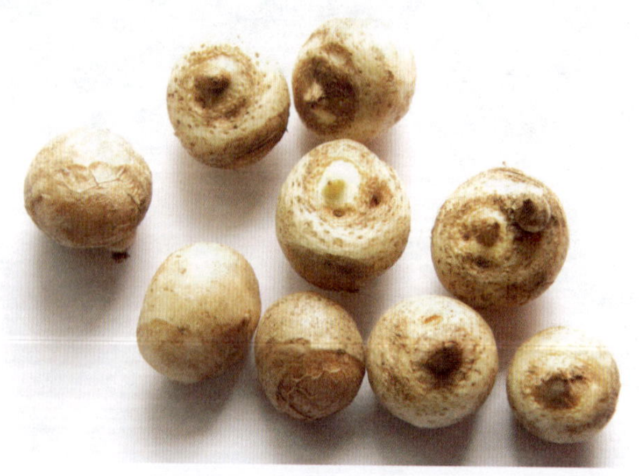

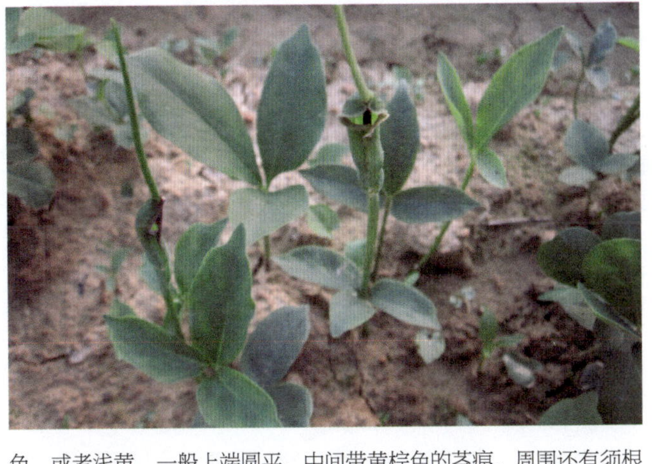

色，或者浅黄，一般上端圆平，中间带黄棕色的茎痕，周围还有须根痕，下面却光滑钝圆，质地密实。切成片就变成肾脏的形状，但闻一下，会有呛人的辛辣味。”朱有德说着，轻轻挖起半夏来。

“那它可以治什么病呢？”小神农感觉有毒的药可不好。

“半夏味辛，性温，归脾、胃、肺经，可行水湿、降逆气，所以利水渗湿功效显著。也有医书中说它‘水湿去则脾健而痰涎自消，逆气降则胃和而痞满呕吐自止，故为燥湿化痰，降逆止呕，消痞散结之良药’。可见，用药的时候，用其有利一面而避其有害一面是非常有必要的。”朱有德说。

“师傅，您是说凡事有利有弊所以要扬长避短才行。是吗？”小神农领会了师傅的意思。

“对，就是这个意思。快来挖半夏，要小心一点。”朱有德很满意，这个徒弟领悟力超强，什么事只要说了上半句，下面他也就可以揣摩出来了。这样过个两三年，自己就能完全把药堂交给他了。想到这里，朱有德的脸上浮起了欣慰的笑意。

——祛除湿痹的芳香药

小神农到底是个孩子，玩性很大。这天，他趁师傅坐在一边的石头上休息，自己便在流溪中抓起小鱼来。不过，山上的溪流看似平缓，却往往隐有暗流。就在他走到一块大石头下方的时候，流水突然打着旋地向下冲。小神农脚下没站稳，一下倒在水中，还好溪滩边有很多菖蒲，他本能地抓住菖蒲大叫：“师傅，快来救救我！”

朱有德看到他摔倒了，急忙跑过去，将他从水中拉了出来，说：“你呀，就是不听话，这下知道厉害了吧？”

“师傅，这石头下有暗流，水好急啊。幸亏这水边的菖蒲，不然我要被冲到山下去了。”小神农拧着衣服上的水，想想心里都后怕。

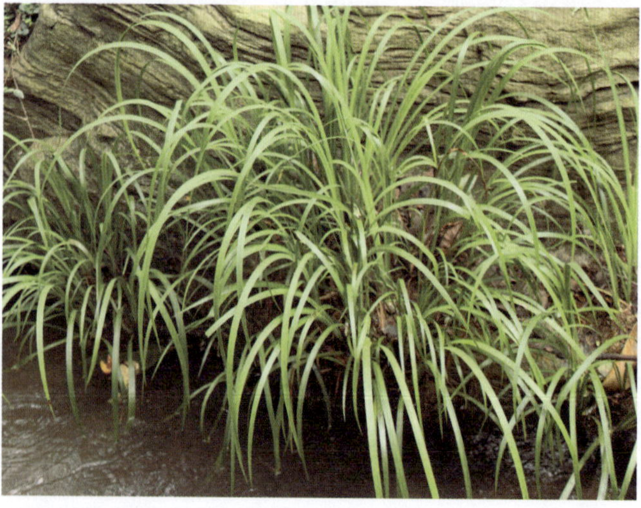

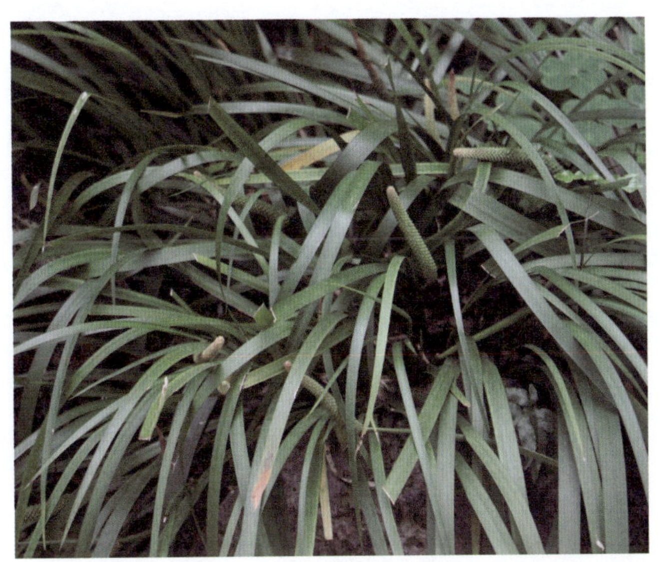

“把湿衣服脱下来，放在石头上晾一下吧，这样穿着会生病的。”朱有德帮小神农将衣服拧干，又打趣地说，“这些菖蒲可真忙啊，又要固土，又要入药，还得救你，简直要长三头六臂才行。”

“师傅，这菖蒲也能入药吗？我只是觉着它长的那个小棒棒挺好玩的。”小神农在几株菖蒲中寻找菖蒲的圆柱状果穗。

“那是它结出来的果穗，菖蒲学名石菖蒲，可化湿、利水、开窍、温肠，《别录》中说菖蒲‘主耳聋，痈疮，温肠胃，止小便利，四肢湿痹，不得屈伸，小儿温疟，身积热不解，可作浴汤’所以，它算是化湿利水药的一种。”

“那是用这果穗入药吗？我真不知道原来它的功效这么大呢。”小神农这才仔细观察石菖蒲的果穗，只见它圆柱状的穗穗结实，肉厚，上部稍尖，偶有弯曲者，粗有1厘米左右，花刚谢的时候是绿色，而成熟的就变成了黄绿色或者黄白色。

“当然不是。这种石菖蒲喜欢在石砾、沙滩、湿潮环境生长，其根才为入药部分，但一定要生长3～4年左右的石菖蒲，药性才最好。这些应该是一年生的，所以还不能用。”朱有德说。

“啊，要生长这么久啊？可为什么它的果穗、叶子不能入药呢？这叶子也挺好看的，又绿又长，是从根茎直接长出来的，基部对折，中部以上平展，前端变尖，有多数平行脉，密集丛生，很威武的样子。”小神农现在感觉石菖蒲救了自己的命，所以越看它越顺眼，“您看，它的花朵也挺有意思的，花序柄腋生，三棱形状，长4～15

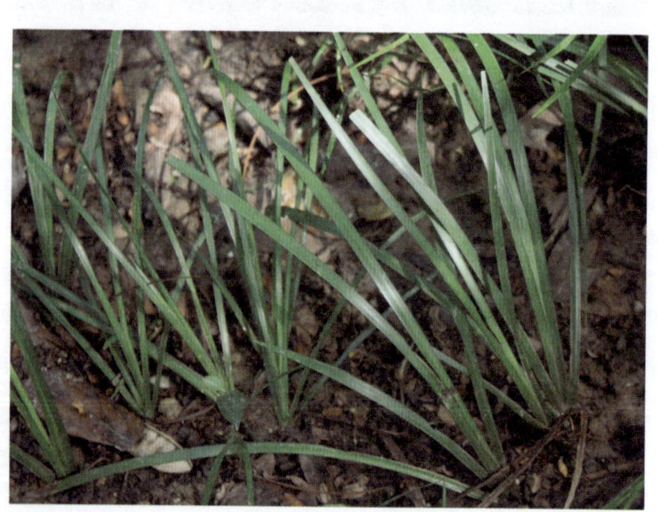

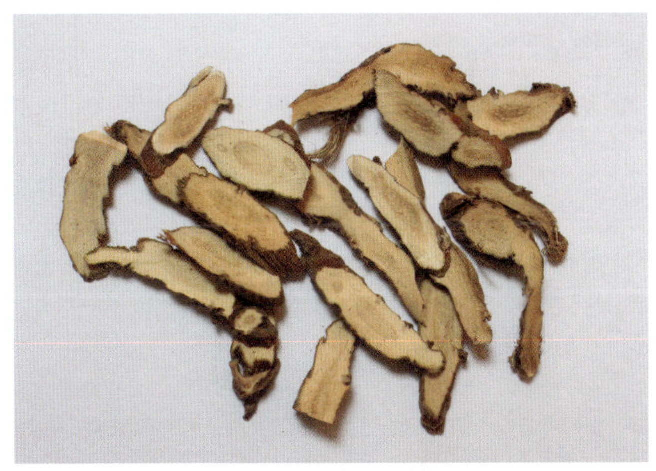

厘米，小花开成白色，将果穗团团包围，多壮观呀。”

“哈哈，入药是不能以好不好看来衡量的。它的根茎横卧生长，外皮黄褐色，有节，根肉厚，带多数须根，其味芳香、辛而苦，性温，归心、胃经，所以才能入药呀。”

就在师徒二人说话的工夫，衣服早晒干了，朱有德将衣服收起来，递给小神农：“快穿起来吧，该去采药了。”说着，独自先向前走去。

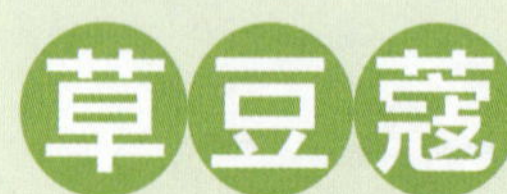

草豆蔻——燥湿行气的调味品

这天，朱有德的妻子买了一只鸡回家。她宰杀好之后，却发现没有生姜了。天气太热，她也不愿再出门，便想去叫小神农跑跑腿。

可是，来到药堂，小神农不在，她无意间看到了朱有德上次拿回家的那包草果，心想：“这是草豆蔻吧？香味差不多，但个头大了些。不管了，先用几颗吧。”

中午吃饭时，鸡肉一端上桌，小神农就看到了鸡汤中漂着的草果，对师傅说：“师傅，我就说您上次那草果是用来炖肉的吧，还骗我说不是，现在师娘不是用上了？”

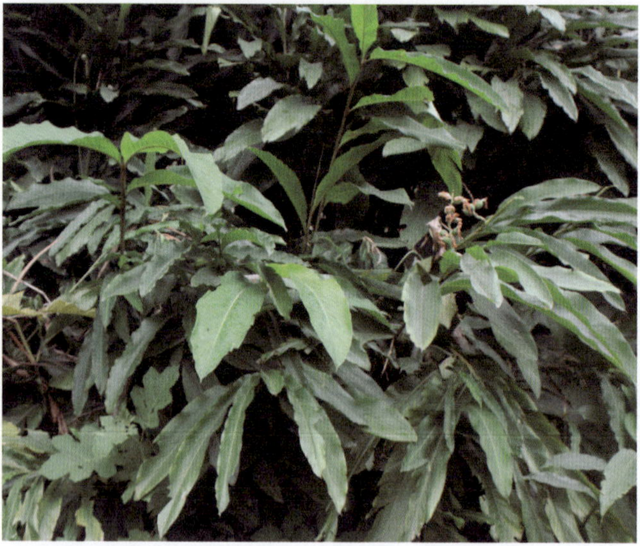

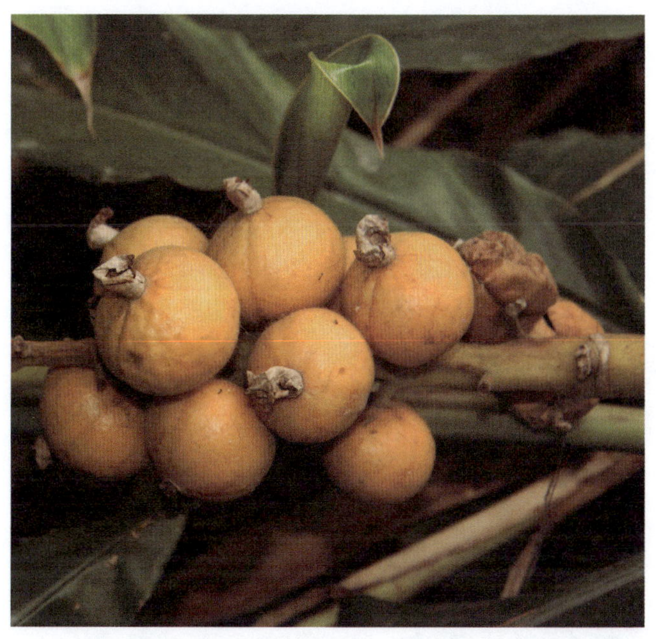

朱有德这才仔细看了一眼，马上问："怎么用了草果炖鸡？"

"这不是草豆蔻吗？家里没有生姜了，你和小神农都不在药堂，我就自己找了这个放进去，味道挺香的。"师娘喝了口汤，才说。

"这是草果，不是草豆蔻，你没看它个头大吗？"朱有德的脸色沉下来。

"大小有什么区别，只要能用就行了。"师娘不以为然地说。

“师傅，这怨不得师娘，她又分不清草果与草豆蔻，连我都分不清呢。”小神农见师傅不高兴了，连忙转移话题。

“草豆蔻虽然也是这样的长圆状蒴果，但它两端都有点尖，直径1.5~2.7厘米，表面颜色灰白，有纵向深沟纹，果壳很容易开裂，里面带黄白色隔膜。壳内有多颗种子，为多面体，3~5毫米大小，颜色灰棕，外有白色膜质假种皮，背面隆起，种脐在背侧。”朱有德无可奈何地摇着头，那些草果自己都舍不得用，就被妻子给炖鸡吃了，真是暴殄天物啊。

“师傅，草豆蔻除了比草果小一点，其他感觉都差不多，只不过是两头尖而已。不知道它们还有别的区别没有呢？”小神农也有些迷糊了，这也太相像了。

“草豆蔻也是多年生草本植物，但高度只有1~2米，没有草果那么高，根茎是棕红色的，叶子带短柄，为2列生长。叶片狭长，前端尖，后端楔形，全缘，两面光滑，于基部有叶鞘膜质。”朱有德停

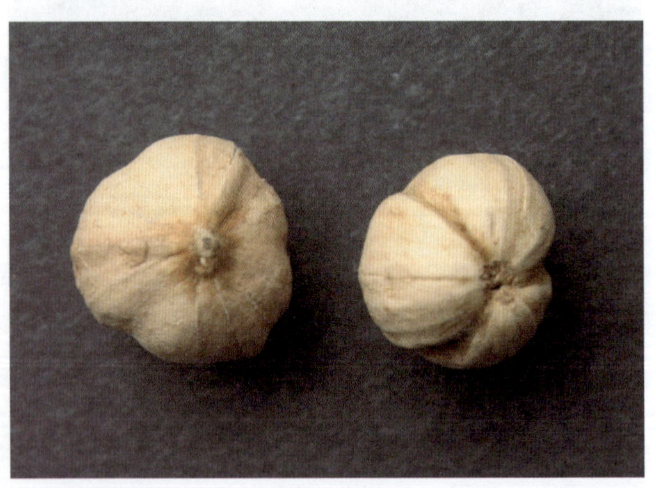

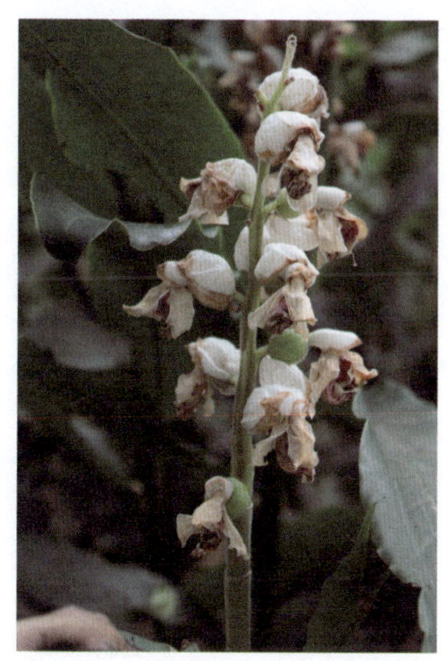

一停，喝了口鸡汤，又继续说，“草豆蔻每年4~6月开花，5~8月结果，花序为总状顶生，花梗长30厘米，带黄白色长硬毛。花朵稀疏，小苞片外有粗毛，花萼筒状，花冠为白色，花瓣上部分3裂，中间长圆形，有缺刻，在花瓣内面带紫红色斑点。它结出的蒴果成熟后是黄色的，晒干后去皮才可使用。”

“草豆蔻只能炖肉吃吗？能不能入药使用？”小神农心想，都是差不多的东西，应该可以入药。

“《本草纲目》中说，草豆蔻治病，取其辛热浮散，能入太阴、阳明，除寒燥湿，开郁化食之力而已。所以：草果可化湿利水，草豆蔻则燥湿行气。”

“那也就说明草果也能用来炖肉吃，不是吗？师娘就用了几颗而已，师傅您就别心疼了。”小神农最后总结出这个结论。朱有德真是哭笑不得，师娘却笑了，说：

“就是嘛，鸡汤你不是也喝得挺香？来，小神农，吃个鸡腿。”说着，将一个鸡腿夹在小神农的碗里，朱有德只剩下摇头和无言以对了。

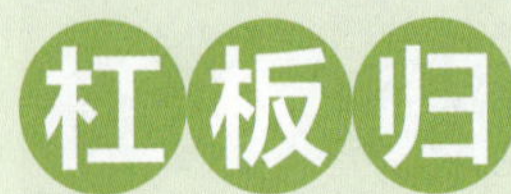

——调理湿疹淋浊的蛇不过

张大爷走南闯北，虽然见多识广，可也难免会遇到难题。前几天，有一个商人知道他要去南方，便向他订购中药“蛇不过”，还说：“只要质量好，价格还可以提高一些。”

打发走了药商，张大爷发愁了，蛇不过是什么中药呢？自己可从来没听说过。既然连样子都不知道，那又以什么来定质量呢？这生意可不好做。想来想去，他就来找朱有德帮忙了。

朱有德听到张大爷的问题，笑着说：“没想到你这个老药商，居然连蛇不过没听说过，它就是南方人说的杠板归呀。”

“什么？原来是杠板归？我只知道当地人叫它犁头刺藤或者老虎利，怎么还有蛇不过这个名字？”张大爷当然认识杠板归，在四川一带此药最多。

“那是当然，它在南方被称为杠板归、犁头刺藤，但因为杠板归可治一切蛇毒，常被人们看做蛇的克星，所以又称它为蛇不过，或者是蛇倒退。”朱有德笑着说。

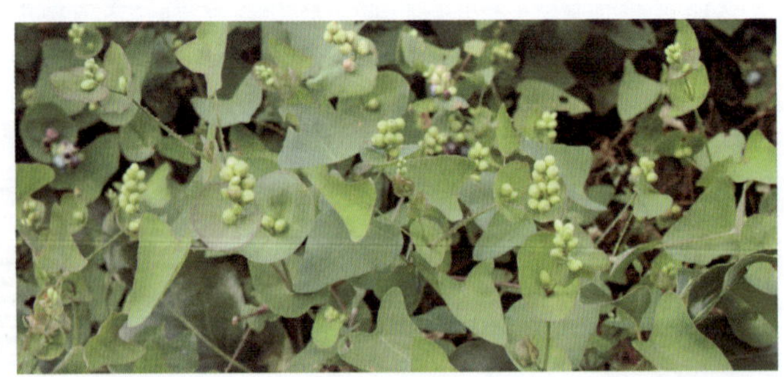

“那就容易了，没想到人家订了个蛇不过，竟把我难住了，看来真是要活到老学到老啊。”张大爷这才放下心来。

“可是师傅，什么是杠板归呢？它的这些名字怎么都这么奇怪？”小神农在一边听着，早就一头雾水了。

“杠板归是一种利水消肿的中药，它味酸、苦，性平，可化瘀补血、清热活血，能治疗水肿、湿疹、淋浊、泄泻、痢疾等症。”朱有德给小神农讲解杠板归的功效。

“可是它长成什么样子呢？肯定非常与众不同吧？”小神农觉得这药不但名字怪，功效也了得，实在不一般。

“说起它的样子，倒确实有些特别，它茎细长纤弱，为多年生蔓性草本植物，攀缘生长。不过，茎上有纵棱，多分枝，而且长有倒生的钩刺，茎枝绿色，有时带红色。叶子为互生，三角形，基部也生有倒生皮刺，包括叶柄，同样生有倒生钩刺。反正，这种植物全身长满刺，人和动物都不能靠近。”朱有德说。

“那它的花是不是也有刺呀？结出的果实有刺吗？”小神农心想：果然与众不同，原来是多刺植物。

“它每年6～8月开花，花谢后就结果。花序为短穗状，顶生。花很小，多数簇生。苞片为卵圆形，每个花苞可开2～4朵花，花被分5裂，颜色白色或者紫红色，是椭圆形的。果实长于花被下，果实长大后变成肉质，成为球形瘦果，颜色暗褐，很有光泽，但没有刺。”

“张大爷，您什么时候去南方啊？一定要带一些回来给我看看。”小神农竟被这杠板归给迷住了。

“好，放心吧，我回来一定带一些给你们。”张大爷呵呵地笑了起来。

鸭跖草——寒性利水消肿药

自从有了小神农在身边，朱有德感觉方便不少。有时他出诊也会将小神农带在身边，这样小神农对病症、用药等都开始了解起来。

有一天，朱有德又带小神农出诊。他看患者症状内热，而且湿气内结，腿部浮肿，急需利水消肿。于是，他对患者家属说："去附近的药店抓点鸭跖草来，要快，只有消下肿去，才能对症治疗其他问题。"

可是，患者家属却犯难了，说："这附近没有卖药的，平时想要买点药，最近的也要到你们镇上了。"

这倒是实情，这个村地理位置比较偏远，交通闭塞，平时人们

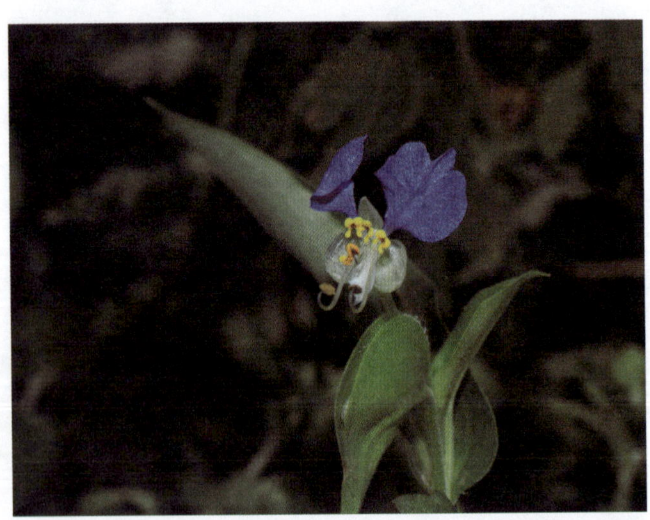

缺少什么，还是以出村采购为主。朱有德想了想，便对小神农说："你现在带着他家的人，到我们药堂称8两鸭跖草，分成5剂，包好交给他，你就不用再回来了，我给患者看好病，自己走回去就行了。"

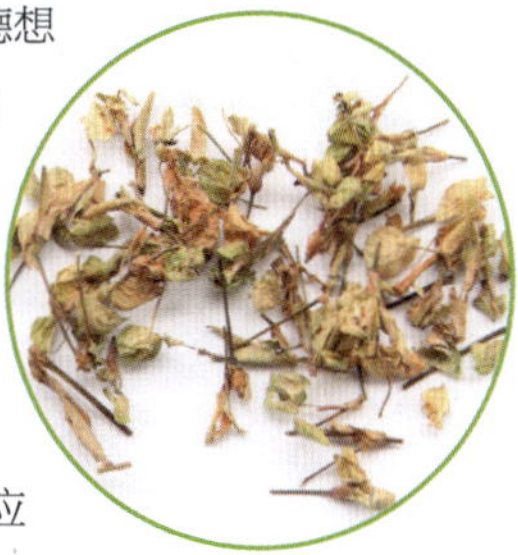

"哎！我知道了，师傅。"小神农答应着，转身就要走。

"等等，你能分清鸭跖草吗？我以前可给你讲过的。"朱有德不放心，生怕小神农弄错了，让人笑话不说，也耽误事。

"师傅，您太小瞧我了。鸭跖草是一年生草本植物，全草长60厘米左右，茎匍匐生长，呈方形，表面光滑，带纵棱。有明显膨大结节，基部节带有细根。叶片对生，展开后为心形，边缘有硬毛，质薄易碎。花序为聚伞状，总苞为卵状，萼片膜质，花瓣为蓝紫色，可结椭圆形蒴果，果实内分2室，内生4颗种子，是棕黄色的，对不对？而且我还知道，鸭跖草是清热解毒用的。"小神农一口气将鸭跖草的特征功效都说了出来。一边听着的患者家属都听笑了，说："您这位小徒弟可真不一般，将来会是个好大夫的。"

朱有德也笑了，说："师傅不是信不过你，是要让你复习一下学过的知识。不过，这次不但用它清热，更要用它利水渗湿。因为鸭跖草本就是多功效的中药，不但可以清热解毒，其寒性药性，能充分消肿利水，治疗小便不利。"

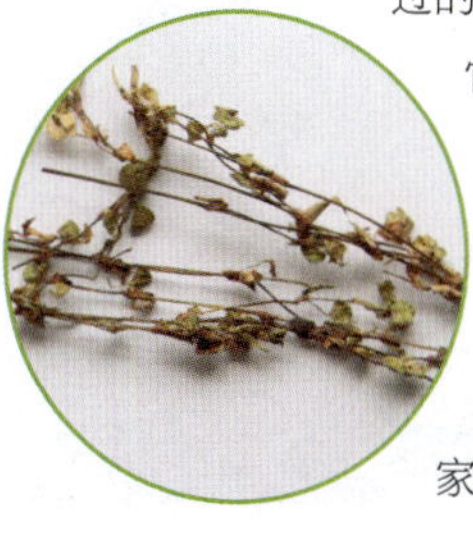

"师傅，我知道了，我这就带着人回家去抓药。"小神农连连点头。叫了患者的家属，一路小跑着回药堂去了。

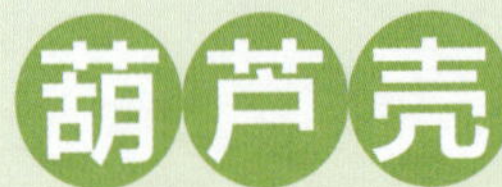

——利肺渗湿宝葫芦

在朱有德家的房檐下，挂着好几个小葫芦。自从小神农来到这里学医的第一天起，他就注意到了。可是师傅好像把它们忘记了一样，一直挂着，似乎从来没想过要用。

有一天，小神农闲来无事，就想摘下个小葫芦来玩。于是问朱有德："师傅，这些小葫芦您留着做什么？怎么总挂在那里呢？"

"葫芦的作用多着呢，等到用的时候，我再告诉你。"朱有德早看出了小神农的心思，所以故意不说有什么用。

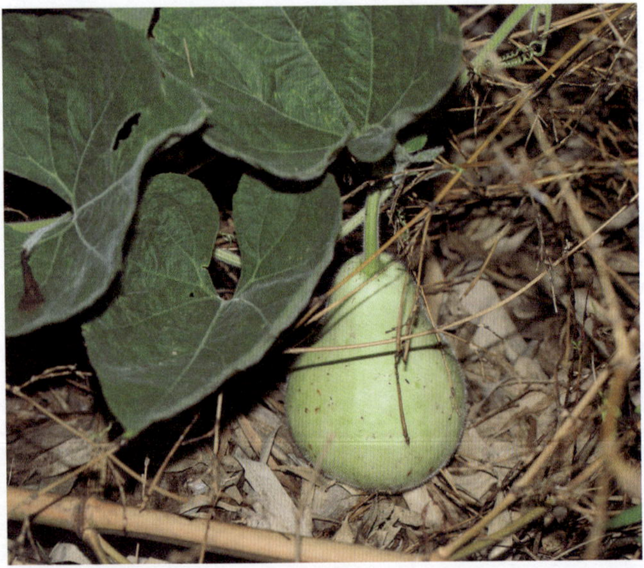

“我早知道，你是为了留籽，等到种的时候再取出来，是不是？”小神农猜测说。

“你只说对了一半，重要的地方还没说到呢。”朱有德就是不说他留着葫芦做什么。

“师傅，我把籽还给您，你送一个葫芦壳给我玩吧。”小神农终于忍不住了，直接开口要起来。

“要葫芦也行，你先说说葫芦秧长成什么样？”朱有德借机又考起小神农来了。

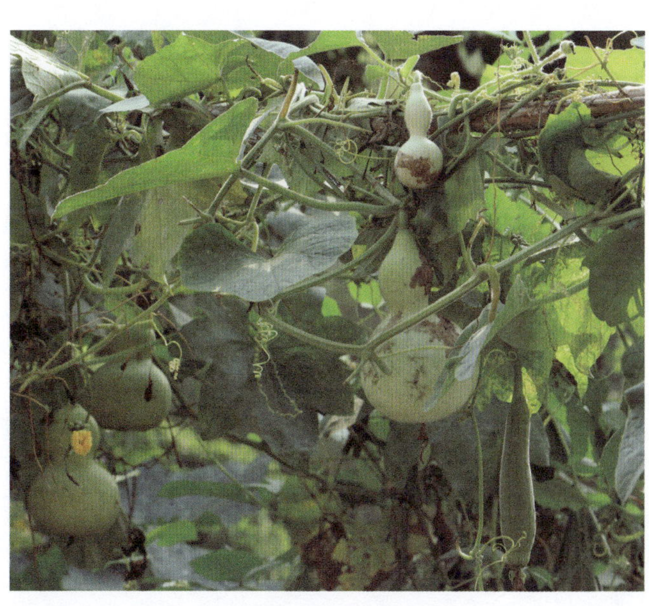

“这个我知道，它是一年生的攀缘植物，藤上有软毛，卷须可分2裂。叶子如同心状，长10～40厘米，分3个浅裂，前端最尖，边缘还带有腺点。”小神农一边回想自己家种的葫芦一边说，“它在夏天开花，是白色的，开于叶腋，花萼为锥形，花冠裂成广卵形，边缘多皱。它的果实光滑，初生为绿色，前端膨大，中间细，柄部变小，成熟之后就是白色或者黄色的小葫芦了。而且葫芦里有多枚白色的种子，是倒卵状的，在前端有2角。对不对呀，师傅？”小神农描绘得很仔细，这种东西从小就经常见，怎么会难倒他呢？

“嗯，对是对了，可是你知道葫芦能入药吗？”朱有德又问。

“什么？用葫芦入药？怪不得您不肯给我一个玩呢。师傅，葫芦有什么药效呀？”小神农恍然大悟。

“葫芦可以取壳、种子、花、蔓枝等部位入药，不同的部位，功效略有不同。一般情况下，葫芦花味甘，性平，可做解毒药使用，蔓枝与花的功效相差不多。葫芦籽味苦，性寒，有微毒，但能治鼻塞、

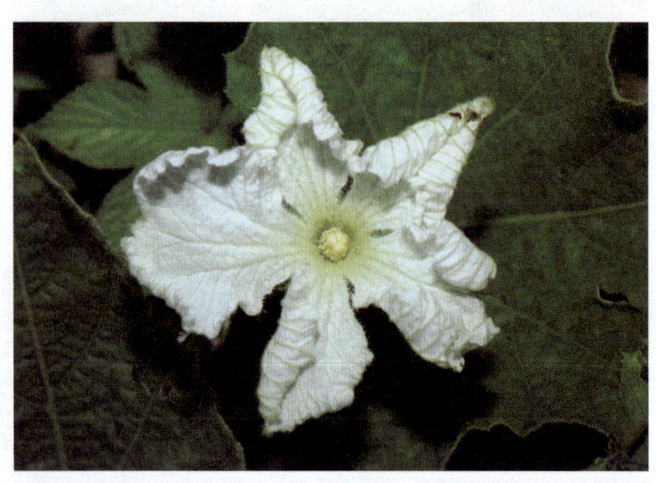

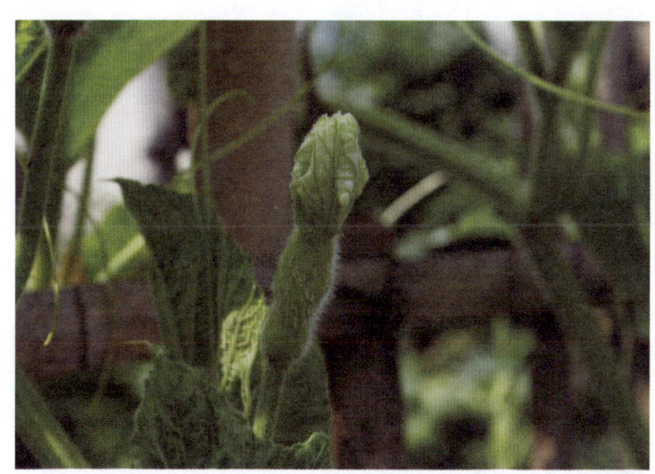

牙疼、四肢肿等症。”朱有德说着，摘下一个小葫芦来，一边擦着外皮上的灰尘，一边说，“这壳是药效最大的，其味甘，性平，可渗湿利水，能消水肿、润肺脏，是归心、小肠经的上等中药。”

“哦，原来这是个宝葫芦，这么好的药，师傅您怎么可以白白挂在这里呢？多可惜呀。”小神农立刻就有意见了。

“这你就不懂了，葫芦壳虽然能入药，但越陈疗效越高。所以，采摘之后，挂于干燥处风干，过几年再用，就更能提升药性了。”朱有德看着小神农一脸认真的样子，不由得笑起来。

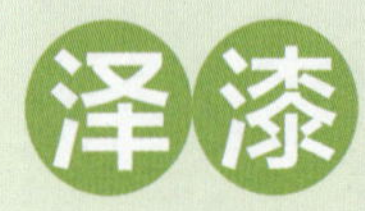

泽漆——最适合春天使用的利湿药

夏天长得最茂盛的就是各种野草了，小神农经常抱怨：“师傅，野草太多了，让药材都没地方长了。”

“药材怎么会没地方长呢？当初如果没有人发现它们的药性，它们也一样被人们看成野草呀。”朱有德笑小神农孩子气。

“那可不一样，药材总是与普通野草不一样，我觉得它们都有自己不同的特色。”小神农坚定地说。

“噢？你真这样认为的？那你觉得这种草有什么不同吗？”朱有德指着地上的一种绿叶植物说。

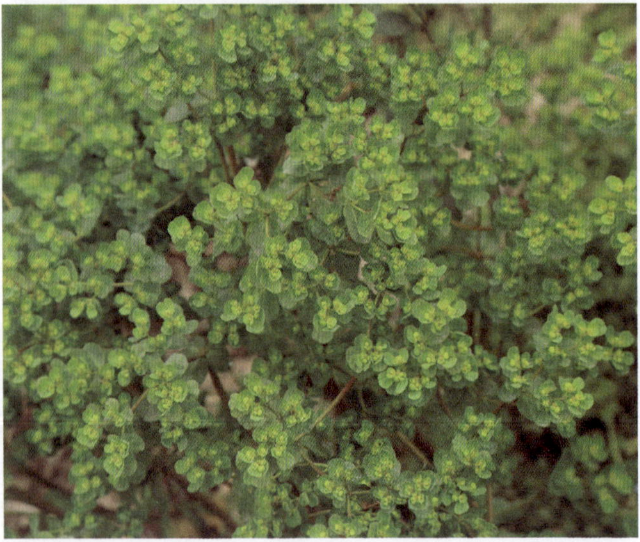

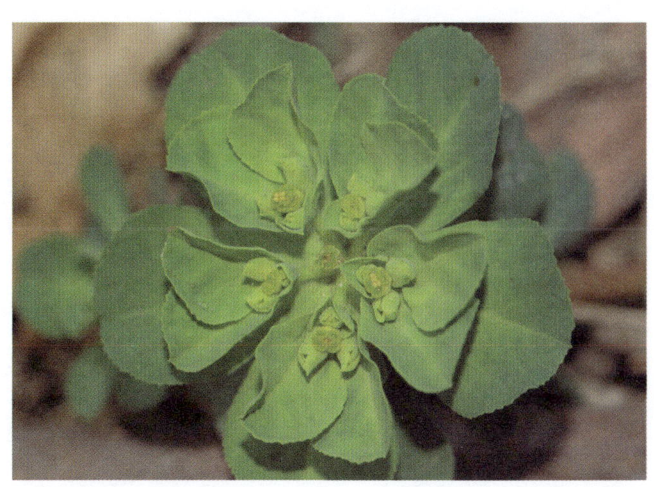

“这个呀？感觉有点像打碗碗草……”小神农这下被难住了，这种草很常见，全株高10～30厘米，茎部分枝，丛生，基部紫红色，上部则淡绿色。它的叶子互生，但无柄，叶片如倒卵形，边缘有细齿。

看着叶子想了半天，小神农突然说：“师傅，我觉得它有些不普通了。您看它的茎顶，生成5片轮生的叶状苞片，总苞就如同一个大杯子，前端却分成4个浅裂，颜色黄绿，像一把倒放的雨伞。它的花嘛，很小，是黄色的，谢了之后，就在总苞顶结出蒴果，里面有卵形的种子。”

“那你觉得它是药材吗？”朱有德接着问。

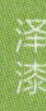

“这个我就不知道了，反正它有一种酸味，而且茎折断后，还会有白色汁液流出来。”小神农越仔细看，就越觉得这草不一般。

“嗯，不错，这次你说对了。这是泽漆，又被人们称为奶浆草。其味苦，性微寒，有小毒，归大肠、小肠、脾经，用来利水消肿、渗湿化痰是很不错的。”朱有德说着笑起来。

“师傅，您看我说对了吧？药材都不太一样呢，它果然就是中药。”小神农高兴地大声说，脸上洋溢着得意的神色。

“虽然这次说对了，但也不能因此而小瞧其他野草。你仔细观察就会发现，每样植物都有不同之处。”朱有德再三叮嘱小神农。

“师傅，我记住了。现在我们来挖一些泽漆吧，带回家去炮制成中药用。”小神农说着就要拔泽漆。

“现在不要拔了，此草虽然全草可入药，但春天和初夏药性最

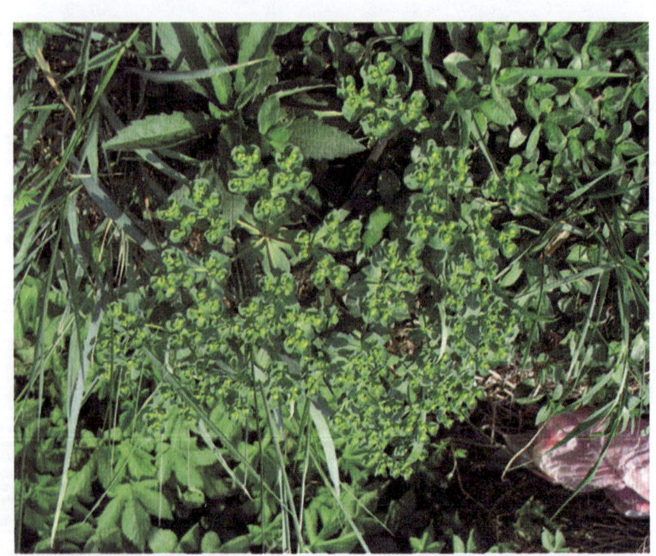

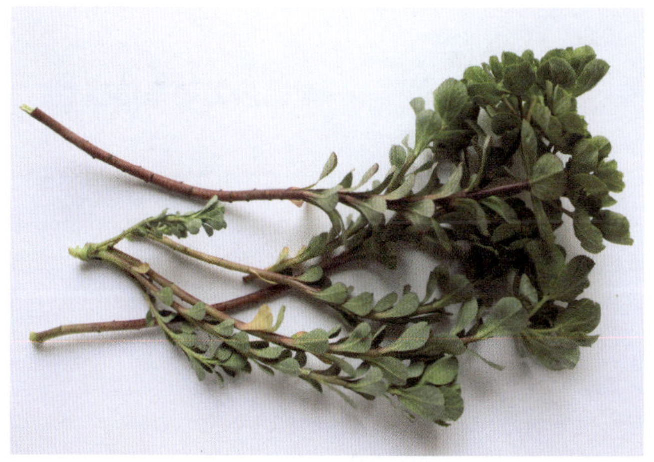

好，到了这个时候，却并不如其他利水药材好用啦。”朱有德说。

“怪不得您看到也不采，原来是时间不对呀。师傅，采药学问可真深，连时间都有严格的规定。”小神农叹息着。

“那是当然了，只有这样，才能尽量保留药性呀。”朱有德说着，就朝前面的小路走，小神农则背着药筐，追着师傅一路向前。

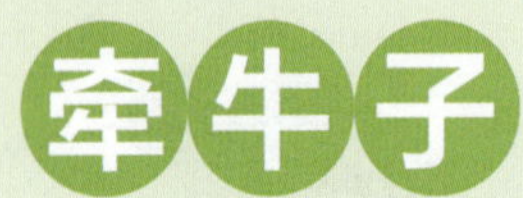

牵牛子
——泄湿热之功辛热雄烈

吃过晚饭，朱有德与小神农坐在院子里乘凉，师娘则给墙边的几棵牵牛花浇起水来。小神农说：“师娘，这牵牛花开花的时间太短了，只有早上才开，我以后再上山，给您带几株更漂亮的花回来种。”

“牵牛花虽然开花时间短，也不是很好看，但是耐活易养，不费什么力气呀。”师娘笑着说。

“小神农，你就没有看出牵牛花与众不同的地方来吗？”朱有德故意提醒他，因为他之前说凡是与众不同的植物一定都可入药。

“有吗？我没有仔细看过呀！”小神农很聪明，师傅一句话，他

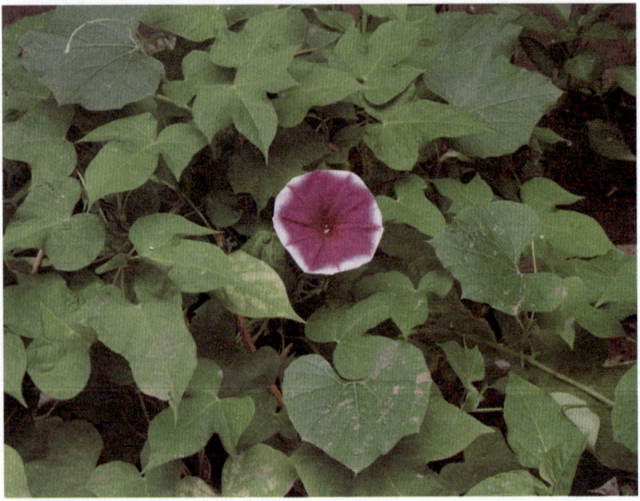

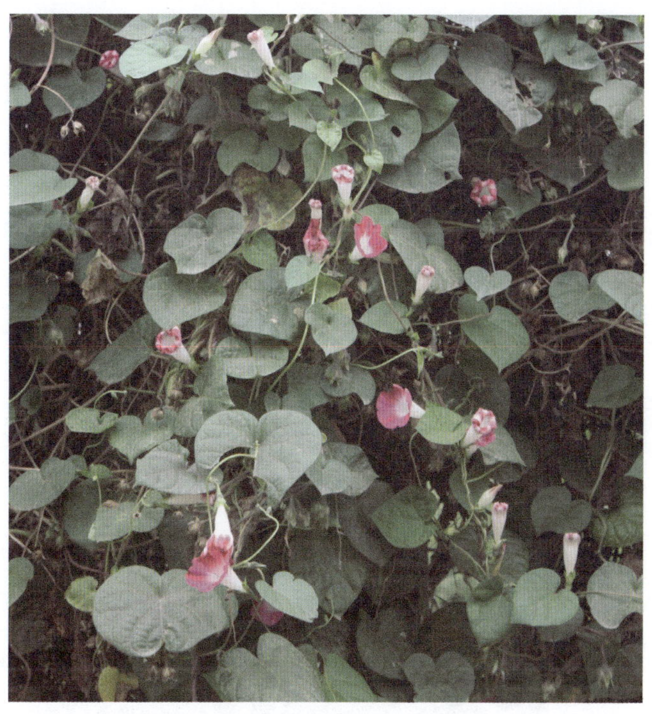

就想到原因了，立刻走到牵牛花跟前去细细观看。

“师傅，这牵牛花为缠绕草本植物，对吧？它的叶子很普通，是互生的宽卵状，有3裂，中间的大，而且尖，两侧小，为全缘。”小神农边看边说。

“那么花朵呢？”朱有德提醒着。

“花朵也不奇怪，花序聚伞状，腋生；形状如同喇叭一样，但是颜色渐变，前端蓝紫，到基部就成粉红色了。”小神农看完，摇了摇头，肯定地说，“真的很一般。”

“种子呢？你有看到种子吗？”

“种子是球形的蒴果，有点三棱形，初结时黄绿色，成熟了变成黑褐色，上面还有浅浅的小点。”小神农摘下一粒牵牛花的种子，又闻一闻，说：“也没什么特别的，像蚕屎一样。”

“可是这么普通的牵牛子却是药呢。《本草正义》中说它‘善泄湿热，通利水道，亦走大便，故《别录》谓其苦寒，至李氏东垣，以其兼有辛莶气味，遂谓是辛热雄烈’，你难道没看出不一样的地方来？”朱有德笑着，反复提起小神农说中药材都很特别的话。

“师傅，您就别提了，我认错还不行吗？我真没想到牵牛子这么普通也能入药，而且利水渗湿功效还这么强。”小神农别提多不好意思了。

“是呀，因为它归肺、肾、大肠经，善泻水通便。不过，你看这种子三棱形，形似橘瓣状，但万不可生食。因为它有寒性，会致人麻

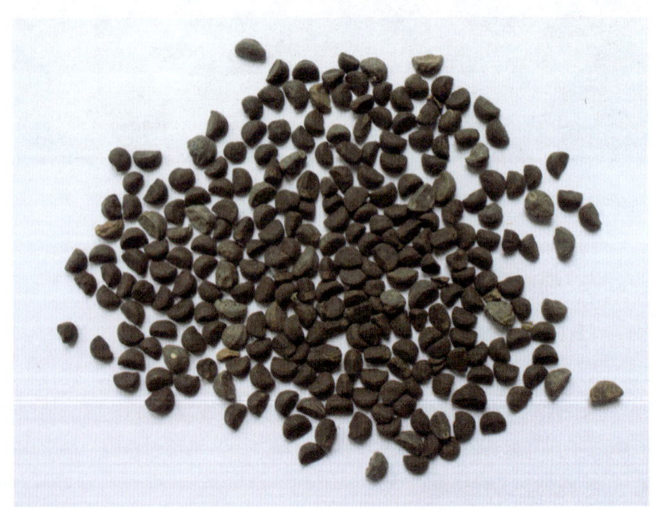

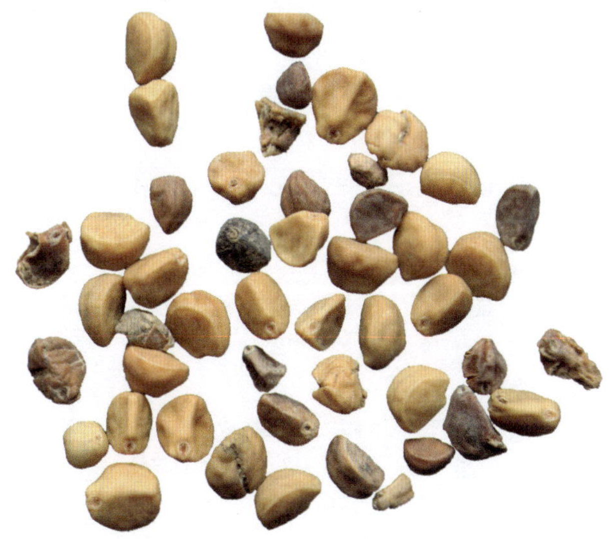

木。”朱有德指着那些牵牛子，“你平时可以将它们收集起来，以后说不定还用得到呢。”

“这主意倒不错，白天我们上山采药，傍晚就在院子里捡牵牛子。”小神农一下来了精神，马上围着花丛捡起牵牛子来了。

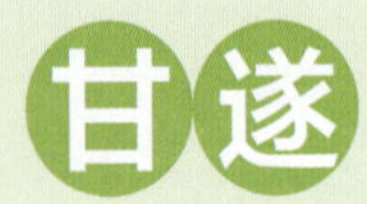

——下五水通谷道

小神农学医已经有一阵子了，而且以他的聪明才智，也记住了不少中药材。所以，朱有德已经不再像小神农刚来时那样，凡是遇到草药都先告诉他是什么，而是旁敲侧击，启发他自己辨认。

这天，他们在山上看到很多甘遂，这种药对朱有德来说不稀奇，对小神农来说可就少见了，他一个劲地问：“师傅，这是什么植物啊？有什么药效？”

“这种中药我们药堂里有很多，它的成药颜色类白，或者黄白，在下陷处有棕色的栓皮残留，剥去皮，可见少数皮孔，以及纵横纹。它质地很脆，易折，你说应该是什么药呀？”朱有德问。

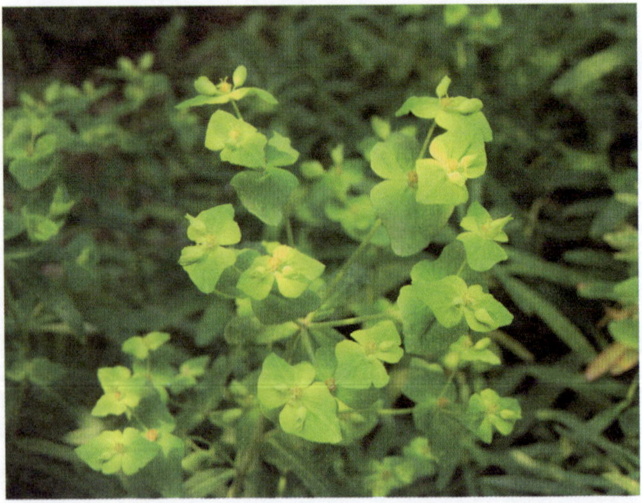

“那它是什么气味呢？”小神农想了想，觉得不敢确认。

“它气微、味甘、辛，有刺激性。成药越肥大，越白、粉的品质越好。”朱有德看着小神农，只见他的大眼睛一直骨碌碌转个不停。

“能告诉我药效吗？”小神农似乎还不能确定。

“那可不行，我还等着问你药效呢。”朱有德一口回绝，但却接着说，“可以告诉你医书的记载，《本草经疏》中说‘其味苦，其气寒而有毒，善逐水。其主大腹者，即世所谓水蛊也。又主疝瘕腹满、面目浮肿及留饮，利水道谷道，下五水，散膀胱留热，皮中痞气肿满者，谓诸病皆从湿水所生，水去饮消湿除，是拔其本也’。”

“哦，我想到了。是不是甘遂？”小神农这下总算说出来了。

“哈哈，反应可有点慢哦，那你说说它的药效吧。”朱有德笑起来。

“甘遂味苦，性寒，有毒，归脾、肺、肾、膀胱、大肠、小肠

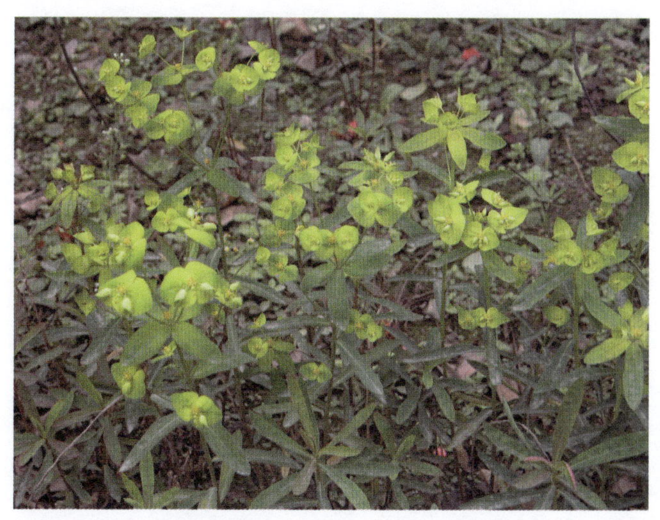

经，泻水逐饮，除湿通便，是治疗水肿、腹水、大小便不通等症的良药。”小神农对药效记得清清楚楚。

“看来平时没少下功夫，答得非常好。不过，还要在药物特征上用点心。”朱有德说。

“师傅，这就是甘遂吗？我得仔细看看才行。”小神农说着走到甘遂跟前去，只见它高25～40厘米，茎从基部分枝，下面带有紫红色，到了上部就变成了淡绿色，叶子互生，为狭披针形，全缘。

“师傅，它怎么没开花呢？”小神农找了半天也没找到甘遂的花。

“这个时候已经落了。它每年4～6月开花，花序为杯状聚伞形，顶生，花梗长5～9厘米，长有1对苞叶，三角形，总花苞为陀螺形，裂片三角状，边缘有白毛，生有4个新月形腺体，颜色发黄，两端有角。你看，现在已经结果了，是球形的蒴果，灰褐色。”朱有德指给

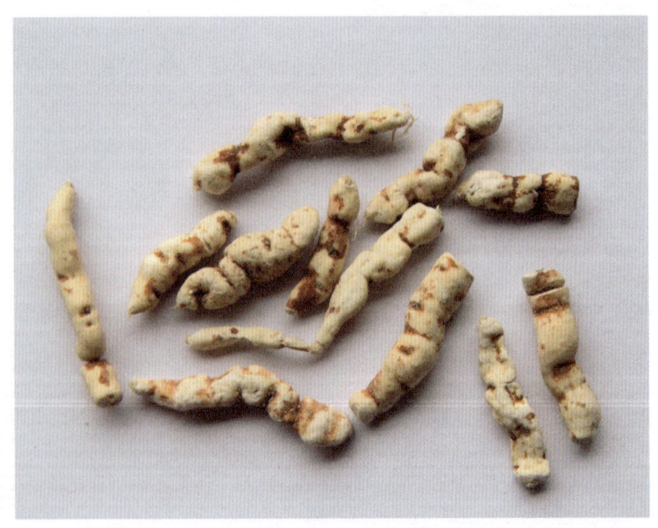

小神农看。

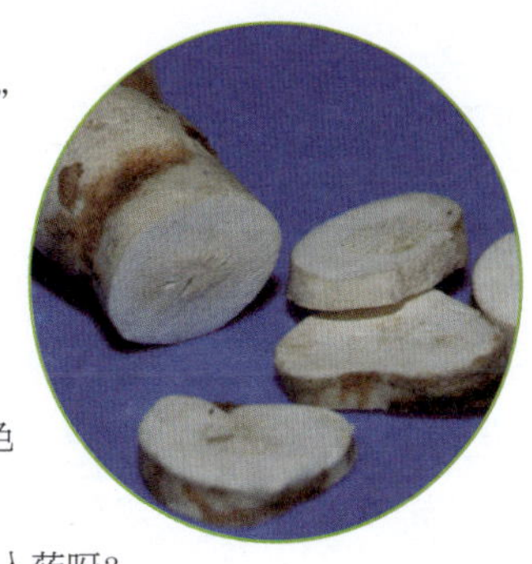

“我来看看它的根什么样子。”小神农说着，早轻轻铲出了一根，原来根是细长的，弯曲状，中段还带有串珠状的块茎，外表棕褐色。但在挖的时候，小神农不小心折断了一根枝，里面流出了白色的乳汁来。

“师傅，它以枝入药还是以根入药呀？枝里有乳汁呢。”小神农说。

“它的根、枝同时入药，所以挖的时候要小心了。”朱有德说着，自己也开始轻轻挖起甘遂来。

京大戟——水肿克星

一天中午，朱有德在睡午觉，小神农自己坐在药堂看书。这时，外面进来一位中年汉子，看看只有小神农一个人，便笑嘻嘻地问："小兄弟，你这里收药材吗？上好的京大戟，便宜出售啦。"

"京大戟？这是什么药？"小神农立刻开始在脑海里寻找线索，但是，他还真想不出这是什么药，便问，"药在哪里呢？我先看看。"

那位中年人马上从外面拎进个口袋来，小神农打开一看，里面都是植物的根茎，表面棕褐色，带明显的暗色皱纹，有突出膨节。小神农拿起一根，感觉十分坚硬，用了一点力气，才将它掰开来，里面是淡黄色的，还有纤维性。

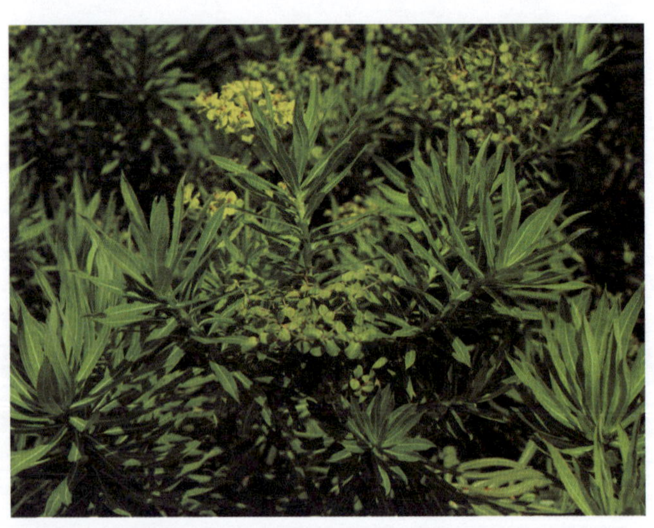

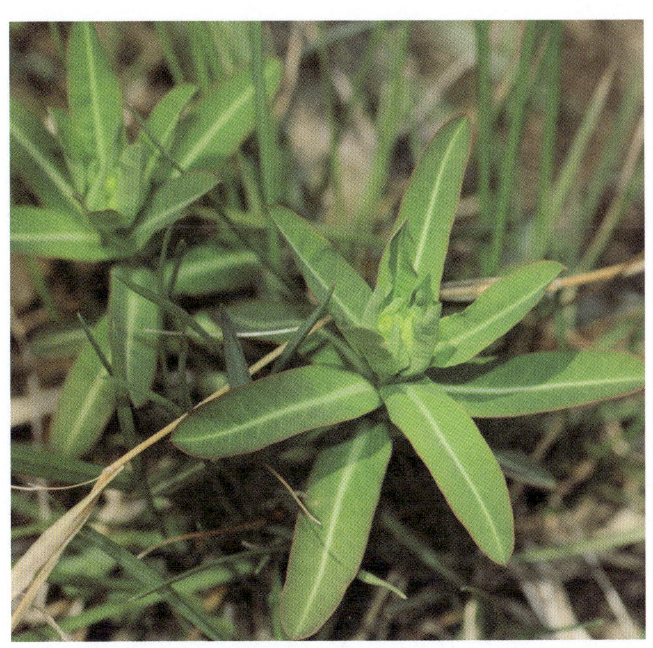

小神农闻了闻，有微微的苦味，便问中年人：“您这是哪里来的京大戟？多少钱？”

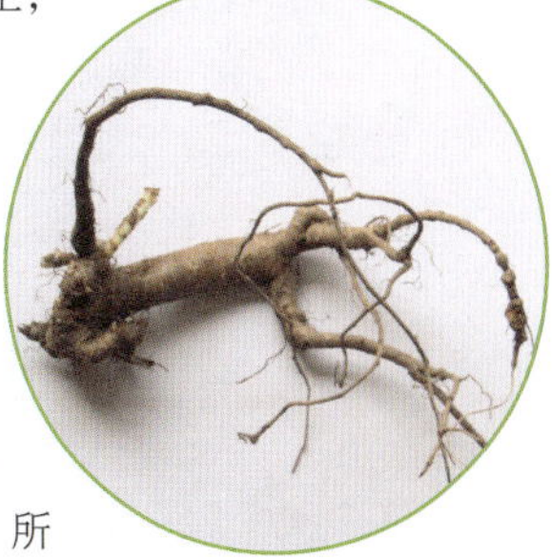

“不瞒小兄弟，我给一位药商打工，他发不出工钱，就拿了些药抵给我，你说我要这些药有什么用啊？所以我想找个药店卖了，换点现钱。”中年人诚恳地说，“保证不多收钱，比别人都便宜。”

“您等一下，我去叫我师傅来。”小神农感觉中年人怪可怜的，所以一溜小跑着找了朱有德来。

朱有德听了中年人的经历，觉得他确实挺不容易的，打工那么辛苦，就拿回这点京大戟来，叫人怎么过日子呢。所以，他给了中年人一个相对高的价格，才客客气气地将他打发走了。

“师傅，京大戟是做什么的？您怎么给他那么多钱呢？”小神农看着那人乐滋滋的走了，忍不住问。

“京大戟味苦、辛，性寒，归肺、脾、肾经，利二便，泻水湿，是治疗水肿、胀满、痰饮积聚等症的药材。不过，它有毒，要慎重使用才行。”朱有德说。

“那您还收下，还给了人家那么多钱。”小神农不高兴地说。

“没事，师傅可以用它入药。而且那人也不容易，与人方便就是与自己方便，对不对？”朱有德笑起来。

“师傅，这京大戟长什么样？那药商真缺德，要不是遇到师傅，

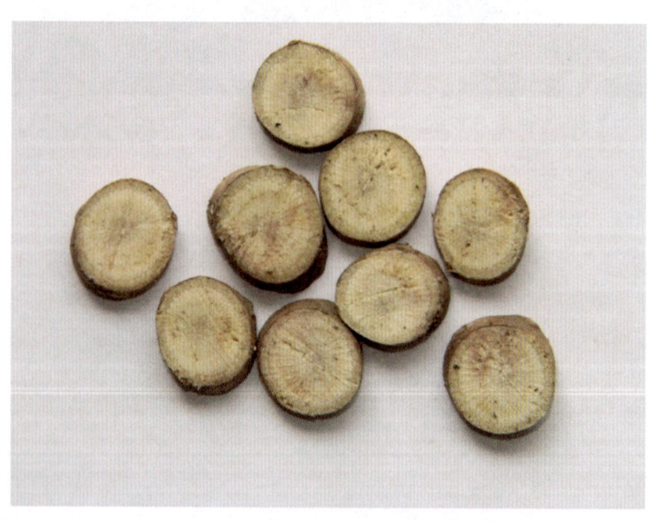

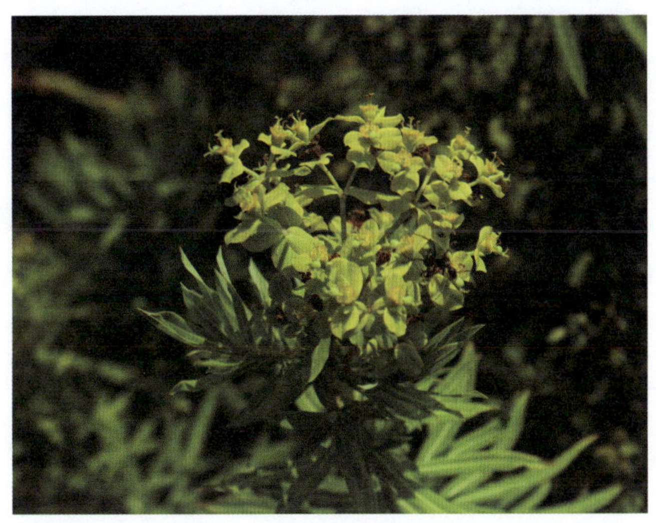

谁会收这个人的药呢。”小神农又同情起中年人来。

“京大戟是一种多年生的草本植物，可高80厘米，根为圆锥状，茎直立生长，自基部分枝，带少许柔毛。叶片互生，椭圆形，边缘全缘，有明显主脉，侧脉为羽状。它每年5～8月开花，有两枚苞叶，花序单生于枝顶，为二歧分枝。总苞杯状，边缘4裂，半圆形，带有缘毛。它雄花多数，雌花多只生1朵，子房有瘤状的突起，柱头分离。现在是结果的时间，可长球状的蒴果，成熟后会分成3裂，里面有长球状的种子，颜色暗褐，很光亮。”

“师傅，我们这里的山上有没有？我想看看它的样子。”小神农又被师傅的描述给吸引了。

“当然有，有时间上山，我们就可以找找看了。现在快把这些大戟收起来，千万不可以随便使用啊。”朱有德说完，才慢慢踱回自己房间去了。

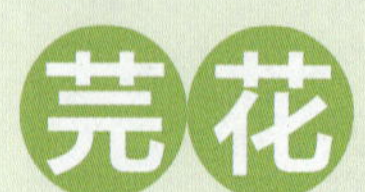

芫花
——泻水通利的小紫花

这天下雨，师徒俩不能上山，也没什么患者。朱有德说：“小神农，我们今天关门吧，顺便盘点一下，看看哪些药材缺货了。难得有这样的好机会。”

“好嘞。”小神农正是个闲不住的年纪，宁肯不站脚不停手，也不愿坐着，一听师傅说要盘点，马上就来了精神。

小神农看看那些药盒子，还时不时到药库看存货，里里外外忙得不可开交。朱有德则看着账本，然后把小神农报上的数量对一下，记录下需要进货的药材。

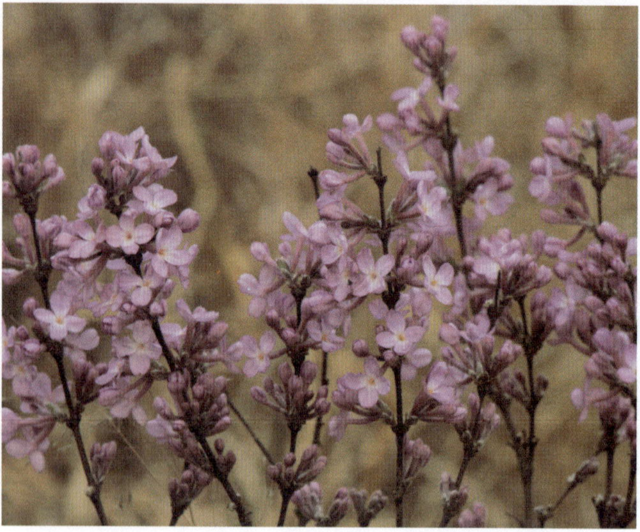

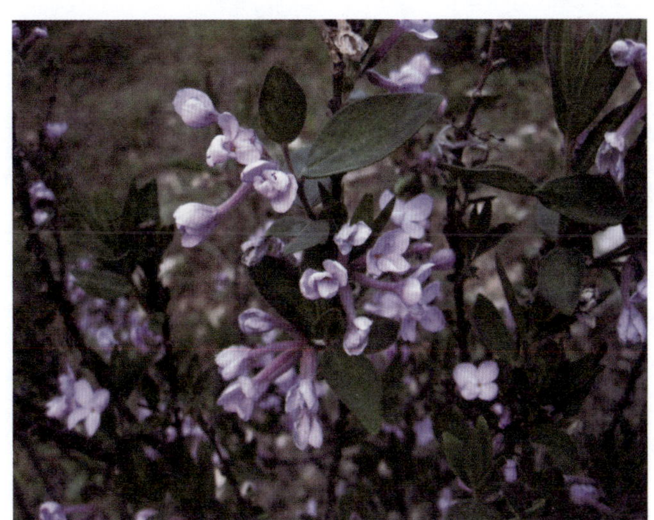

这时，小神农打开了最上层边角的一个抽屉，发现里面只有几片微黄的花片。这下他犯愁了，从梯子上下来，对师傅说：“师傅，这里面放的什么药？怎么什么都没有啊？”

朱有德看了一眼抽屉里的花片，便叹了口气：“哎，我这脑子，记性太差了，这是芫花。早就用完了，一直说要进一些，就一直没想起来。”

“芫花是什么药？我怎么没看您用过呀？”小神农好奇地问。

“芫花是利水渗湿药，在《药性论》中就有记载，你应该背过的吧？书中说‘治心腹胀满，去水气，利五脏寒痰，涕唾如胶者。主通利血脉，治恶疮风痹湿，一切毒风，四

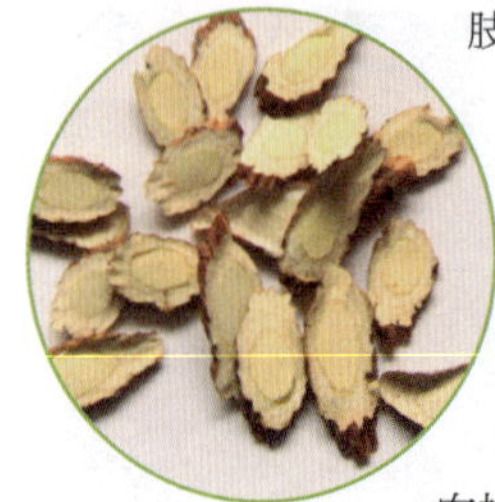

肢挛急，不能行步，能泻水肿胀满’，说的不就是芫花吗？难道你也年纪大了，容易忘事了？”朱有德开玩笑地说。

“师傅，我想起来了，芫花是以花蕾入药的，其味苦、辛，性寒，归肺、脾、肾经，专治水肿、还能祛痰，是不是？”小神农拍着头，也在心里怪自己记性不好。

“不错，这说的就是芫花了。”朱有德连忙在本子上记下：芫花缺货。

“师傅，我们怎么不自己去采一些呢？我都没看到过芫花什么样子。”小神农又抱怨开了。

“芫花是一种落叶灌木，高30～100厘米，多分枝，茎表皮褐色，枝细弱，干燥后会有很多皱纹。新长出的嫩枝是紫褐色的，带着

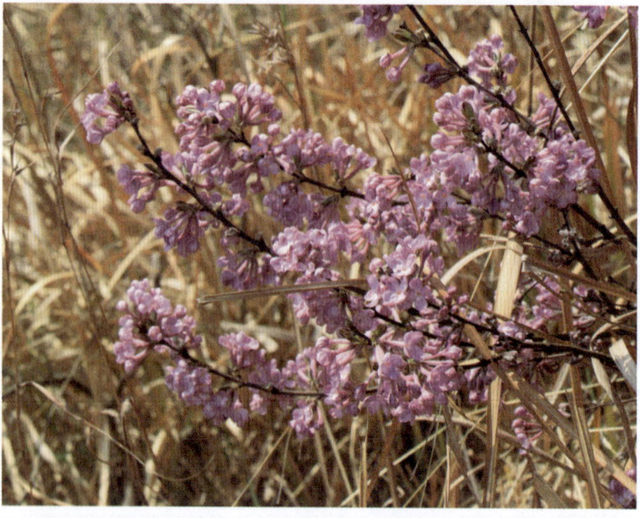

柔毛，老了之后就变成紫红色，柔毛脱落。”朱有德仔细讲述芫花的样子，“它的叶子对生，叶片很薄，易破，为椭圆形，前端尖，后端楔形，全缘。不过，叶子晒干之后，会变成黑褐色。”

“那芫花开花肯定很好看吧？”小神农心想，以花蕾入药，那肯定与众不同。

“芫花是先开花后长叶的植物，所以每年3～5月开花，花朵紫色，或者蓝紫色，多朵丛生，花梗很短，带有黄色柔毛，花萼筒状，也带柔毛。花朵4瓣，卵圆形，花柱短，头状，为橘红色。一般花谢之后，会长出白色的肉质果实，椭圆形，在花萼的筒状下部，可以长1颗种子出来。因为芫花炮制复杂，所以一般直接进成药，才没带你去采过。”朱有德说出了不采芫花的原因。

“不采摘，我们去看看也好啊，如果人家知道我不认识芫花，会笑话我的。”小神农可不满足于这样听一听，不看到芫花的样子，他总觉得遗憾。

“好，等下次上山就带你去看芫花，不过现在花是没有了，看看叶子还是可以的。”朱有德说，“现在快接着盘点，不然今天弄不完了。”

“哦，可以去看芫花啦！”小神农高兴地跳着，又去盘点药材了。

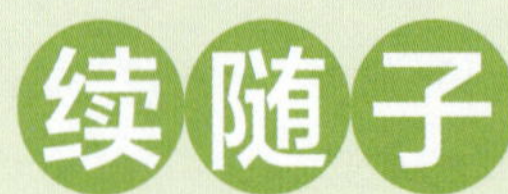

续随子

——导泻通淋千金子

因为小神农一直心心念念地要看芫花，所以朱有德特意带他上山去找。不过，山上的芫花很少，他们找了一上午，才看到一棵小株的，长得瘦瘦弱弱。小神农对此非常不满意，说：“师傅，为什么现在药材越来越少啊。”

“药材经常是连根挖的，或者早早掐走了花蕾，所以留不下种子，自然也就越来越少了。”朱有德叹息着。

这时，小神农突然惊讶地发现，山路边长了一棵奇怪的草，单叶互生，平展生长，有短柄，叶片是披针形，由下向上渐大，长5～12

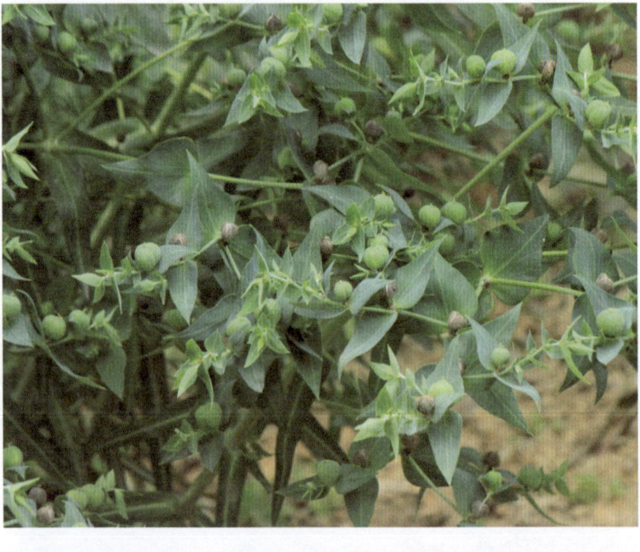

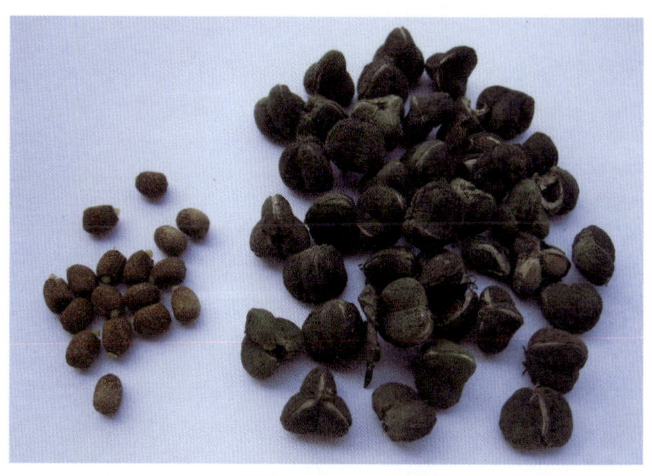

厘米，基部心形，叶子都抱茎生长，为全缘。

“师傅，这种植物好奇怪，居然长成这个样子。”

“哟，这倒也是一棵可入药的植物，是大戟科的品种，为2年生草本植物。你看，它的茎如果切断，就会有白色乳汁流出来，而这茎上长的就是它的种子。种子成熟后应该是三棱状的球形，不但光滑而且无毛，颜色灰褐。不过，现在不能采，要到入秋才最好。”朱有德也看那棵植物。

“它叫什么名字呀，怎么又没有花？”小神农马上发现了新的问题。

“它叫续随子。不过，《本草纲目》称它为千金子。它的种子表面灰褐色，但细看可见网状皱纹，皱纹凸起的部位，变成深棕色，下陷的地方则灰黑色，呈细斑点状。它一侧有种脊，顶端带圆形的凸起，基部还有一个白色的种阜，不过它皮很薄，里面是灰白色的，胚芽黄白色，富含油性。”朱有德看了半天续随子，这才回到小神农提的问题上来，“它是开花的，不过是在每年4～7月，现在这个时间多数已开败了。它的花序是单生的，钟状，雄花多，雌花只有1枚。”

“是用种子入药吗？”小神农看出来了，师傅重点讲了种子，而不怎么说花，就说明种子比花重要多了。

“嗯，虽然茎和叶，甚至是茎中的乳汁都可入药，但种子药性更强一些。其味辛，性温，可逐水消肿、导泻通淋，所以是利水渗湿的中药。”朱有德爱惜地看着那株续随子。

“那我们要不要把它挖回家呀？”小神农见师傅很喜欢续随子，便问。

“还是不要了。它已经结种子了，让它多播散一些，明年也许还能长出更多的续随子来呢，你说是吧？”朱有德说完，带着几分不

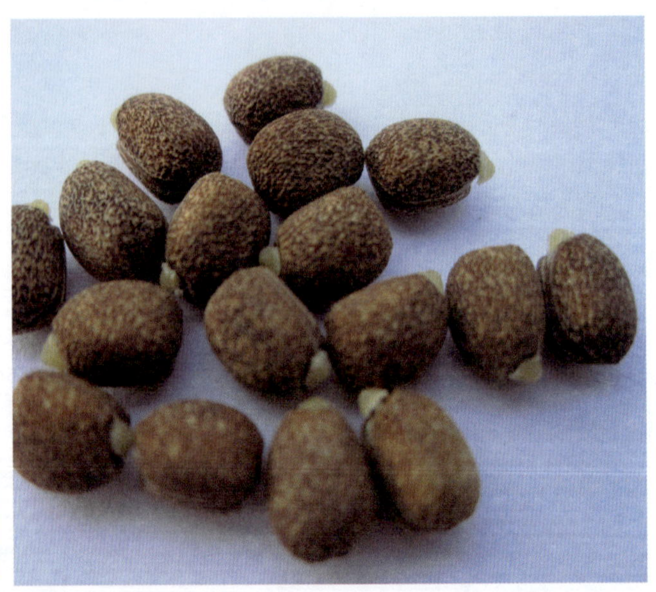

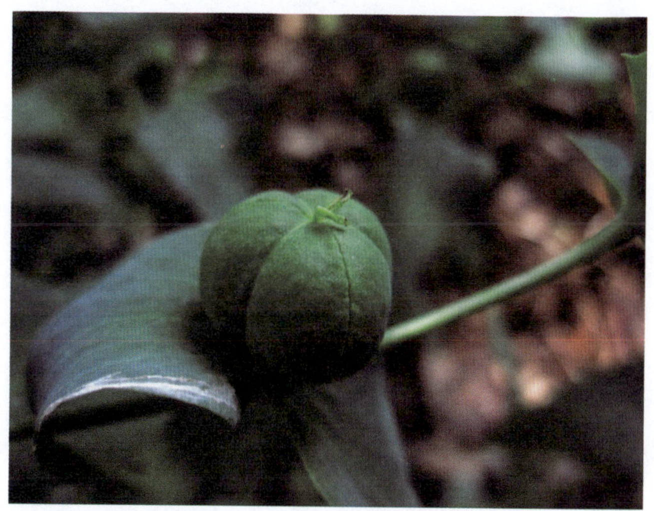

舍，朝山路向上走去。

但朱有德这种爱惜药材，注重播散物种的行为，在小神农心里留下了很深的印象。在若干年后，小神农也真的像自己的师傅一样，不但爱惜有用的药材，而且非常懂得保持药材的持续生长，为大山上的物种繁衍尽了一份力。

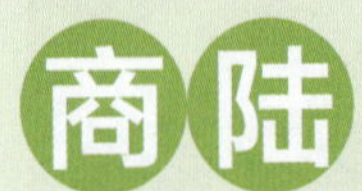

——逐水荡气赛人参

前几天有药材商送来一批商陆，小神农怎么看都觉着它像人参。因为它外皮灰黄，切面类白，具有多数同心环状，表面还凸凹不平的，呈现木质纵条纹，质感挺硬的，闻之先甜后苦。只不过，那些商陆被切成了不规则的块片，纵切片有些卷曲。

当时小神农就说：“师傅，这些药如果不是切开，肯定和人参长得一个样。”

“那也不能叫人参，我们称其为商陆。《本草纲目》中说，此物能逐荡水气，故曰蓫薚，讹为商陆，又讹为当陆。但不管是哪个名字，它与人参都有很大区别。等有时间上山，我们就找找看，让你也

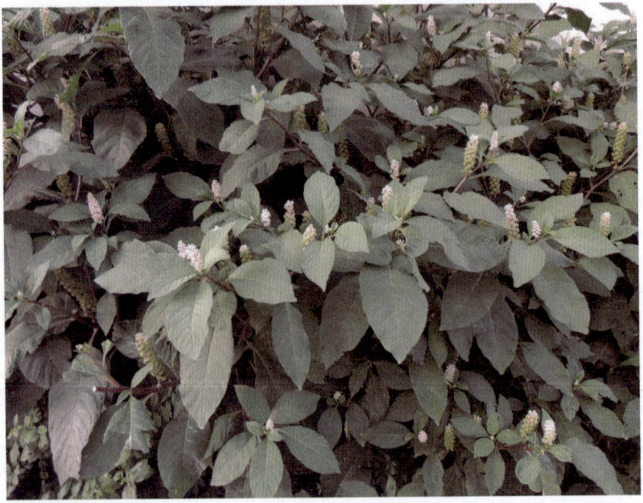

看看它真正的样子。”朱有德笑着说。

所以，今天一上山，小神农就开始问了：“师傅，商陆的叶子长什么样？我怎么找啊？”

“小神农，我们这边野生商陆不多见，也许在这里找不到呢。”朱有德说。

“那我也要知道它长什么样，不然遇到了也不知道是不是，这不就白白错过了吗？”小神农振振有词。

“对，多知道一些倒是不错的。商陆是多年生的草本植物，茎直立，多分枝，茎表为紫红色或者绿色，带有纵沟。它的叶子是互生的椭圆形，长12～25厘米，前面尖，基部有楔形，全缘，带羽状侧脉，主脉很粗，叶柄上面还有槽，和萝卜叶子倒有几分相似。”朱有德边走边说。

“它开不开花？入药的是根吗？”小神农认真地看着路边问。

“每年6～8月就会开花，总状花序成穗状，顶生，花是雌雄同株的，带小花梗。有1个大苞片，2个小苞片，5个萼片，有的也会有4片。花萼卵形，最初是白色的，慢慢变成淡红色。它看不到花瓣，花萼中直接长花蕊和淡红色的花药。平时所入药的就是根茎，所以采摘时通常会整株挖起来。”朱有德说得很仔细，小神农在路边看得也很仔细。

“师傅，它的种子是什么样呢？既然这么不容易长，为什么不自己种一些？”

“它的种子是扁圆形的浆果，通常由8个小果组成一个大果，初

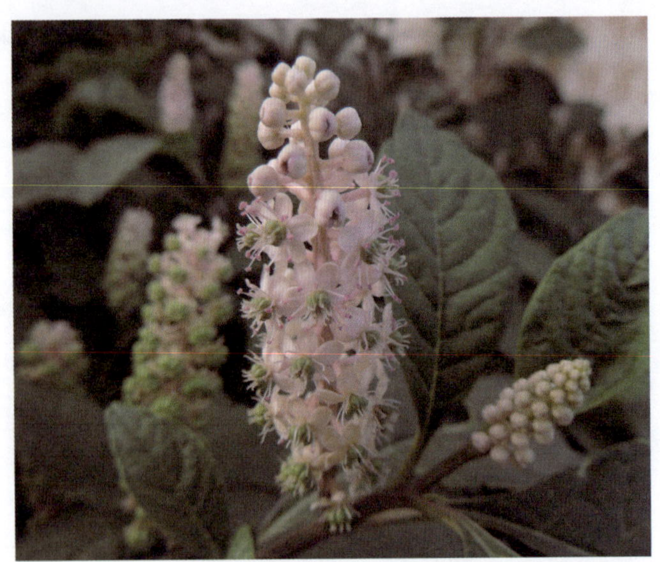

生绿色，成熟后变成紫黑色，里面生有扁平的黑色椭圆形种子。种它可不容易，那种子很小，还没听说自己种的呢。”

“哎呀，我现在感觉眼睛都看花了，确实不容易找呀。”小神农揉着眼睛说。

“不要太费力，因为它喜欢湿润、疏林地带。走，到林边看看去。”朱有德说着，朝树林边走去。

就在小神农已经开始失望的时候，朱有德真的在林下找到了几棵商陆，而且有的已经结果了，它的果实长在花序穗上，疏离生长，如同一个个的小灯笼。

“师傅，这样子真好看。不过，和人参差得有些远了，怪不得不能叫人参呢。”小神农挠着头，不好意思地笑了。

“现在就让你看看它的根。”朱有德一边说，一边轻轻挖出一根来。原来它的根竟与胡萝卜差不多，粗壮，无毛，而且是圆锥形，上面大，下面稍尖，外皮淡黄，肉质很厚。

“师傅，这不就是萝卜吗？”小神农这下算是彻底分清人参与商陆了。

“嗯，差不多。不过，小神农你一定要记清了：淡黄色或者白色的商陆味苦，性寒，可通二便，泻水渗湿；但如果遇到红色的，就不能内用了，因为它有剧毒。这千万马虎不得，知道吗？”朱有德再三叮嘱。

“师傅，我知道了。我们现在能把它挖回家去吗？”小神农跃跃欲试，想要把那几棵商陆一挖为快。

“这可不行，等到深秋再挖药性更好。现在，我们去找能用的药。”朱有德说着转身就走，小神农叹口气，只好不舍地与师傅一起离开了。

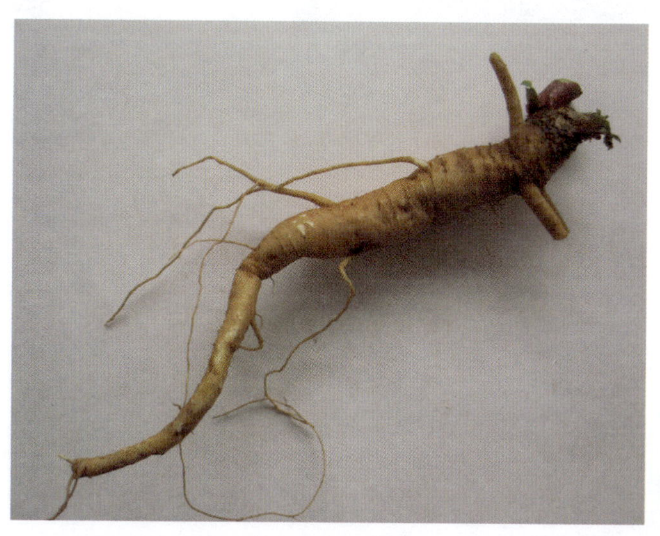

乌桕根皮——能排湿消肿的树根皮

虽然经常上山，但朱有德为了安全起见，很少带小神农到陡峭或者高的地方去。小神农眼里的大山也多是些花花草草。可是，今天不一样了，他们走到向阳坡的高处，那边有很多树，山风一吹，叶子哗哗响。

“师傅，这边都是树呀，您快看，那棵树可真高，我的脖子都仰直了，还看不到顶呢。”小神农兴奋地说着，东看西看，眼睛都不够用了。

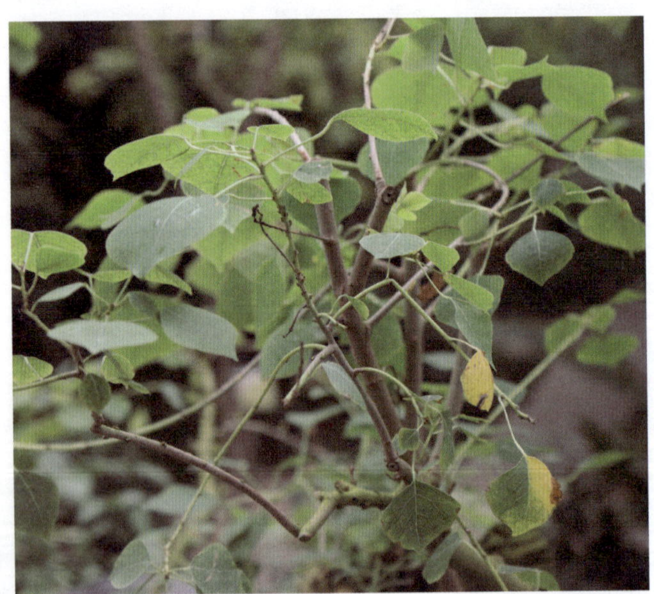

正说着，小神农就被一棵非常高的树吸引了，那树的表皮暗灰，很多纵裂纹。叶子的颜色不是深绿的，有些是黄绿，有的则泛着红色，主要是叶子中垂下一穗一穗的黄绿色小花，远远看上去，如同毛毛虫一样。

“师傅，这是什么树，它长得可真特别啊，好像比山还要高。”小神农仰着头，嘴巴张得很大。

“这是乌桕树，是一种落叶乔木，高的可以达到15米呢！你看它的叶子，是完整的菱形，但纸质，易破，为互生，初生时浅绿色，秋天时就会变成红色。那些黄绿色的就是它的小花，它们雌雄同株，聚集生长。一般雌花生在花轴的下部，雄花生于上部。花苞是阔卵形，基部具肾形腺体。每一个花苞可开10～15朵小花，花朵有3个小

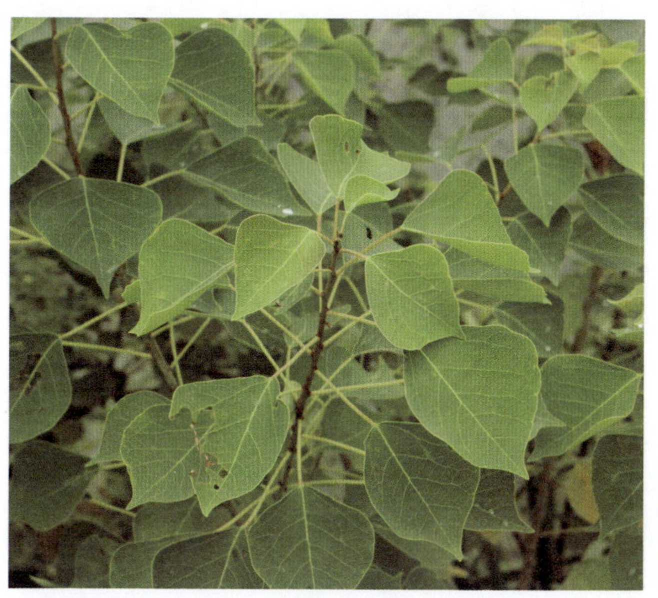

苞片，花萼杯状，带3个浅裂。通常雌花梗要粗一些，但一个苞片内只有一朵雌花，所以雄花多于雌花。”朱有德想摘一朵花给小神农细看，但树太高了，根本够不到。

“师傅，这树也会结种子吧？什么时候成熟，到时我来捡一些。”小神农心想，乌桕树这么高大，种子应该也很大，回头种在师傅的小院里，该多好啊。

“嗯，它每年4～8月开花，花谢后会长出球形梨状的蒴果，成熟之后是黑色的，但不大，约1厘米。果实内有3颗籽，是黑色的扁球形，外皮有白色蜡质，很光滑。”朱有德想起来，自己学医时，最早认识的药材中就有乌桕根皮，所以又对小神农说，“别看它长得高大，但最有用的在地下，它根上的皮才可以入药呢。”

“这也可以入药啊？那可就容易采了，这么大一棵树，要采多少药呀。”小神农又一次惊呆了。

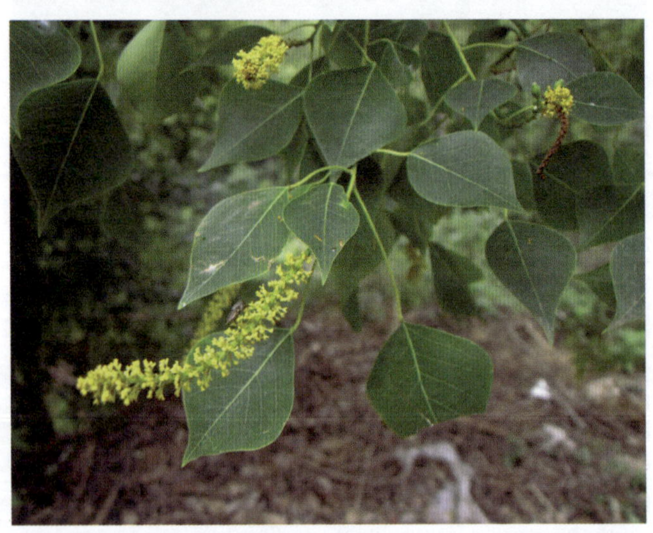

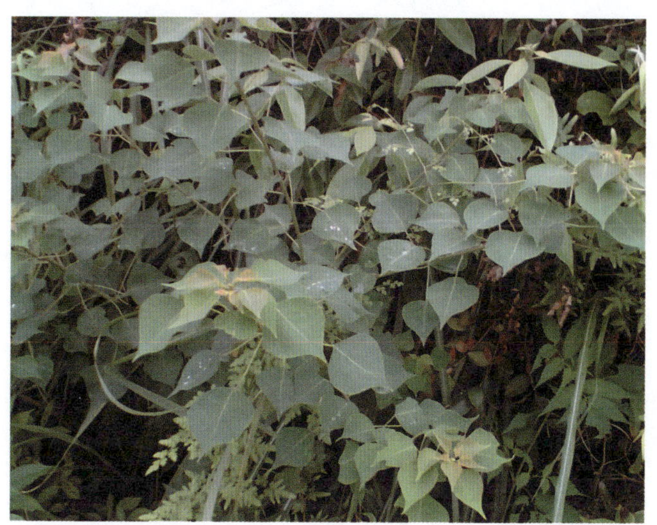

朱有德点头说道："对，很容易采，每年10月之后，可以挖它的根，洗干净之后取下皮，切片，就能炮制药材了。做好的药材就叫乌桕根皮，呈半筒状，外表土黄色，带纵横纹理，具横长皮孔，内面却很光滑，是淡黄色。"

"这种药有什么用呢？"小神农马上问。

"《本草纲目》中说，乌桕根性沉而降，利水通肠，功胜京大戟。所以，它是利水渗湿的利药，用以泻水、逐水、排湿、消肿，效果非常好。"

"它可比京大戟采摘起来方便多了。师傅，我们以后就来这里挖乌桕根皮。"小神农两眼放光，脸上一副捡到宝贝似的幸福感。朱有德看着他的样子，禁不住也笑起来。

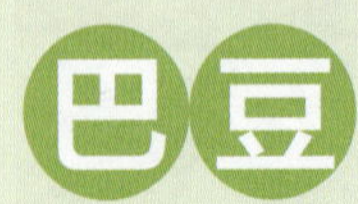

——治水祛积的豆子

小雨一直从早上下到中午，小神农被困在药堂里，坐立不安。朱有德便问：“小神农，你有什么心事吗？为什么这样坐立难安的？”

“师傅，今天可是张大爷来送药的日子。这雨一直不停，他不就来不了了吗？”原来，张大爷已经出门有一段时间了，临走时，说好这一天可以到药堂来送药的。

“这有什么，今天来不了就明天来。你还怕张大爷跑了不成？”朱有德被小神农的话逗笑了。

“谁怕我跑了啊？难道这点小雨还能把我难住吗？”药堂外走进一个人，身上披着蓑衣，头上还戴着斗笠。

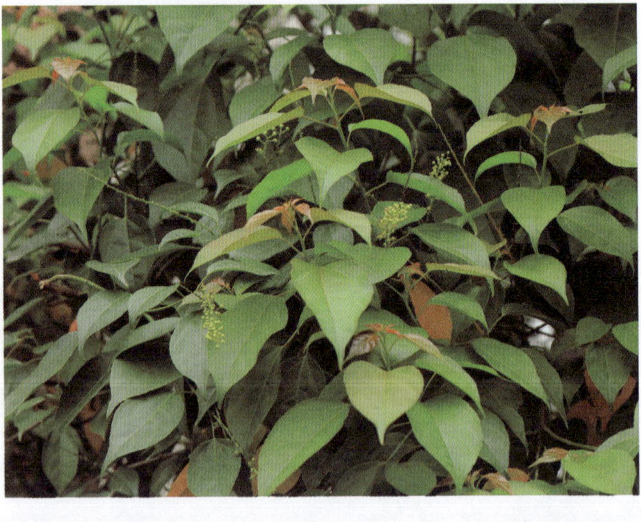

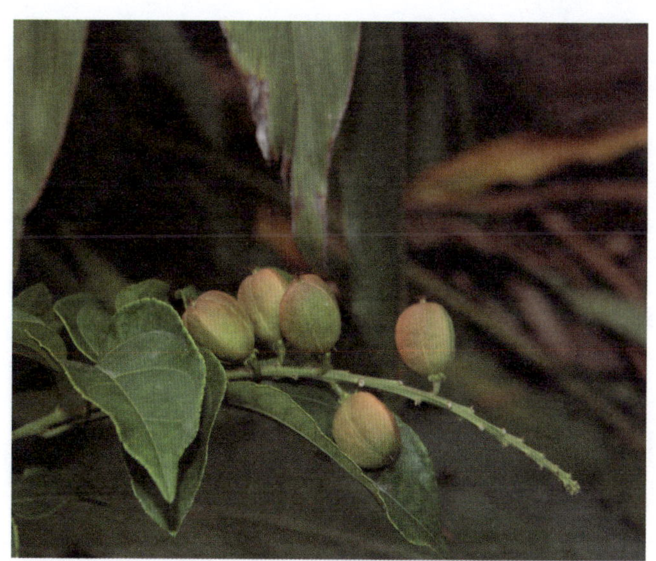

“张大爷！”小神农眼前一亮，“怎么我和师傅一说到您，您总是能马上出现呢？”

“因为我能掐会算呗。你可不要在背后说我坏话，不然我可饶不了你。”张大爷很快将蓑衣脱掉，摘下斗笠。

朱有德连忙请张大爷坐下，吩咐小神农快倒杯热茶，才说：“天不好，就改天再来，怎么和小神农一样着急啊。”

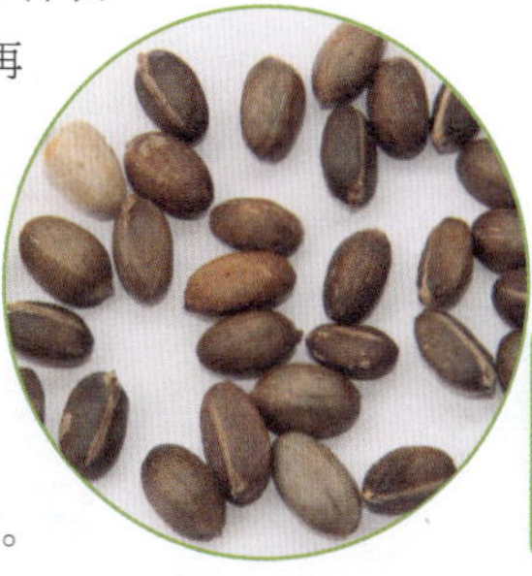

“趁着下雨，我也好到你这里来混一天，自己在家不也无聊嘛。”张大爷笑着说。

“张大爷，您今天怎么没带药就来了？”小神农这才发现，张大爷是空手来的。

“谁说没带药啊？你看这是什么？”张大爷说着，从怀里掏出几颗椭圆形的果实。小神农马上接到手里，只见那果实略扁，长1～1.5厘米的样子，表面灰棕色，很平滑。一端带种阜，微微凸起，另一端为合点，呈纵棱线。不过，果实壳很薄，一捏就开了，里面可见3室，每一室有一粒黄白色的种仁，油亮亮的。

“这是什么东西？”小神农第一次见，怎么也看不明白。

“这是好东西，给你吃的。”张大爷诡秘地笑着说。小神农可不上当，他看着师傅，朱有德也笑了，说：

“别听你张大爷的。这是巴豆，结在一种常绿的乔木上，树可以长很高，老枝灰绿，新枝嫩绿，带柔毛，叶片互生，为长圆卵状，前端尖，基部圆形，叶缘有齿，两面都有星状毛。3～5月可开出花来，是雌雄同株，总状花序顶生，雄花生于上端，雌花在下面，花梗细而有毛，雄花是绿色的，5个花萼，带有星状毛，具有5个花瓣，

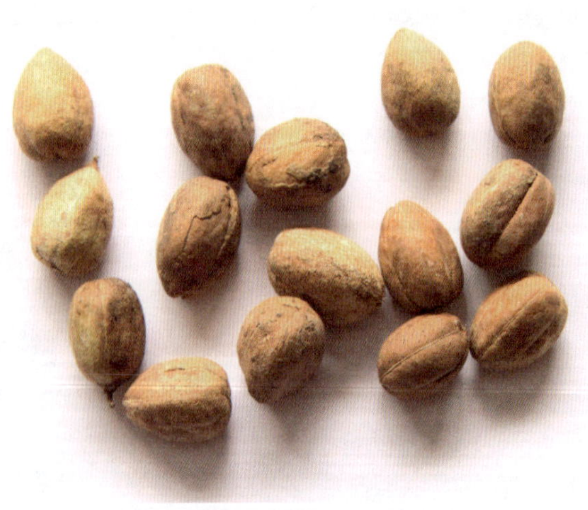

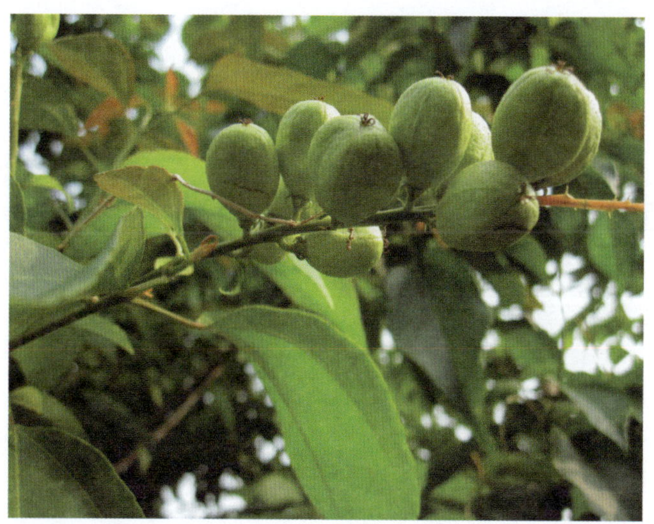

呈卷状，内面带绵状毛。雌花只有5个萼片，但无花瓣。它们结出的果实，就是你看到的这个样子了。”

“这也是药吗？有什么用？”小神农又问。

“巴豆味辛，性热，归胃、大肠经，《药性论》中说它‘主破心腹积聚结气，治十种水肿，痿痹，大腹’。所以，一般用它治疗水肿、腹满、腹水，大便不通等症，取其泻下祛积，利水渗湿之效。”朱有德说着，将那颗巴豆收起来，接着说，

“不过，巴豆有大毒。如不经炮制就食用，或者不慎误食将会引发严重后果。可不准随便尝试，更不可当成豆子吃下去。”

“好啊，张大爷，您想害死我呀。”小神农这才叫起来。结果，朱有德与张大爷被同时惹得哈哈大笑。

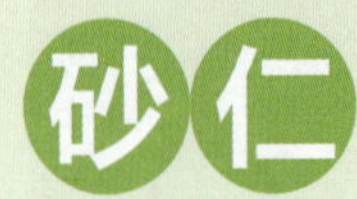

砂仁——善消脾胃之湿的种子

虽然张大爷当天并没有给朱有德带药材过来，但过了几天，他一下就送来了好几种小神农以前看都没看到过的中药。这其中就有新药砂仁。

小神农看着成袋成袋的砂仁，充满了好奇。只见砂仁外表椭圆，直径0.8～1.8厘米，表面红棕色，有不明显的3条钝棱，同时带弯曲的刺状凸起，基部有果柄痕。砂仁壳很薄，容易纵向开裂，内有3室，每室有6～20粒种子。种子是不规则的多角形，表面红棕色或者黑褐色，带不规则皱纹。它最特别的地方在于气味很香，而且特别浓郁。

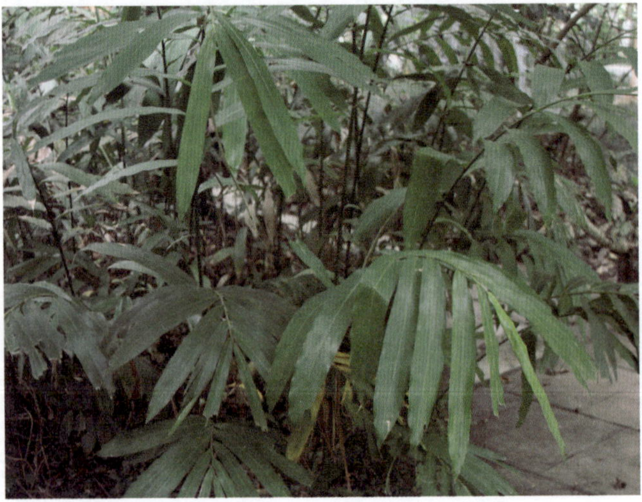

“师傅，砂仁怎么这么香啊？它长在什么树上的？”这香味实在太浓，让小神农想到了红烧肉的香味。

“你看到的这种是阳春砂仁，是南方特有的多年生草本植物，植株可高1.2～2米，根茎匍匐生长，带有节状鞘膜鳞片，长红色的锥形芽。茎直立，叶片舌状，长3～5厘米，棕红色，呈2列生长。每年3～5月开花，7～9月结果，花葶由根茎抽出，带细柔毛，有鳞片膜质，表皮褐色或者绿色。”朱有德坐下来，准备慢慢给小神农细说，砂仁种类多样，几句话说不清楚。

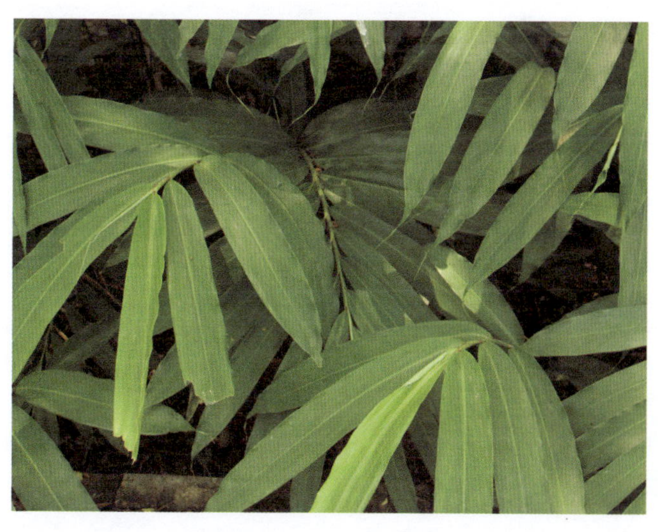

“砂仁的花是白色的，苞片、萼片、花瓣都是白色，其中苞片为管状，与花萼相似，前端具3浅齿，花冠细长，呈唇瓣圆匙形，带红色斑点，反卷生长。结出的蒴果，就是你看到的砂仁了。不过，砂仁除了有阳春砂仁，还包括绿壳砂仁和海南砂仁，它们之间有点不同。”

“还有这么多品种呢。它们有什么不同呢？”小神农马上问。

“绿壳砂仁的根茎芽不是红色的，多为绿色，与阳春砂仁正好相反，果实成熟后，壳也是绿色的，所以它们一红一绿，很容易区分。海南砂仁就是海南当地特有的，它的叶子比较长，果壳也要厚一些，带有分裂的柔刺及被片，所以区别起来也比较容易。”朱有德将3种砂仁一一解释给小神农听。

“那它们的功效一样吗？会不会因为长得不一样而有所分别呀？”小神农立刻又问。

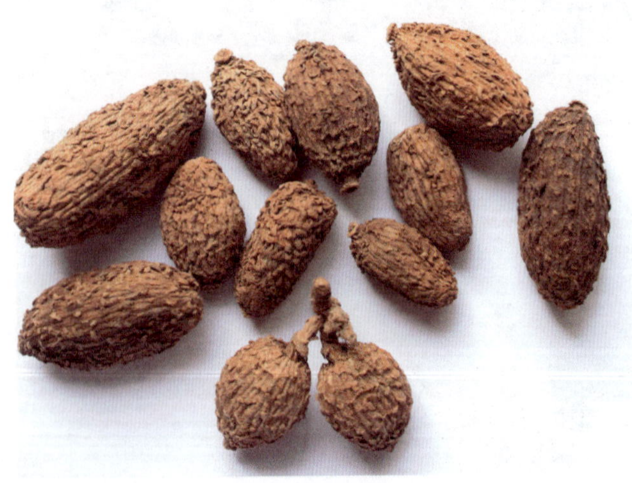

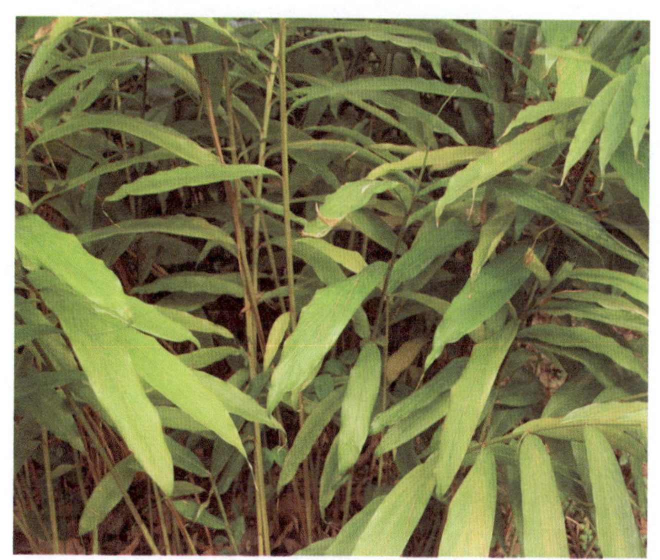

“一般我们多采用阳春砂仁入药，但这3种砂仁的功效相差不多，因为它们都是味辛、苦，性微凉，皆归脾、胃、肾经，用来化湿开胃、利水温脾是很不错的。也正是因为如此，所以人们才多将其放进药膳中食用。”

“砂仁可真是好东西，如果我们这里也能种植就好了。”小神农不无羡慕地说。

“快把它分成小袋装起来，明天还要把其他药材整理一下，肯定也是你没见过的呢。”朱有德这样一说，小神农果然着急了，马上快速地给砂仁分起袋来。

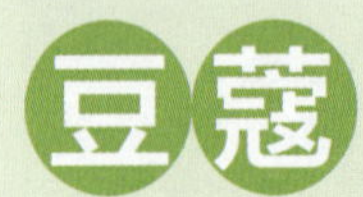

豆蔻——平和心·情的利水药

第二天，小神农早饭还没吃完就按捺不住了，一个劲地问：“师傅，今天整理什么药材？我真的没看到过吗？”

“当然没看到过，它可是散寒燥湿、温中利水的药材，而且只有南方热带地区才长，最早都是外番进贡来的，普通人根本用不起，很高级呢。”朱有德假装严肃地说。

“真的？我现在可要开眼界了。”小神农着急得几口就把碗里的饭吃了下去，叫着，“师傅，快点吧，时间不早了。”

朱有德吃完饭，与小神农来到药库，然后指着角落里的两个大袋子，说：“看，就是这些了。你打开看看吧。”

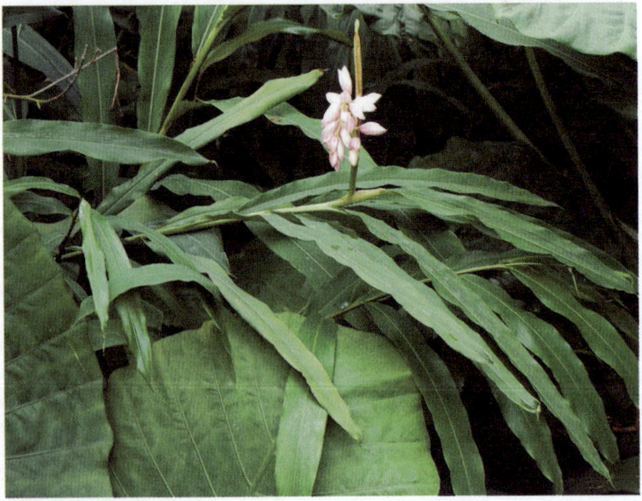

小神农来不及说话，上前将袋子解开，可是他脸上的笑容立刻就僵住了。这是什么高级药材呀，明明和砂仁没多少区别。略圆形的果实，直径1.2～1.7厘米的样子，外皮黄白色，很光滑，表面有隆起的纵纹数条，具不明显钝三棱，棱沟内还有黄色毛，一端带有果柄痕。

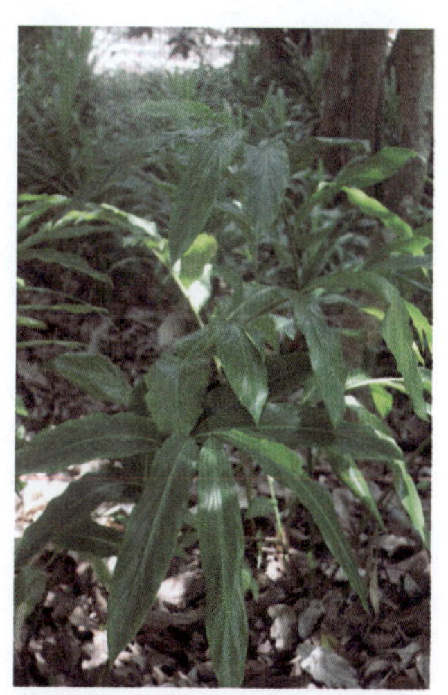

小神农拿起一颗果实，轻轻一捏，果壳就裂开了，皮很薄，里面分为3室，每室包着20来粒种子，也是不规则的多面状，呈暗棕色，带有细微的波纹。最为重要的是，它也有香味，这和砂仁就更相似了。

“师傅，您又骗我，这是什么高级药材呀，还要从外番进贡来，明明和砂仁差不多嘛。”小神农将那果实扔回袋子里去，噘起了嘴巴。

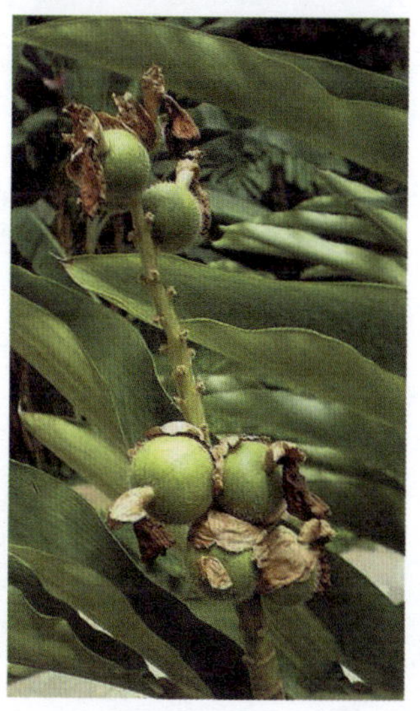

“这可就是你不懂了，它虽然和砂仁相差不多，可绝不是砂仁的同类。它叫豆蔻，其味辛，性温，归肺、脾经，《本草纲目》就说‘白豆蔻入药，去皮炒

用’，《本草备要》里则说‘除寒燥湿，化食宽膨’。你说是不是好东西呢？”朱有德看着小神农气呼呼的样子，忍不住笑起来。

“可是……可是……”小神农虽然说不出个所以然来，但就是一脸的失望。

“你肯定是感觉它长得太普通了吧？可是师傅说过多少次了，药材只问药效，不问它长什么样子，你怎么总听不进去？”朱有德有些责备起小神农来。

“好吧，师傅，我下次肯定改。那这个豆蔻和草豆蔻是一种植物上长的果实吗？它们的名字很像啊。”小神农是个灵活的孩子，师傅一说，马上就改变了态度。

“虽然有些相似，但不完全相同。豆蔻为多年生草本植物，根茎粗大有节，匍匐生长，茎直立，可高2～3米。它的叶子为2列生长，无柄，呈倒披针状，可长达23厘米，宽7.5厘米。叶面光滑，边缘有

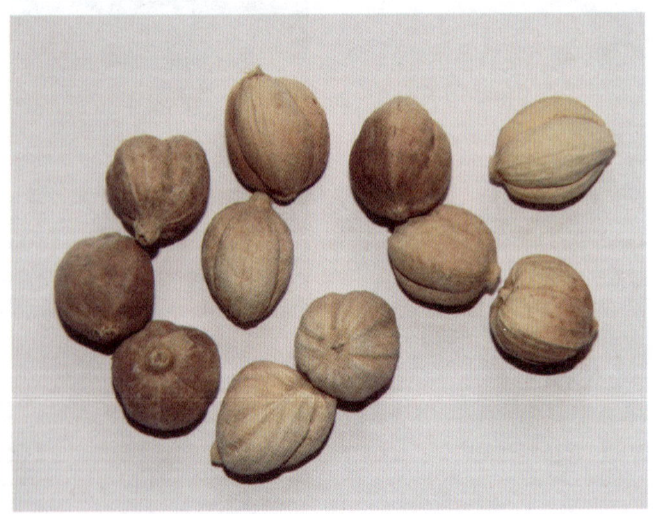

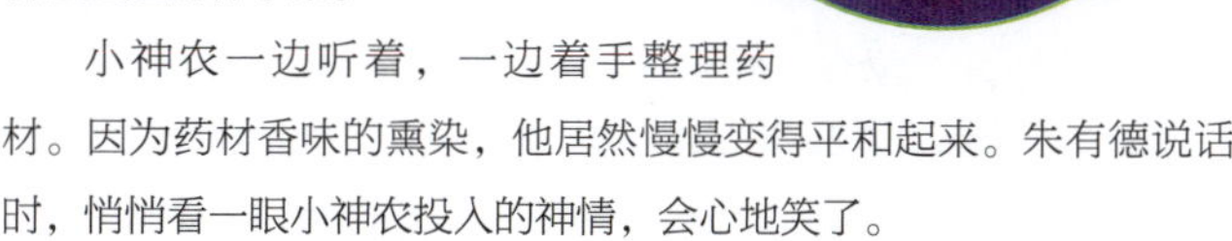

波状。花茎为8厘米左右的长梗，上有鳞片包裹，苞片卵圆形，带纤毛，灰色。小苞片和花萼都分3裂，长有细毛。花冠是透明的黄色，喉部有小柔毛，花瓣为倒卵形。所以，你细细区分，就知道它与草豆蔻的不同了。”朱有德给小神农讲起豆蔻的样子来。

小神农一边听着，一边着手整理药材。因为药材香味的熏染，他居然慢慢变得平和起来。朱有德说话时，悄悄看一眼小神农投入的神情，会心地笑了。

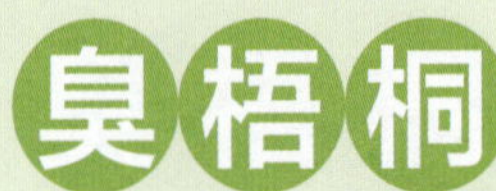

臭梧桐

——祛一切风湿的海州常山

在小神农他们经常去的山坡上，有几株卵圆形叶子的树，那树单叶对生，嫩枝上还带有短柔毛。叶片带2～8厘米长的柄，叶片全缘，偶有疏齿。每每看到这种树，小神农就会立刻捏住鼻子，恨不得远远绕开。

有一次，他们又在这树下经过，小神农捏着鼻子，对师傅说：“师傅，咱们快走，这树太臭了。”

“你说海州常山啊？这是它叶子的气味，不过，它的根、茎、叶、花可都是能入药的好东西呢。《百草镜》中不是说过‘其叶圆尖，不甚大，搓之气臭，叶上有红筋，夏开花，外有红苞成簇，色白

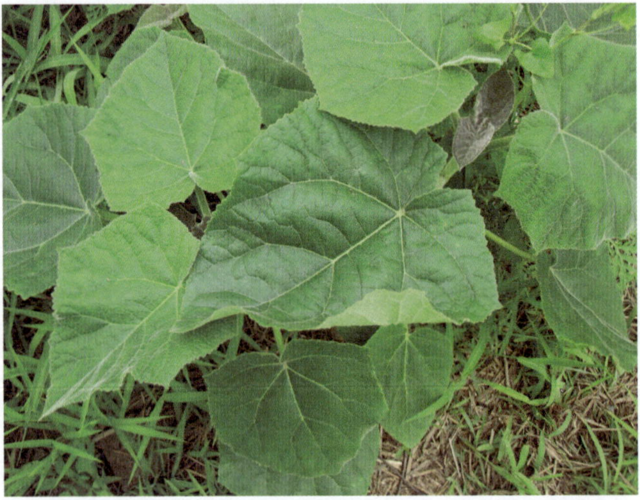

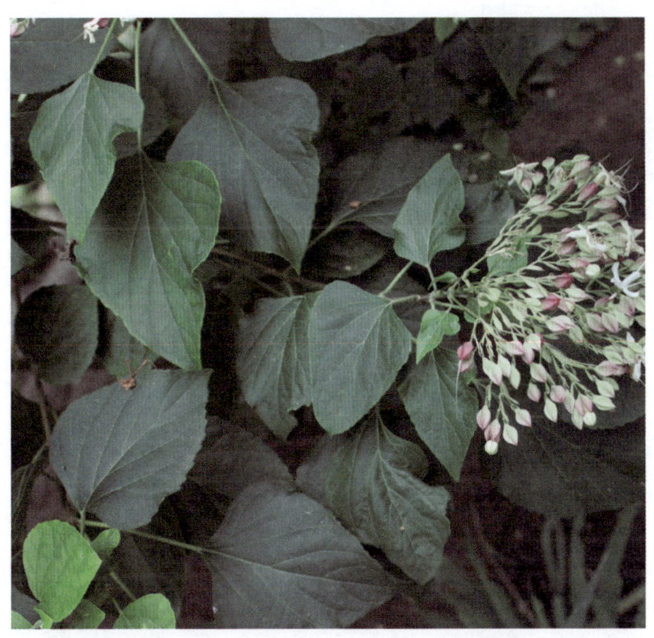

五瓣，结实青圆如豆，11月熟，蓝色，花、叶、皮俱入药’，难道你都忘了？”朱有德却并不以为然，依旧慢慢走着。

“海州常山？我没读过呢。它这个名字倒是挺怪的，可怎么这么臭啊？”小神农仰头看了看那树，第一次发现，在叶间居然有红色的花开出来，而且，花的颜色不止一种，白的、蓝的、紫的，花又大又好看。

“咦，它还开花啊？还挺好看的呢。”小神农惊诧地说。

“就因为它臭，才叫臭梧桐。这是一种落叶小乔木，叶片带有臭味。不过，它每年6～11月为花、果期。花朵就长在二歧分枝上，花梗长3～6厘米，末次侧轴生3朵花，苞片椭圆形，花萼绿白色，近钟

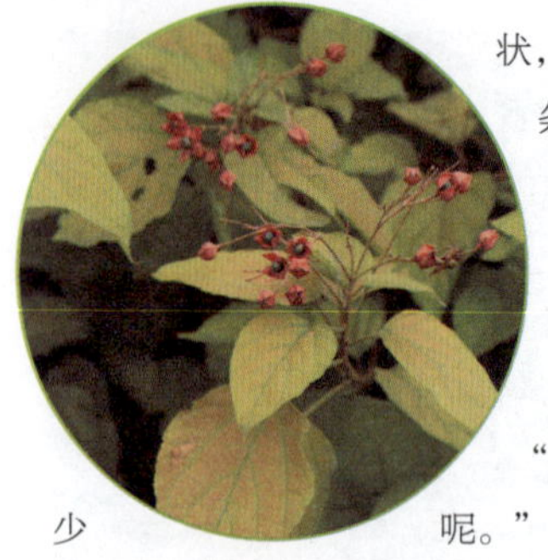

状，花冠细长筒状，顶端分5裂，可见3条细脉，多个颜色。花谢之后，长球形核果，初长为绿色，成熟了就变蓝黑色，里面可含2～3枚小坚果，被红色宿萼包裹。”朱有德围着那几棵树转了几圈，意味深长地说，“虽然它气味不好，可对人的贡献真不少呢。”

“师傅，这植物有什么药效啊？”小神农将手放了下来，听师傅讲完，他已经不再嫌臭梧桐难闻了。

“臭梧桐味辛、苦、甘，性凉，归肝、胆、脾经，可以清热利尿，祛一切风湿，消臌止痢。”朱有德说完，并没有采摘臭梧桐，而是朝前走去。

“师傅，既然能入药，我们怎么不采一些呢？我已经不嫌它臭

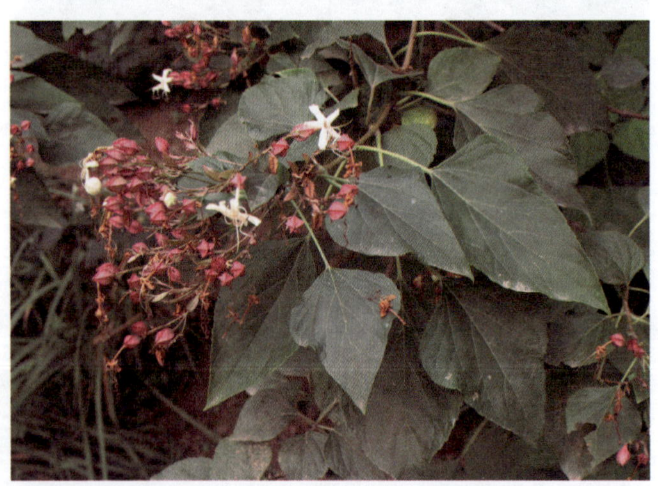

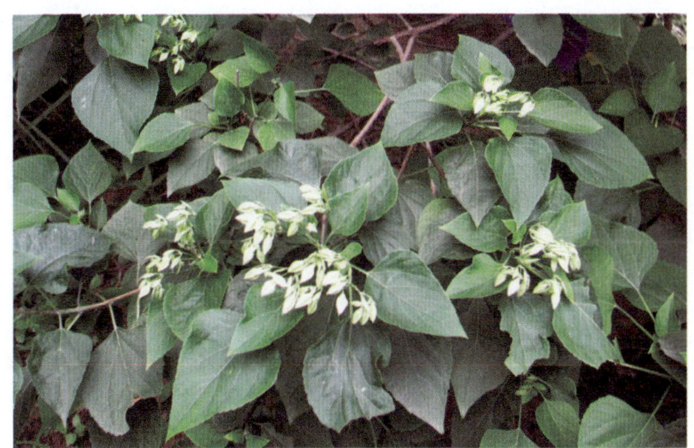

了。”小神农在后面追着问。

“不着急，我们等到种子成熟了，再来收种子就好了。”朱有德说着，早忍不住笑了起来，到底是孩子，态度变得可真快啊。

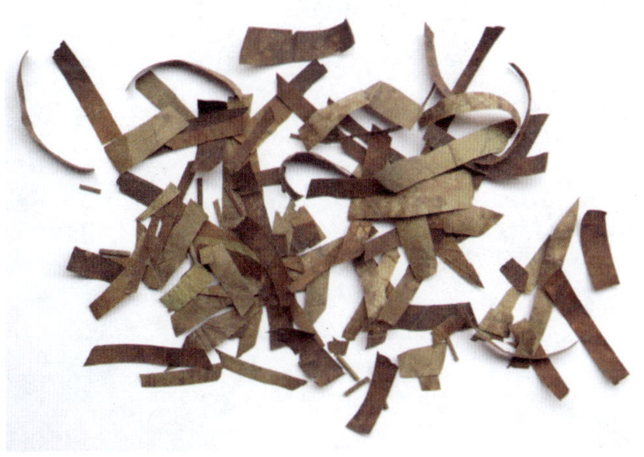

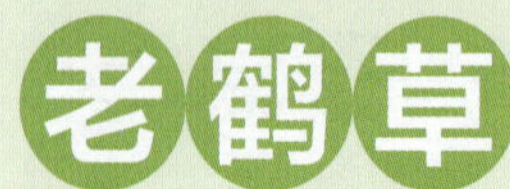

——泻湿和脾鹤草香

每次上山，对小神农来说都是一种享受。这天，师徒俩在山上转了一天，朱有德看看太阳快要落山了，对小神农说："我们往下走吧，到了山下也就该吃晚饭了。"

"师傅，如果能住在山上就好了，省得每天这样爬来爬去的，多耽误时间呀。"小神农恋恋不舍地说。

"你也不怕有老虎出来吃了你，到时可就再也没法采药了。"朱有德开起了玩笑。

走着走着，小神农吸着鼻子一个劲地闻，嘴里还嘀咕着："师傅，这是什么味道，怎么这么香呢？"

朱有德细细闻一下，然后指着山坡下边的植物说："应该是老鹤

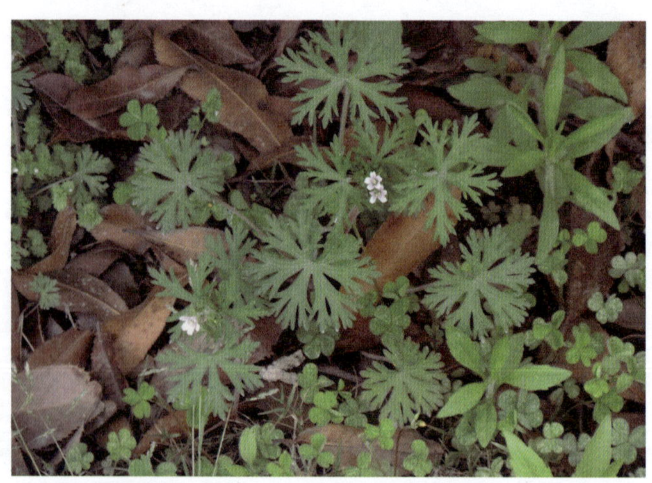

草的味道。你看，那不是老鹳草吗？”

“老鹳草是什么植物，我们过去看看。”小神农可不会放过每一个学习的机会，迅速向坡下走去。

他站在那株植物面前，先是用力吸几下，然后又凑近了闻，才说：“确实是它的香味，这就是老鹳草吗？”

“对。你看它的茎是方柱形的，细而扭曲，与其他植物都不一样。茎的表面黄绿色，带纵棱还有柔毛，分有结节，节上还有不定根。不过，它是中空的，很容易折断。”朱有德说着便折了一段给小神农看。

“师傅，这茎的香味不如叶子浓郁。”小神农下了定论。

“确实是这样，它的叶子是对生，灰绿色，多皱缩，展开来可呈现近心形状，边缘有细齿。将叶子搓一搓，就可以闻到更浓的香味了。”

“还真是的。师傅，它长种子吗，我们种一点多好。”小神农立刻围着老鹳草转起来。

“会长的，它会在叶腋处长出轮伞状花序，花梗上生1～2朵花，花萼呈5裂，带有宿存，花冠淡蓝色或者紫色，为二唇形，5个花瓣。花谢之后，可长一个带长喙的蒴果，长3～4厘米的样子，它反卷生长，成熟后裂成5瓣，里面就是种子了。”朱有德说着，开始挖起老鹳草来。

“师傅，您挖它做什么？也要入药吗？”小神农好奇地问。

“当然是入药呀。老鹳草味苦、辛，性平，归肝、肾、大肠经。《本草求原》中说它‘除热毒，治白浊，浸疳疮，理小肠气’，所以它是利水和脾，泻湿祛热的中药。”

“这药真好，不但气味好闻，功效还强。师傅，我来帮您挖。”小神农说着，马上动手挖起老鹳草来。

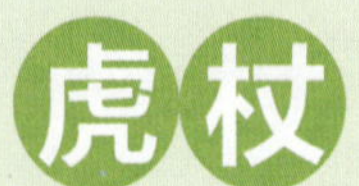

虎杖——春秋巧祛湿

这天，师徒俩在山上转了好久，也没发现一株特别的药材。朱有德便说："小神农，师傅要休息一下，你也别到处跑了，在这附近随便看看吧。"

"师傅，我能自己到坡那边去看看吗？很近的，您一叫我就可以听到。"小神农虽然也累，但大山的神秘吸引着他，他更愿把时间都留在寻找药材上。

"不行，山坡那边是陡壁。前面有片小树林，你在那里找找看，可能会发现药材。"朱有德想着，树林下凉快，而且又不远，他坐在这里就能看到小神农。

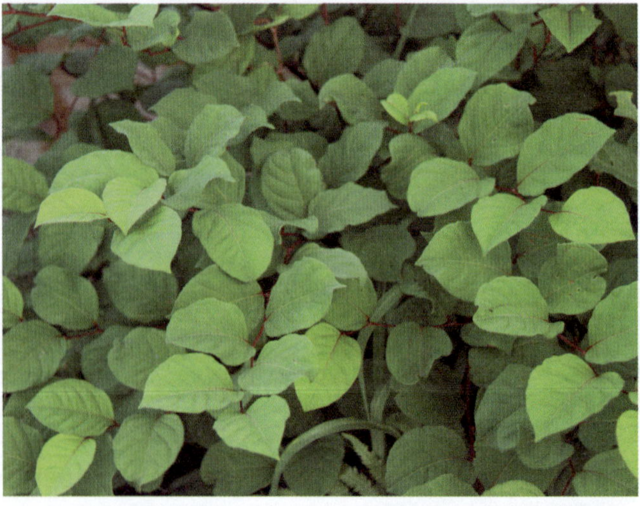

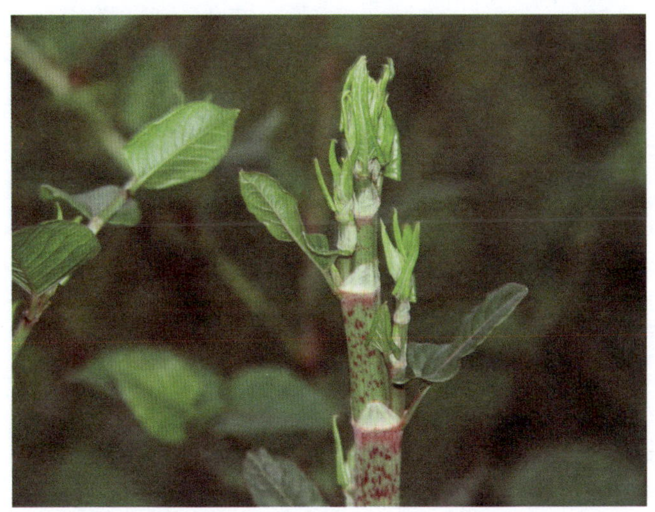

“好吧，师傅，您休息吧，我过去看看。”小神农听话地朝小树林走去。

山坡和小树林中间隔着一条小沟，沟并不深，长着很多杂草。小神农小心地踏过杂草，正准备跳到沟上时，就发现了几株茎表生有红斑的植物，他差点叫出来，心想：“这不是虎杖吗？”

再往前一看，哦！有好多呢。小神农激动得不得了，也顾不上去小树林了，一路小跑回到朱有德身边：“师傅，我发现了好多虎杖，您快去看看吧。”

“我可不信，你又没见过虎杖，怎么知道那是虎杖呢？”朱有德故作不信，坐在那里没有动。

“是真的，我昨天晚上看医书，刚好看的就是虎杖，今天当然就认识啦。”小神农着急地说。

“那你给我说说它长什么样，我来确认一下。”

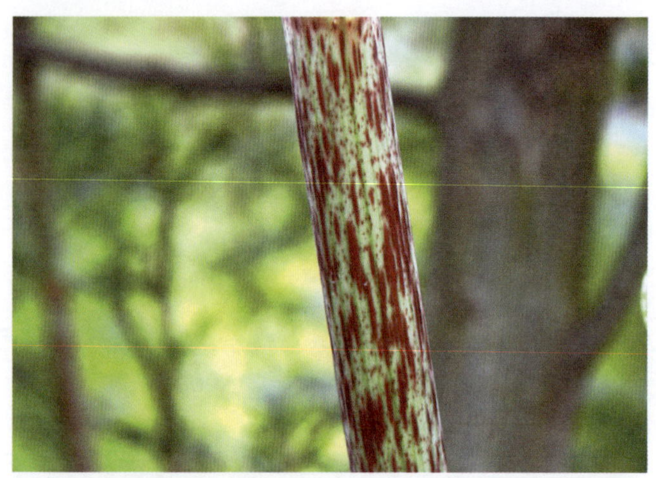

“书中说虎杖是多年生的草本植物，高1米左右，根茎横走，外皮黄褐色。它的茎直立丛生，是中空的，外表带有散生红色或者紫红色斑点。我刚看到的那些植物就是这样子，不信您去看。”小神农后悔自己没折一根回来给师傅看。

“你还没说它的叶子长什么样呢。它开不开花，开成什么样？”其实，朱有德一点也不奇怪那里有虎杖，他故意在考小神农呢。

“叶子好像是椭圆形的，前边急尖，基部圆形，带有褐色的叶鞘。现在就开着花呢，是单性的，雌雄异株，花序为圆锥形，腋生。花梗很细，中间还有节，花被有5个深裂，裂片呈2轮，背部生翅，花柱3裂，如鸡冠状。”小神农说得很详细。

“那种子呢？”朱有德还是一脸不信的样子，问道。

“我刚才没看到种子，但书上说它会长椭圆形的瘦果，有3棱，颜色黑褐色，光亮得很，我们现在去看不就知道了吗？”小神农推着师傅，让他快点过去看。

朱有德这才站起身来，被小神农拉着一只袖子，一路拽到那条小沟边。“您看，这些是不是虎杖？”小神农自信地说。

“还真的是虎杖呢，就是不知道你知不知道虎杖的成药是什么样啊。”朱有德笑着说。

“师傅，成药我还没看到过呢，所以不知道。”小神农老实地回答。

“虎杖以根茎入药，其状圆柱形，有分枝，长短不一。表面带有纵纹、须根以及根痕，还有芽痕和鞘状鳞片。它分节，每节2～3厘米，质地坚硬，折断后呈棕黄色，带有纤维性。它皮部薄，木部呈放射状，中间还有空洞或者髓。记住了吗？”朱有德趁热打铁，又帮小神农补充了虎杖成药的特征。

“我知道了，师傅。现在我们要不要挖虎杖呀？”小神农点着头。

“不急，你知道虎杖有什么功效吗？”朱有德又问。

“它味苦，性寒，归肝、胆、肺经，是除湿散瘀、利水清热的药物。《药性论》中说虎杖‘治大热烦躁，止渴，利小便，压一切热毒’。师傅，快点挖虎杖吧，这么多要挖很长时间的。”小神农可没心情背药性，他就想着挖药材呢。

“虎杖是春、秋两季采挖的药材。你现在挖回去，它这些功效不是都被打折了吗？”朱有德看着小神农说道。

“怪不得您不着急挖呢，原来是时间还不到啊。”小神农挠挠头，不好意思地笑了。

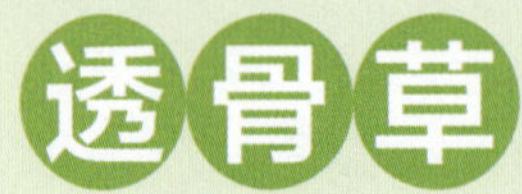

——利尿通毒堪透骨

小神农现在对山路非常熟悉，每次上山总习惯跑在前面。而且，他总是一边走，一边头也不回地和师傅聊天。

今天，他像往常一样，走在前面，看着山坡上的草说："师傅，这些草如果都是药，我们就可以不用到处找了，只要每天采两筐就够了，您说是不是？"

说完，他就等着朱有德回答，但好半天也没有回应。他回过头，却发现身后并没有人。

"师傅！"小神农着急地叫起来，师傅怎么不见了呢？

"小神农，我在石头后面呢。"这时坡下不远处传来朱有德的

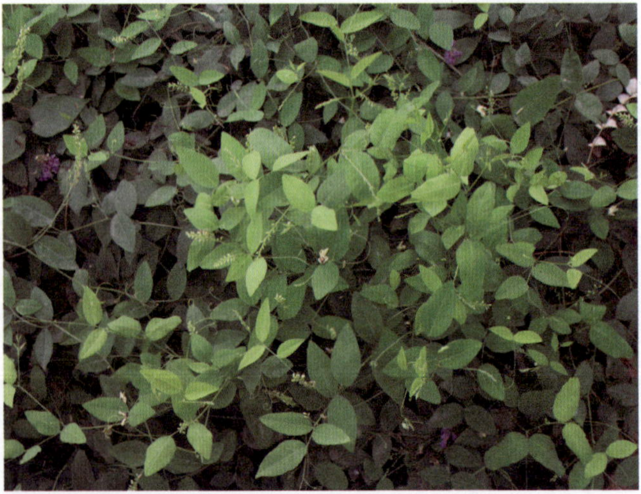

声音。

小神农连忙往回跑，绕过那块大石头，才看到师傅正蹲在地上挖草呢。

“师傅，您吓死我了，我还以为您滑到坡下去了呢，您挖这些草干嘛？”小神农发现师傅挖的草不大，但茎细长，叶子为长圆形。

“你每天走得太快，把好东西都落在后面了。这些是透骨草，最能利尿解毒、化湿通经，是非常好的中药。”朱有德一边说，一边不停地挖着。

“这样的小草还有这么好的功效？”小神农蹲下身去，仔细看那些草。只见它茎直立生长，高30～80厘米，表面4棱，不分枝，偶尔在上部分小叉，为淡紫色或者绿色。茎上遍布倒生柔毛，那叶子是对生的，草质，呈长圆状。

“师傅，它的叶子没什么特别的，但这小花很好看。”小神农说着，已经在穗状花序上掐下一朵花来，花冠如同斗状，颜色蓝紫，有的是淡红的，甚至还有白色，外面无毛，里面的喉部有柔毛。

“透骨草是多年生的草本植物，可以长这么高已经很难得，你还嫌它不够特别就太贪心了。”朱有德说。

“它有种子吗？我们可以留下几棵，这样以后就能经常挖到透骨草了。”小神农也在师傅那学会了延续物种的道理。

“当然有种子啊，这些花谢了，就会长出狭椭圆形的瘦果，它会藏在宿存花萼内，贴着花序轴生长。成熟后，底部有一粒种子，皮很薄，与果皮连在一起。我们只要不把它挖光，就足够它们繁衍了。”朱有德心想，平时总算没白唠叨，小神农已经明白物种延续的重要性了。想到这里，他满意地笑了。

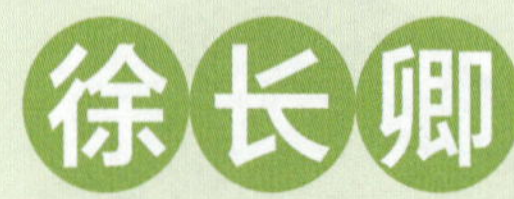

——除湿温经的“名人”

小神农现在已经认识很多药了，所以经常会有些骄傲。为此，朱有德没少纠正他，但作用都不大。直到有一天，小神农遇到了一位老大娘，才真正深刻地意识到了自己的问题。

原来，这天小神农帮师傅包药，一边包一边还不断地说着名字：“这是泽泻，这是茯苓……”

“大夫，你这徒弟年纪虽小，可倒是聪明，可以认识这么多药。”一边抓药的人夸赞起来。

“小聪明而已，夸不得。”朱有德很谦虚，笑着说。可是小神农却心里高兴，特意抬高音调：“这是猪苓，这是虎杖，这是透骨

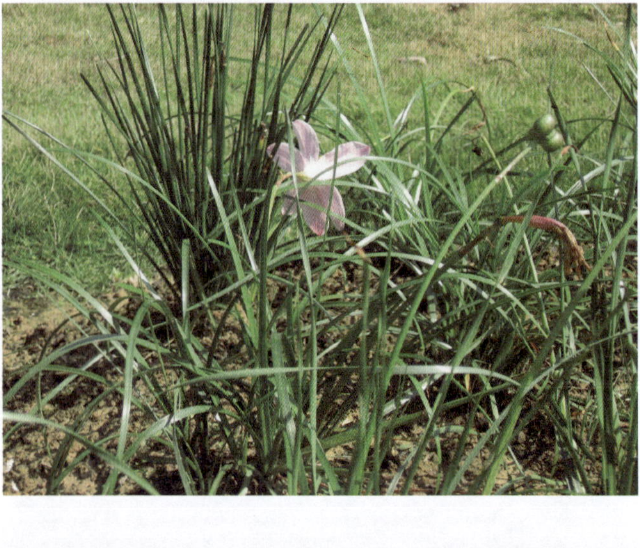

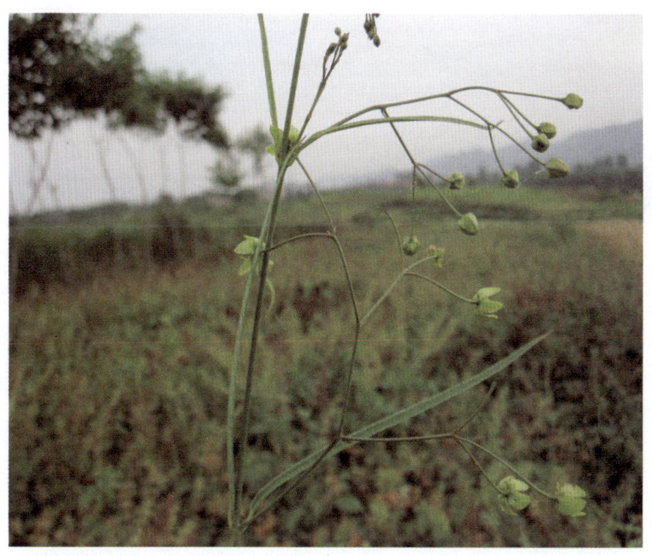

草……”

“小师傅，你这里有没有徐长卿呀？”这时，门外进来一位老大娘，直接向小神农发问。

“徐长卿？没这个人。”小神农头也没抬地说。结果，把旁边抓药的人都逗笑了，说：“这孩子还挺幽默。”

“小师傅，我不是找人，我要徐长卿。”大娘又说。

“大娘，我都告诉您了，我们这里没有徐长卿。”小神农不明白大家为什么笑，还说他幽默。

“小神农，不要捣乱。”朱有德走过来，亲自给那位大娘包了一些颜色淡黄，表面带有纵皱的根茎。小神农看到那根茎上还有须根，断面明显粉性，皮部类白，有淡棕色层环。

大娘接过那包药，又对小神农说：“小师傅，明明有徐长卿，你

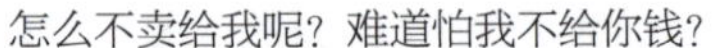

怎么不卖给我呢？难道怕我不给你钱？”

“我……这……”小神农真是一头雾水，大娘说的徐长卿居然是一味药，而不是一个人呀。想到这里，他的小脸都涨成红紫色了，也不念药名了，悄悄溜出药堂回自己的房间去了。

不过，小神农是个好学的孩子。他马上翻开医书，这才知道，徐长卿是味中药，《本草纲目》中说：“徐长卿，人名也，常以此药治邪病，人遂以名之。”

知道了药名的来历，小神农又看徐长卿长什么样子，书中说，徐长卿是多年生草本植物，高约1米，根须状，多条，茎不分枝，叶片对生，纸质，为披针形。叶子两端尖，面上具柔毛，边缘带边毛。

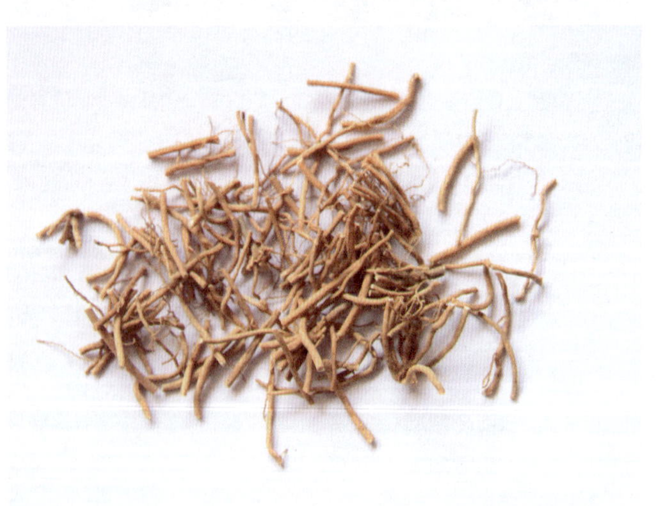

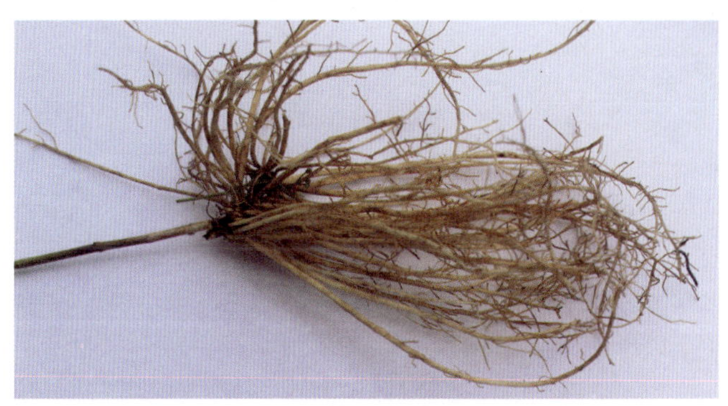

小神农一边看，一边将这些内容记在纸上。他写完了叶子，又翻到对花的介绍，接着记：每年5～7月开花，花序圆锥状，生于顶端的叶腋内，长7厘米左右，可开10数朵花，花冠黄绿色，分5裂，近辐射状生长。9～12月结果，为单生蓇葖果，披针形，里面有长圆形的种子，带有绢毛……

就在这时，朱有德推门走了进来，小神农一看到师傅，脸立刻又红了，小声地叫了声："师傅……"

"现在知道害羞了吧？师傅不是常跟你说不要骄傲自满吗？一个人一辈子要学的东西那么多，怎么可能什么都知道呢？所谓谦受益，满招损，这是古人对我们最好的劝告呀。"朱有德语重心长地说。

"师傅，我知道了，以后我再也不骄傲自满了。"小神农用手指抠着笔管，小声说。

"这些是徐长卿的特征吗？"朱有德说着拿起那纸看了看，"不错，总结得很好。不过少了功效，徐长卿味辛，性温，归肝、胃经，可利尿消肿、除湿温经，治疗脚气、水肿、腹水等症。"

小神农听了，立刻拿起笔来，工工整整地将功效都记下来。从此以后，小神农变得谦虚谨慎多了，人人都夸他更懂事了呢。

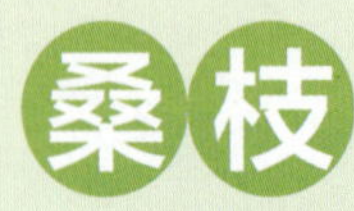

桑枝——祛湿通络超桑仁

有一天，朱有德带着小神农去集市上闲逛。他看到一个卖药材的商贩，摊位前一个人都没有。再看看其他商贩，都卖力地吆喝着，身边围了很多人。朱有德便慢慢走到那个商贩面前，看了看他卖的药材，只有两样东西，一种是甘草，还有一种就是桑枝。

“老板，你这桑枝很不错，怎么卖呀？”朱有德先问。一边的小神农倒是奇怪了，平时师傅可从不主动问人家药材的，难道这桑枝是好东西？

于是，小神农便仔细观察了一下。只见桑枝被切成大小不等的片，外表灰黄，带有淡褐色的点状皮孔，有的还有细纵纹以及灰白

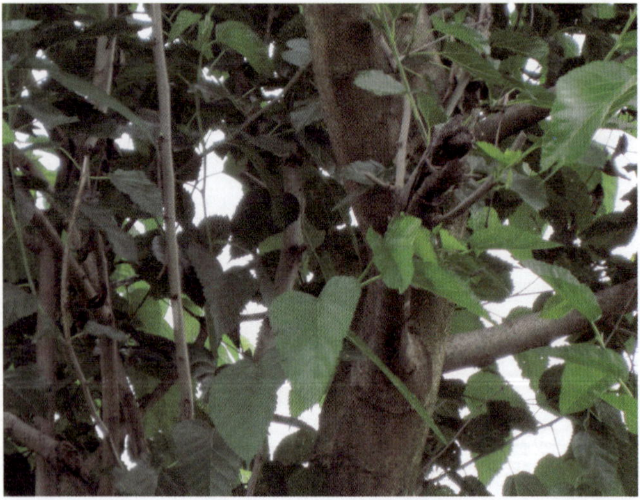

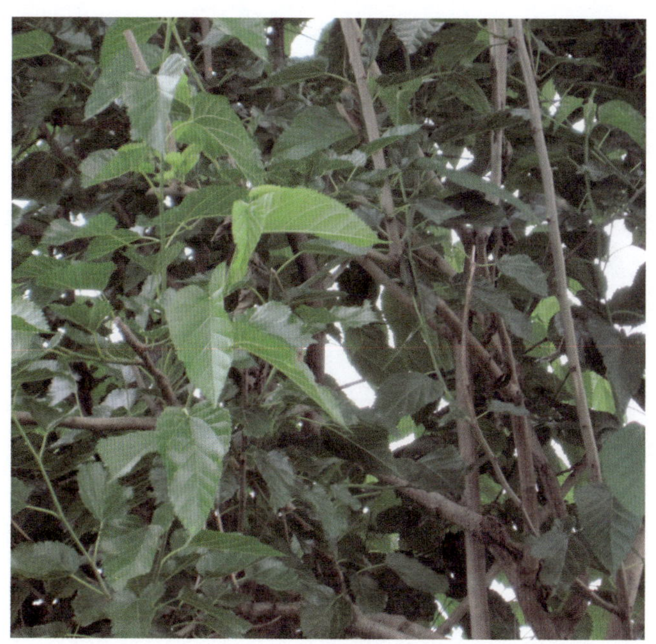

色半月形的叶痕。切片的木部黄白色，射纹细密，中间可见细小的绵髓。虽然说这桑枝品质还可以，但切得太不规则，厚的厚，薄的薄，并没有独特之处。

那位商贩一见有人问他的药材，连忙回答："不贵，您给个合适价就行，这都是自家产的。"

朱有德什么也没说，直接买下了那个人的半袋桑枝，商贩乐得嘴都合不上了。小神农背着桑枝，却老大不高兴："师傅，您总是多给人家钱。这也就算了，您看这桑枝切得并不好嘛。”

“我看那商贩是个老实人，这也说明他做药材是用心炮制的，不会骗人。你说呢？”朱有德微微笑着说。

“那也要少给点钱嘛，能压价也不压，多亏呀。”小神农虽然年纪小，但精明劲可比朱有德强多了。

“好了，师傅下次不这样了还不行？”朱有德敷衍着小神农，“你还能不能说上桑树的特征来？上次学完不会都忘了吧？”他故意转移小神农的注意力。

“这怎么会忘呢？桑树是落叶小乔木，树皮灰白，带浅裂，枝条圆柱形，长短不一。叶片单叶互生，为卵形，前端尖，基部心形，边缘有齿，偶尔有分裂。叶子光滑，质薄，脉纹明显。它的花是雌雄异株，呈穗状花序，生于腋间。雌花比雄花略小，带被毛，4片花被。雄花下垂，4个花被。结出来的瘦果就是桑椹了，初生绿色，成熟变白或者黑紫，多汁、酸甜。”小神农流利而准确地将桑树的样子讲了

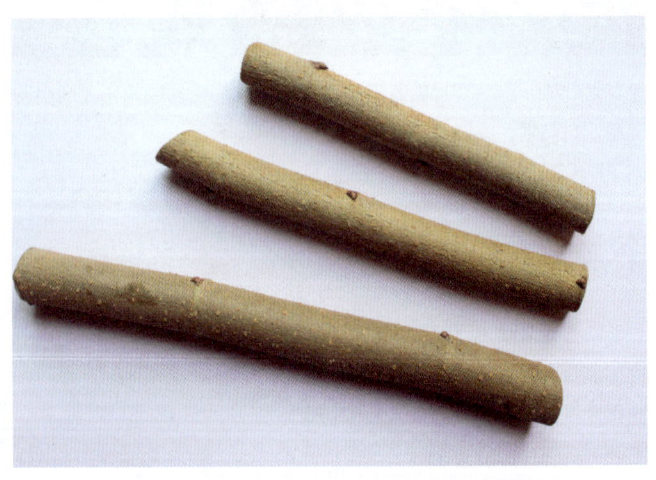

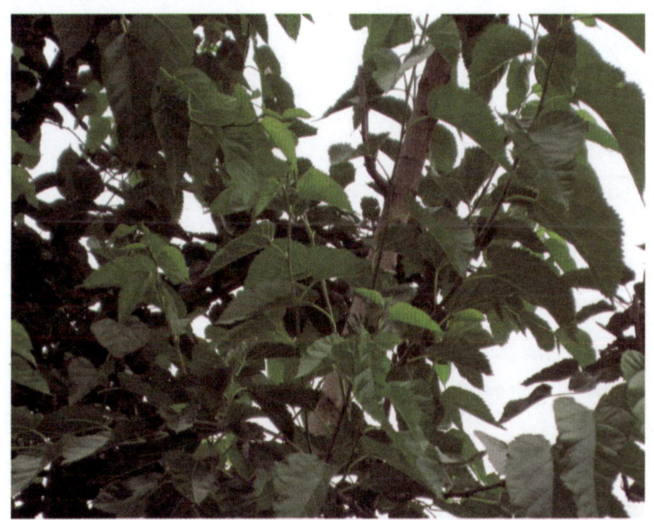

出来。

“还不错，看来你对桑树认识很深啊。”朱有德笑了，“可是，桑枝的功效你知道吗？”

“我知道桑叶是清热的，它们既然同为一棵树所生，功效应该也差不多。”小神农的小脑瓜快速地运转着，自己分析说。

“这可不准确，桑枝味微苦，性平，归肝、肺经，除了清热之外，祛湿通络、利水止痛功效明显。所以，想要利水渗湿，多会采用桑枝入药。而且，越是春末夏初采收的桑枝，功效就越好。”

“师傅，我记下了。您看那边人真多，一定是有什么好玩的，我们快过去看看。”小神农见前面围了一圈人，早等不及了，说着，就朝人群中挤去。

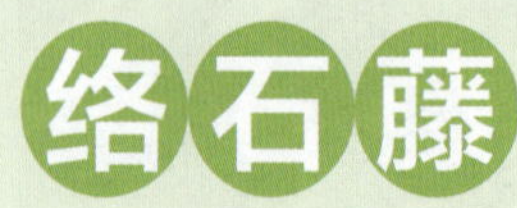

——除湿耐老绕石藤

挤到人群里，小神农才知道自己猜错了，那些人都是来采集药材的，正围着老板谈价格呢。这个商贩的药材比较多，一排好多种。小神农看着那些药材都很普通，不过，在中间有一份特别的，它表面红褐色，带有不定根，上有点状皮孔，摸起来还挺硬的。断面淡白色，有的居然还是空心的。

小神农的好奇心上来了，他回头找不到师傅，看看商贩，似乎也不屑理他这样一个小孩子。于是，他便拿了两块药材挤出人群，便看到朱有德正站在人群外与熟人说话呢。

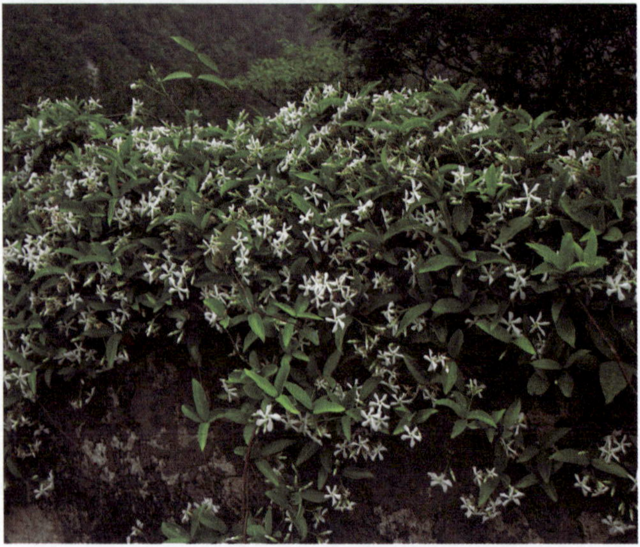

小神农顾不得许多，打断他们的对话："师傅，这是什么药呀？我怎么不认识。"

朱有德拿起药材看了看，笑着说："这是络石藤，我们山上也有的。"

"络石藤？是围着石头长的藤蔓吗？"小神农一脸好奇地问。

"嗯，差不多，它是一种常绿的藤本植物，攀缘生长，藤可以长10米长呢。不过，藤内带有乳汁，茎表是褐色的，嫩枝有柔毛。叶片对生，初生时有灰褐色的短毛，长大后毛脱落，叶片变成椭圆状，前端尖，后端圆，表面深绿色，背面淡

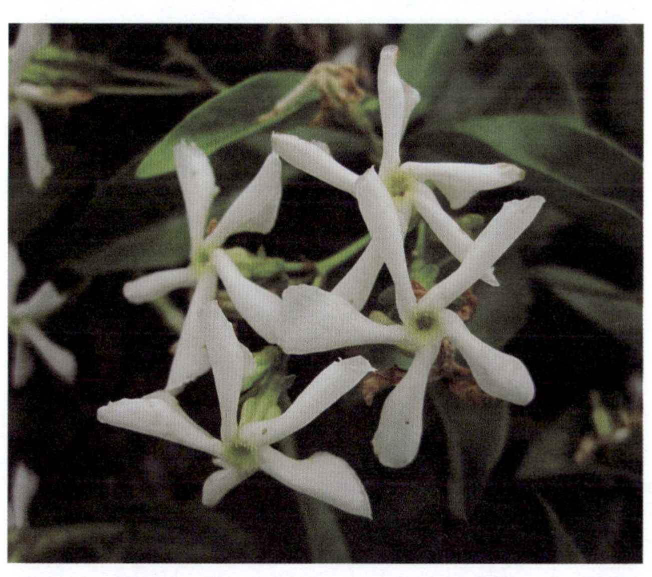

绿色，不过，背后一直有柔毛。”朱有德笑着说。

“师傅，络石藤什么时候开花？我们明天去找找看吧？”

“现在花已经谢了。它每年4～5月开花，花序顶生或者腋生，花如同高脚碟状，萼很小，具5个深裂，带有细柔毛，筒中膨大。花冠白色，反卷分5裂，右向旋转排列生长。现在是结果期，到了10月，果实就会成熟了。”朱有德并没有要采购络石藤的想法，所以带着小神农往别处走去。

小神农却一副不了解清楚络石藤绝不死心的样子，追着问：“师傅，您还没有告诉我它有什么功效呢？它能治什么病啊？贵不贵？”

“络石藤味苦，性微寒，归心、肝、肾经，具有除湿祛风、行水通络、凉血消肿的功效，治疗风湿、热痹、痈肿、喉痹等症都可以。所以，这种药虽然平常而价低，但用途很多。《本草纲目》就说‘络石，气味平和，其功主筋骨关节风热痈肿，变白耐老，即医家鲜知用

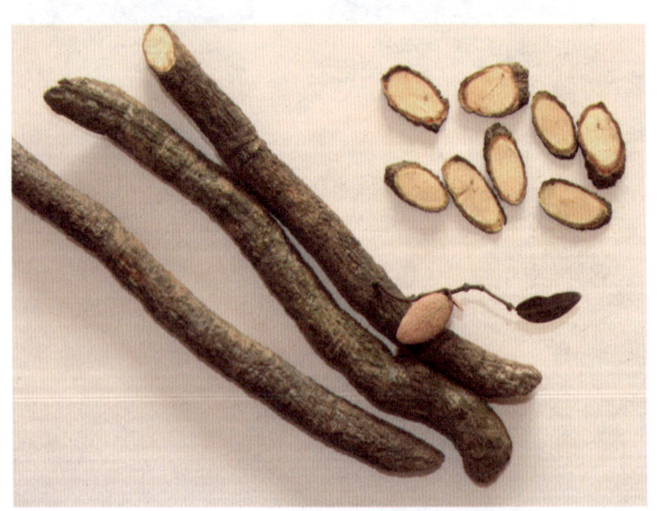

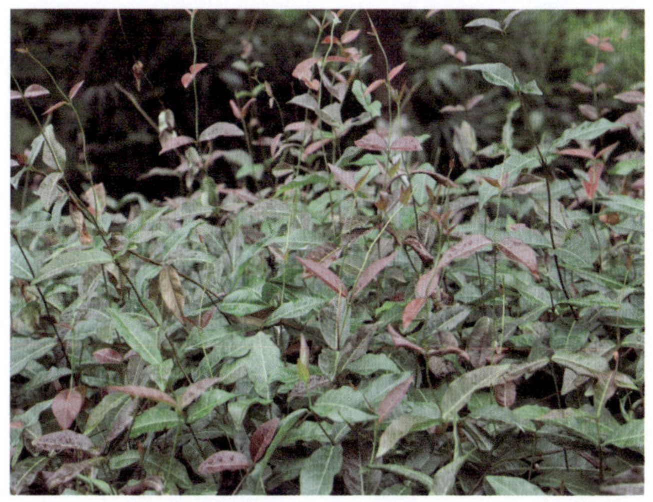

者，岂以其近贱而忽之耶’。”

“这个络石藤真不错，我看着它就与众不同嘛。”小神农一边听一边看着手里那两块络石藤，一脸满足地笑了。

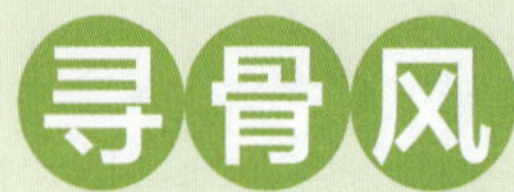

寻骨风——渗湿活血祛骨风

为了锻炼小神农对药材的认知和分辨能力，朱有德现在经常让他独自守在柜台里。来了抓药的人，也都交给小神农处理，他只是在一边看着。只有在小神农遇到难题时，他才提醒。

这天中午，朱有德坐在药堂里，问：“小神农，你现在认识多少种药材了？”

“师傅，咱们药堂这些药，我好像能认识一半以上了，不过，大多数还只知道名称，但不知道有什么功效。”小神农实话实说。

“要慢慢来，每天除了认知草药的样子，还要慢慢学习认知外来药材，不然总是一知半解。”朱有德正说着，外面走进一个抓药的人。

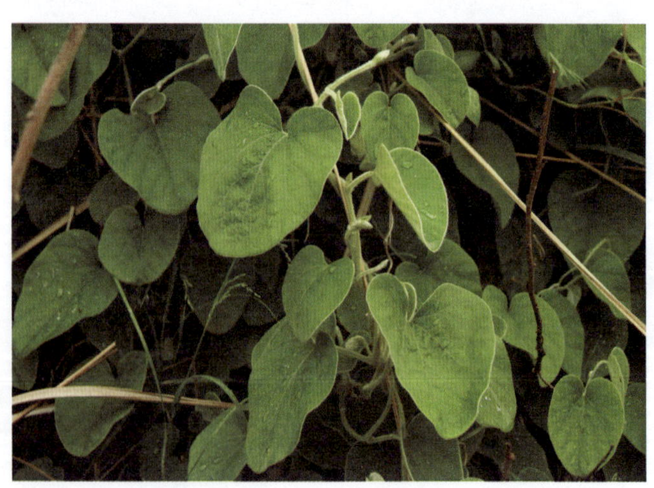

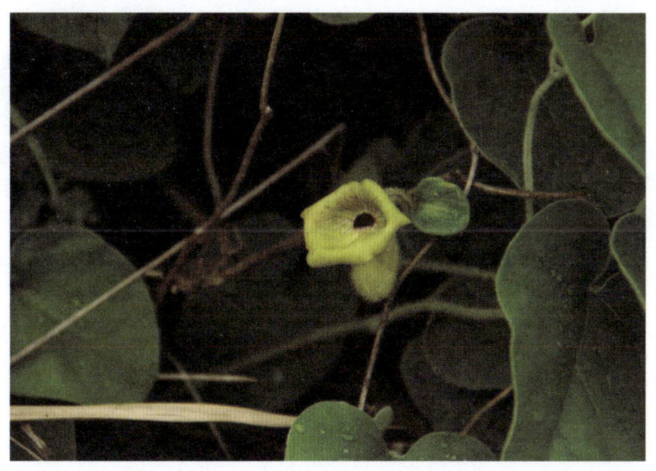

小神农将那人的药方打开，一边报药名一边按量包装。可是，包到最后一味，他愣住了："师傅，咱们有寻骨风吗？"

"当然有，在左侧第三排第二个抽屉里就是。"朱有德不假思索地告诉小神农。

小神农打开第三排第二个抽屉，里面是一些表面棕黄色的根茎，带有纵向纹理及结节，节长1～3厘米的样子，断面黄白色，质地坚韧。

抓好了药之后，小神农等不及人家走出药堂，就开始问了："师傅，这寻骨风是什么药？怎么有这么奇怪的名字呢？"

"寻骨风是祛风除湿、活血行气、止痛消肿的药物，主治肢体麻木、风湿、腹痛、痈疮以及痹痛、外伤等症。”朱有德很满意小神农的好学。

“也就是说，它善于渗湿，更能除水肿，是吗？”小神农似乎有些明白这个名字的意义了。

“对。它味辛、苦，性平，归肝、胃经，善活血强体，对体内湿症最有帮助。”

“可是它长成什么样子呢？我看成药是棕黄色的，这是根茎吗？”小神农果然观察得很仔细，连入药的部分都看出来了。

“寻骨风为木质藤本植物，其根细长，嫩枝带灰白色绵毛，老枝光滑，有纵槽纹，颜色暗褐。它的叶子为卵状心形，基部两侧带裂片，全缘。但叶面有粗毛，叶背则生绵毛。一般4～6月开花，花朵单生于叶腋，直立向上，中部带卵形小苞片。花被管中部急遽弯曲，弯曲处到下部又窄又短，带有白色长毛。内部则浅黄色，夹有紫色网纹，伏白色长绵毛。花瓣3裂，平展外向，近三角形。”朱有德说着

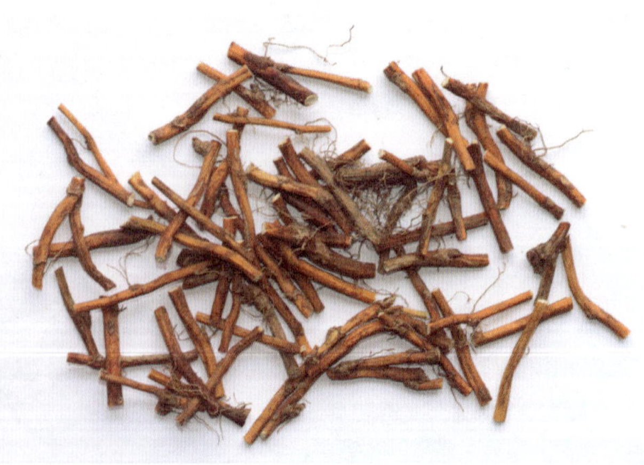

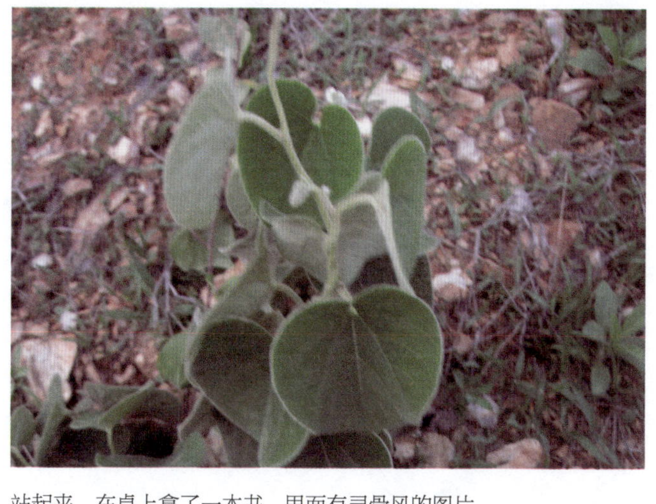

站起来，在桌上拿了一本书，里面有寻骨风的图片。

他走到柜台边，让小神农看图片中植物的外观，又接着说："你看，这就是寻骨风。这椭圆形的蒴果是它的果实，长3～5厘米，颜色暗褐，带6条明显的棱，伏有细绵毛。果实成熟后，这些绵毛就脱落了，在顶端会裂成6瓣，里面是三角形的种子，背面微突，带有皱纹，腹面下陷，中间有膜质种脊。"

小神农接过书，看了一会儿，说："师傅，说实话，这样并看不清楚，不如我们自己在山上看得真切。"

他刚说完，朱有德就哈哈地笑起来："我知道，可是有些药本地没有，你就只好借助图片外加自己的总结了呀。"

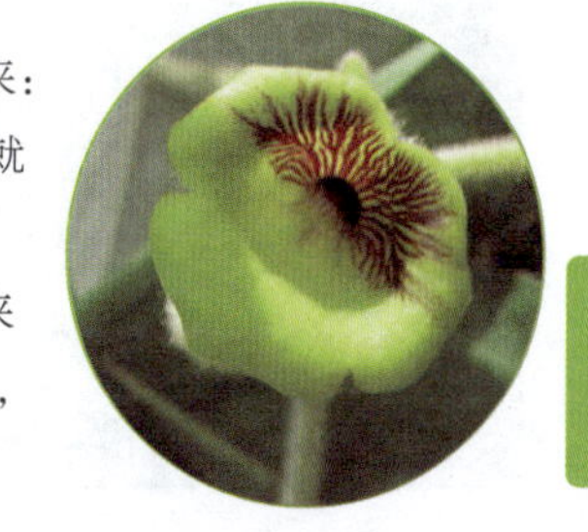

两个人正说着话，朱有德的妻子来叫他们吃午饭。师徒俩这才收拾好柜台，回后院去了。

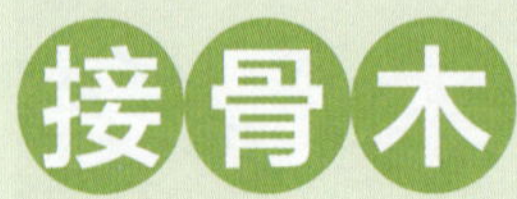

接骨木
——治湿医骨的臭味树

朱有德与小神农一前一后，从山坡下向上走。走着走着，朱有德突然停住脚步，指着一棵挺拔的树说：“你看，接骨木的果实都快成熟了。”

“接骨木是什么？师傅，它的果实能吃吗？”小神农连忙问。

“这是药，你怎么总想到吃呢？难道你上山就是为了吃果子的？”朱有德被小神农气笑了。

“师傅，我是逗您玩呢，我当然知道是药。”小神农也笑起来，他围着树转了一圈，嘴里抱怨，“长这么高干嘛呀，想要摘片叶子都够不到。”

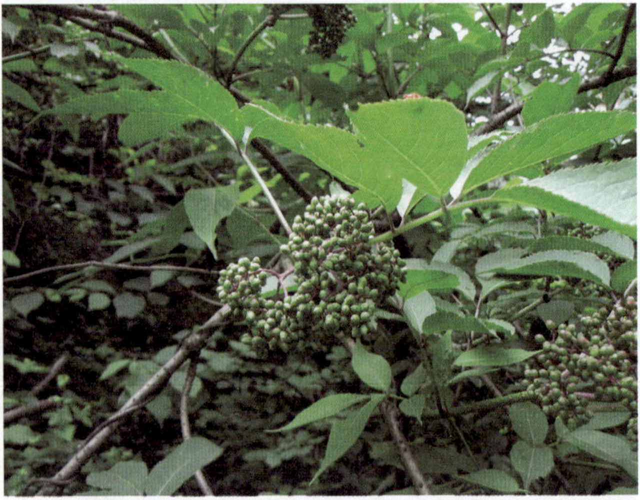

“所以说采药也不是那么容易的。接骨木为落叶小乔木，可高6米，不过，它的皮、果、花、木都可入药，全身是宝呢。”朱有德说。

“它既然叫接骨木，是不是说骨折可以用它治疗呢？”顾名思义，这是小神农一贯的风格。

“有一定的道理，因为它有接骨续筋的功效。不过，它还有你不知道的用途，那就是利水化湿、除肿止痛。因为它味甘、苦，性平，归肝经，可祛风活血，对小便不利、水肿、风疹等症都有很好的治疗作用。”朱有德说着，坐在山坡上，准备让小神农好好来了解一下这棵接骨木。

“没想到它的作用这么大呢。师傅，您给我详细讲讲接骨木吧。”小神农也仰着头，绕着那棵树转圈。

“你观察它要从皮开始。你看它皮部完整，外表绿褐色，带有纵

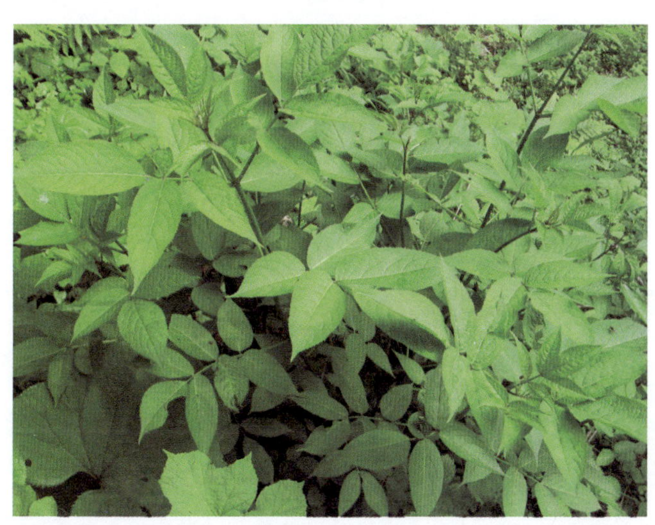

向条纹以及棕黑色的凸起皮孔。如果切成片，则可看到黄白的木部，以及环状年轮。里面有细密的白色髓线，为褐色，偶尔也会中空，容易开裂。”朱有德说着，又从地面捡了片叶子，接着说，“这是它的叶子，奇数羽状复叶对生，托叶有狭带形的突起，侧生小叶为卵圆形，其头部尖，基部圆形，边缘有齿。你揉一下它的叶子，闻闻是什么味道。”朱有德将叶子递给小神农。

小神农用力揉了几下，叶子破碎开来，他将叶子放到鼻尖下，一股臭味直钻鼻孔，他连忙甩手，“师傅，是臭的，臭死我了。”

“哈哈，这就对了。你看那些圆球形的，是花谢后的果实。它的花与叶片同出，顶生，有总花梗，花序分多枝，花萼筒状，萼齿为三角形，花蕾为粉色，盛开后变成白色或者淡黄色，花朵极小，密集生长，花冠辐射状。花谢之后，就会长出这样的球形浆果，初长时是绿

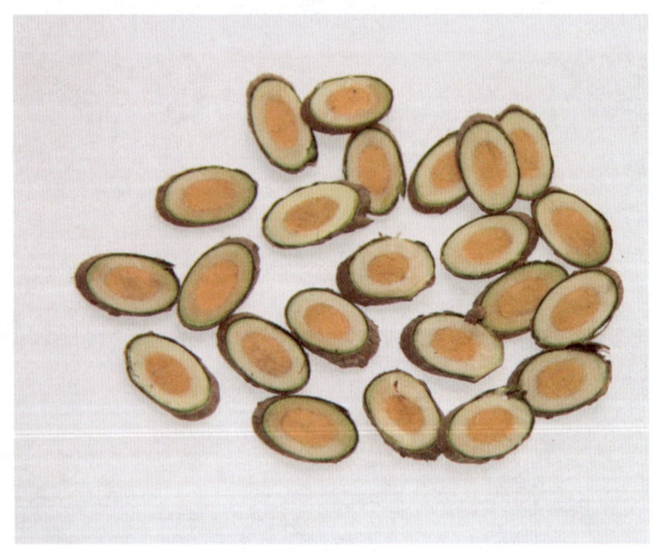

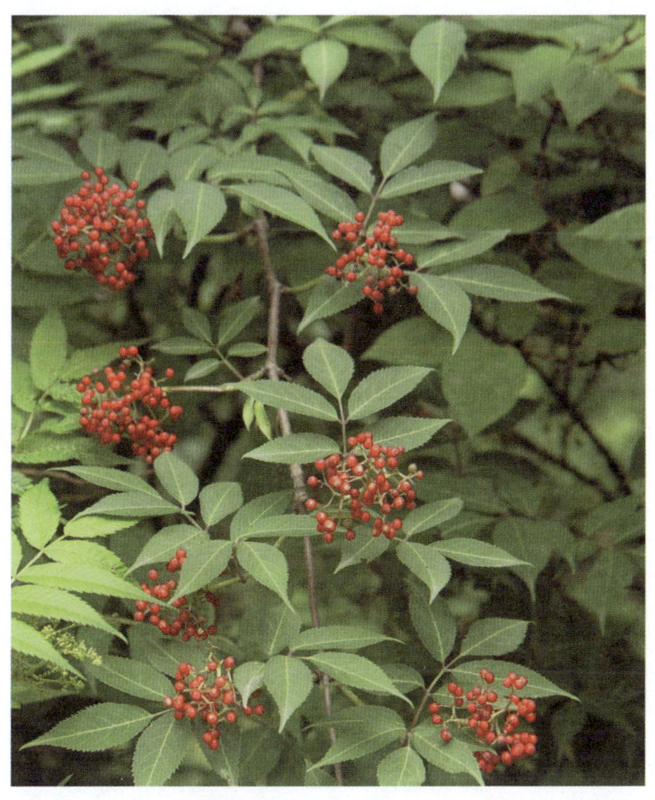

色的，但成熟后却是红色或者黑紫色，内有2～3棵果核，如卵形，有皱纹，也就是它的种子了。”

“师傅，这接骨木可真复杂。我们要采一些吗？”小神农心里忌惮它的臭味，所以并不想采。

“不急，过段时间果实成熟了，我们再连果实一起采就好了。”朱有德早看出了小神农的心思，站起来朝坡上走去。

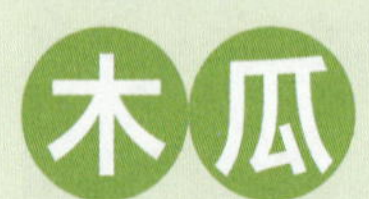

木瓜——行水和气的药性水果

朱有德的药堂在本镇算是比较大的，药材品种也相对齐全。可是，这一天小神农却遇到了一味没有见过的药，这让他感慨良久。

原来，那天他在药堂看书，忽然有一位老大爷走进来，说要买一味木瓜。小神农眼珠转了几圈，也没想出木瓜是什么药。于是，他去请教师傅："师傅，木瓜放在哪里？有人要买木瓜。"

"我们店里没有，让他到水果摊去看看吧。"朱有德一点也不感觉奇怪。小神农却更加好奇了，等到送走了老大爷，他急匆匆地从药堂又回到师傅的房间，问：

"师傅，为什么我们没有木瓜呢？而且您还不着急，这是味什么

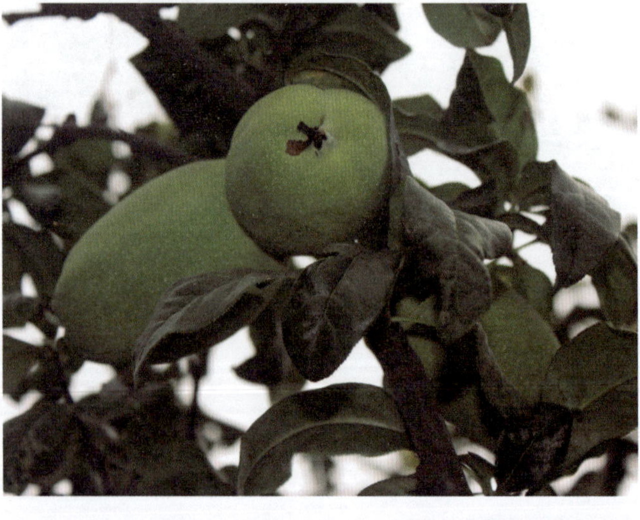

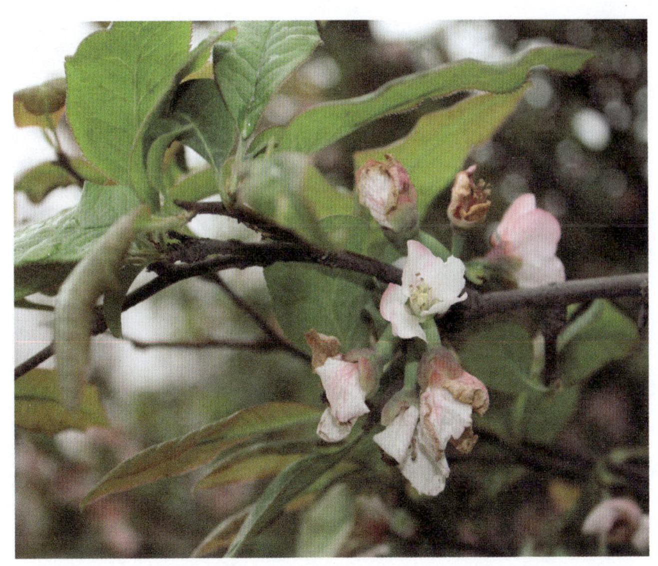

药？”平时，朱有德遇到没有的药，总是格外用心改进，可这次却似乎一点也不介意，小神农当然好奇了。

“木瓜是一种落叶乔木的果实，它的树可高达7米，小枝圆形，外表紫红色，2年生的枝条可变成紫褐色。它生活在温暖地带，冬天长有紫褐色的半圆形冬芽，叶片为椭圆形，前端急尖，基部近圆形，边缘有齿，很尖锐，叶背有茸毛。到4月开花，花单生枝顶，花梗粗短，花朵的萼片筒状，分为3裂，边缘有疏齿。花朵是淡红色的，花柱带有柔毛，长6毫米左右，花谢后所结出的果实长椭圆形，成熟后可变深黄色，果质肉厚，有光泽，味道微酸，这就是木瓜了。”

朱有德还怕小神农不能理解，所以特别从医书中翻出木瓜的介绍，让他仔细看。

“哦，这不就是我们常吃的那种普通的木瓜吗？它就真的是一种

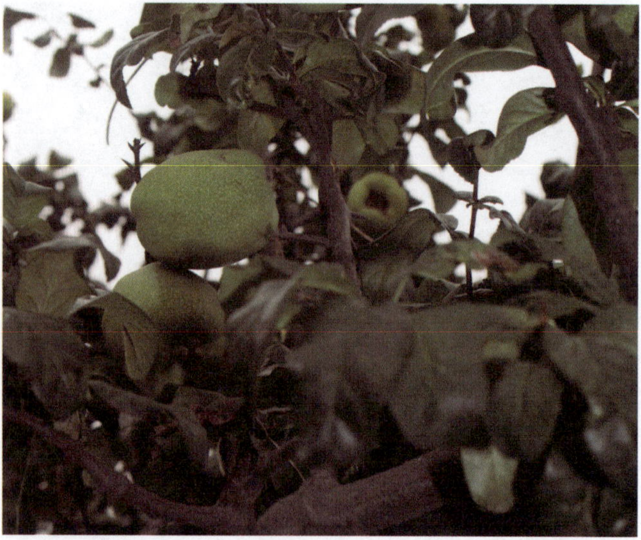

可食用的药性水果啊？我以为是用它的皮或者根什么的。”小神农看着那木瓜的样子，口水都快流出来了。

“木瓜剖开，肉质红棕色，中间有很多黑褐色的三角形种子，如同瓜瓤一样。所以，产木瓜的地方多会摘来食用的，又称它为木梨。不过，木瓜也分多个品种，比如皱皮木瓜，它比我们刚才说的这种长一些，颜色为黄绿色。而毛叶木瓜则近圆柱形，前端有凸起。但它们大体的功效都是相似的，所以不用特别分类使用。”

“那生了什么病要用木瓜入药呢？”小神农真是想不通，生病了吃个木瓜就能好，太神奇了。

“木瓜味酸，性温，归肝、脾经，能和胃化湿，舒筋活络，所以，风湿、拘挛、泄泻、呕吐等症都可用木瓜。《本草正义》中说‘木瓜，用此者用其酸敛，酸能走筋，敛能固脱，得木味之正，故尤专入肝益筋走血。疗腰膝无力，脚气，引经所不可缺，气滞能和，气脱能固。以能平胃，故除呕逆、霍乱转筋，降痰，去湿，行水’。”

“那我们药堂为什么不进木瓜呢？”小神农可真想吃木瓜。

“傻孩子，本地不产木瓜，而且它保存不方便，所以多用其他药来代替，药的种类这么多，怎么可能每种都备下呢？”朱有德当然知道小神农什么心思。

小神农心里别提多遗憾了，世界上到底有多少种药啊，有一些水果也有药效，而自己居然不知道。这样想着，小神农落寞地回药堂去了。

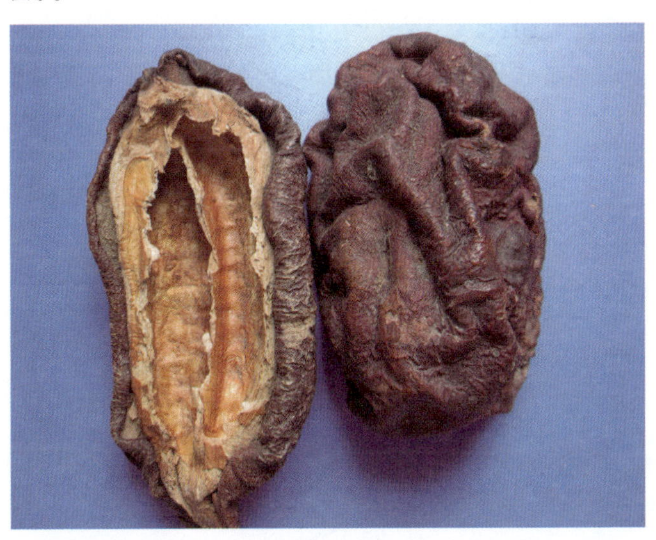

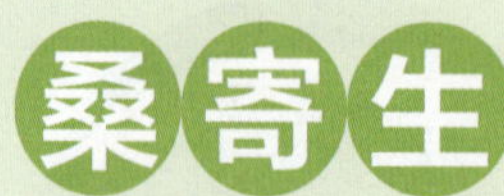

桑寄生——消肿平肝的树“尾巴”

就在小神农一心想着木瓜的时候，张大爷又带着新药过来了。一看到张大爷，小神农立刻有了主意，讨好地说：“张大爷，您一定看到过木瓜吧？”

“是呀，怎么了？那东西可不好吃，酸酸的。”张大爷不知这其中的原委，所以直接说了自己的感受。

“可是我都没看到过它的样子呢，您下次带一个给我看看吧。”小神农噘着嘴说。

“咱们镇上的水果摊就有啊，”张大爷看看小神农，又对朱有德说，“这孩子怎么想到木瓜了？”

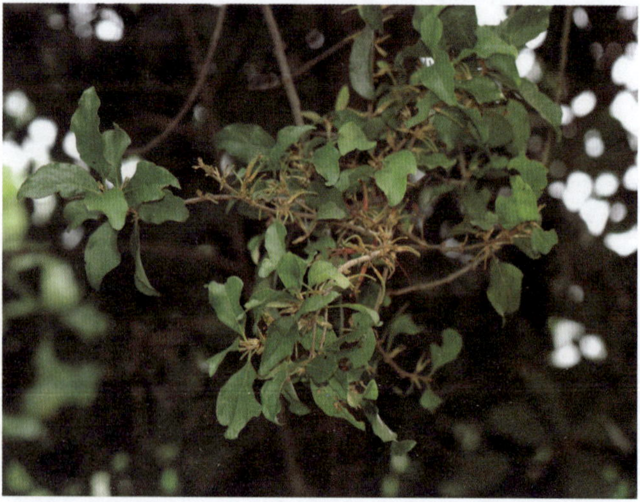

朱有德当然知道为什么，但并不准备解释，故意问张大爷带了什么药来，他认为只要有新的药材到了，小神农就会自然把木瓜丢到脑后去的。

“这次我采购了些桑寄生，看品质不错，就给你送一些来。”张大爷说。

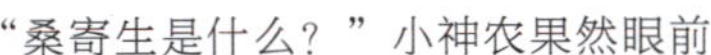

“桑寄生是什么？”小神农果然眼前一亮，立刻凑到跟前来看。他看到那些药就是圆柱形的切片，直径0.2～1厘米的样子，表面红褐色，有细纵纹，带小皮孔。断面部分木质颜色较淡，闻着也没有特别的味道。

“这就是桑寄生呀？也太普通了。”小神农将那些药向一边一推，不再看了。

“你知道它是怎么长的吗？难道你都了解它有什么特征了？”朱有德问。

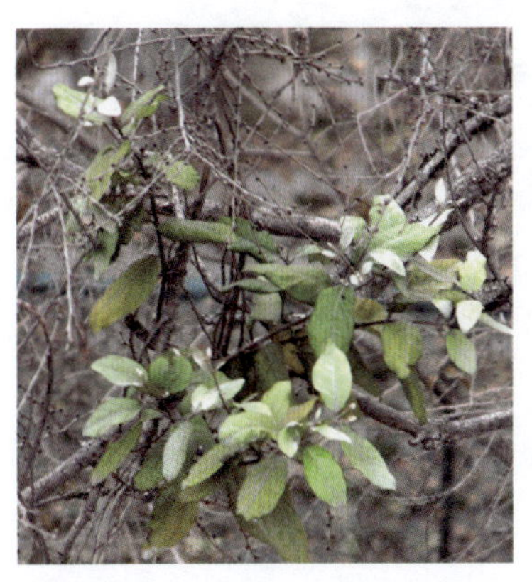

“这些我倒不知道，但感觉很一般。”小神农似乎没有多少热情来了解这种新药。

“老伙计，说起来我只看到过成药，它长成什么样我还不知道呢。你就说说它都长什么样吧？”张大爷见小神农提不起兴趣来，连忙给朱有德帮腔。

“这种药可有意思了，它是寄生的常绿小灌木，在南方专门依在木棉树、槐树、朴树等茎秆上生长，就像那些大树的小尾巴，你说有趣吧？”朱有德一边对张大爷挤挤眼睛，一边偷瞄小神农。

小神农听说桑寄生是依赖别的树生存的，也好奇起来，对朱有德说：“师傅，它没有根吗？”

“当然有根呀，只不过，它茎枝纤细，你看这切片就可以知道，还不到1厘米粗呢，非常易折，想要直立生长可不容易。”朱有德故意只说一句，等着小神农自己追问。

“原来是小植物，它既然寄生，有没有自己的叶子？会不会开花呢？”小神农果然中计了。

“它当然有自己的叶子，叶片互生，革质，为卵圆形，但叶子不大，全缘。它每年8～9月开花，花序聚伞状，生于叶腋，总花梗、

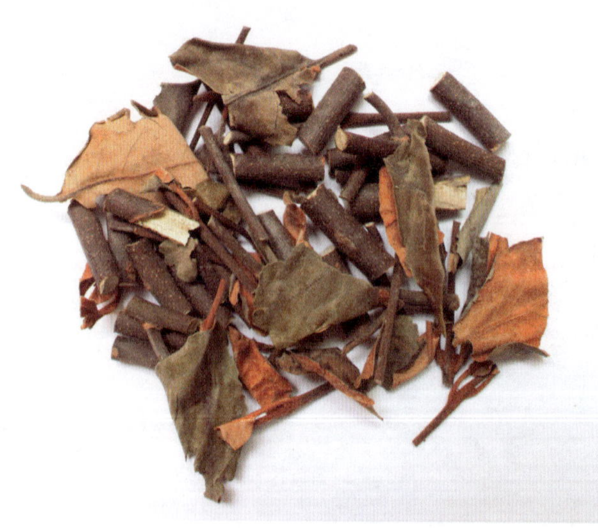

花萼、花冠都伏有红褐色的柔毛，花萼如同球形，花冠为管状，稍有点弯曲。当花谢了，它还能长出椭圆形的果实来呢。”朱有德一一讲给小神农听。

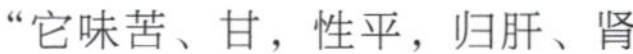

“这种药是用来治什么病的？”小神农觉得，桑寄生也不容易，自己独立生存都难，可还要被采去做药。

“它味苦、甘，性平，归肝、肾经，所以可以补肝肾、强筋骨，最为主要功用的是祛风湿，体内有湿、肢体浮肿、聚痰、咳嗽的人，都可以用这种药治疗。”

“这么说它和木瓜的功效差不多，那还是吃木瓜更好，还不苦呢。”小神农又想起了木瓜，所以脱口而出。

一边的张大爷听得哈哈大笑，说：“小神农算是魔怔了，我下次说什么也要带个木瓜给他吃。”

小神农一听，立刻喜笑颜开，麻利地给张大爷去端了热茶来。朱有德看着他，也无可奈何地笑起来。

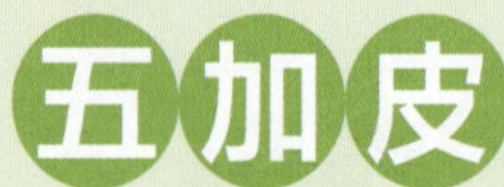

——惟善化湿根与皮

朱有德一早就带小神农上山了。一出门，小神农就如同撒欢儿的小马驹儿，又跑又跳。

“师傅，现在山上的空气更新鲜了，是不是？”小神农一边走，嘴也不闲着。

“嗯，马上要入秋了，山风更凉了。”朱有德说着，四下看了看，很快就停住脚步，说，“小神农，你又错过了一种药材。”

“哪里？师傅，您说的是什么药材？”小神农连忙回过身来，四处寻找。

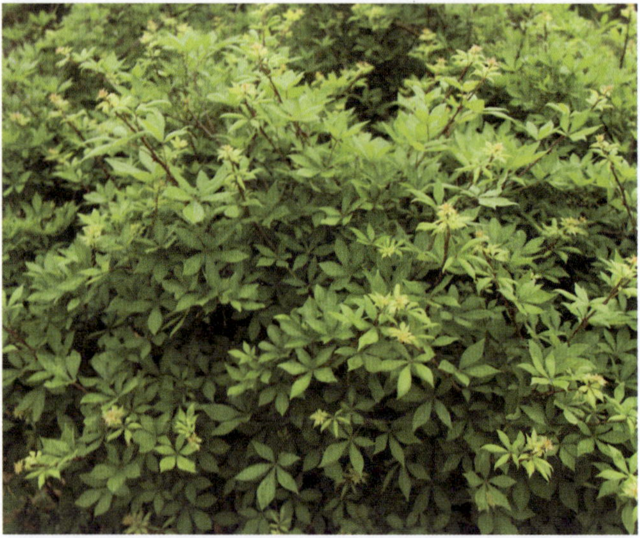

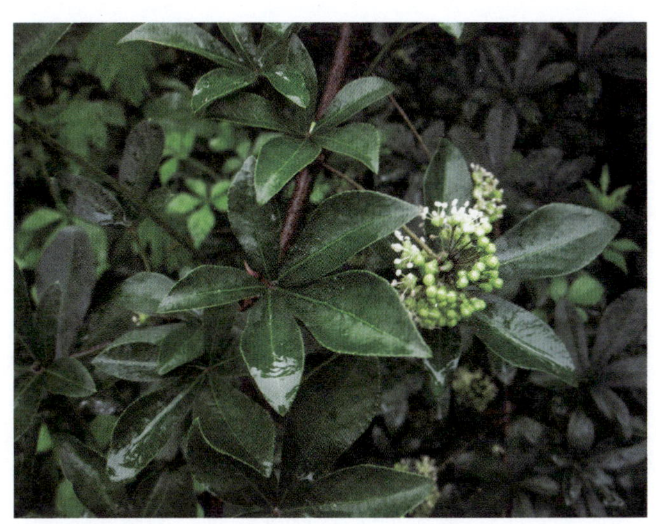

“这不是吗？”朱有德朝路边的一丛掌状叶片的植物走过去。小神农看那植物，是蔓生状，总长有2～3米的样子，枝条灰棕色，叶子为掌状复叶，叶柄带有小刺，叶面的背面还有硬毛，边缘则是细齿状。

“这是什么药材呀，师傅，我怎么不认识呢？”小神农想不明白这是什么植物。

“它叫五加，又名细柱五加，其根皮是可以入药的，用来化痰除湿，消肿利水很管用。医书中说，小便余沥、风弱、腰脚痛痹都可以用它治疗。”

“哦，我想起来了，《本经》中说

五加皮‘辛苦而温，惟善化湿耳’，是不是说的就是五加呀？”小神农立刻想到了自己在医书中看到的原话。

“对，五加皮就是五加的干燥根皮，药材中称其为五加皮。”朱有德很高兴，没想到小神农早背过了这味药材，“五加每年4～7月开花，花序腋生，花萼5裂，颜色黄绿色，5个花瓣，是长圆状，花中带有细长的花丝，柱头圆状。至7～10月，它就会长出扁球状的核果来，果实有浆，成熟变黑色，里面有2粒细小的淡褐色种子。自己可以用这种子种出五加来呢。”

“师傅，我们自己种一些吧！”小神农一听，马上来了精神，想要采种子回家种五加了。

“不用，山上挺多的，而且五加有多个品种，我们看到的是细柱五加。除它之外，还有无梗五加、刺五加、轮伞五加、糙叶五加，不过，一般入药多以细柱五加与无梗五加为主。你应该学会区分无梗五

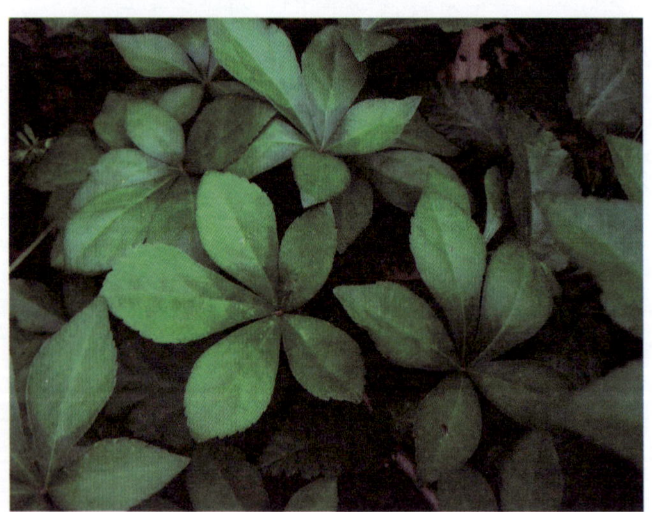

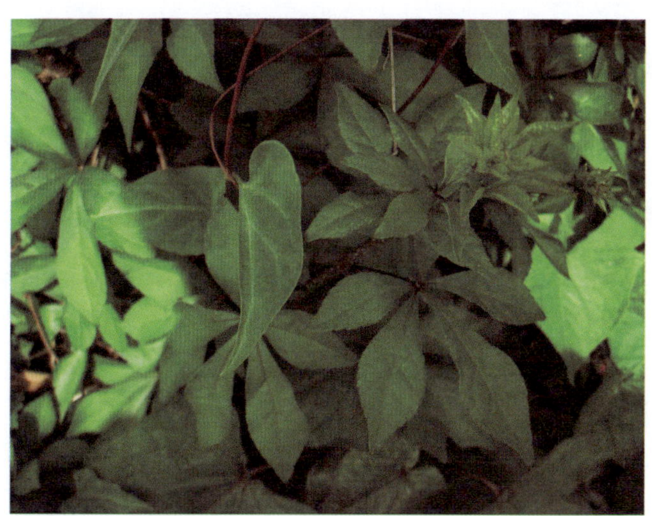

加与细柱五加的不同。”朱有德提醒小神农说。

“可是它们有什么不同呢？”小神农这下发愁了。

“细柱五加的根皮多为筒状，直径0.5～1.5厘米，外表灰棕色，带不规则的裂纹和纵皱纹及横长皮孔，内里白色，有细纵纹，体轻，断面不齐，气味微辣而苦。但是无梗五加则为块状，厚0.5～1厘米的样子，外皮灰褐色，皮孔略浅，有明显的隆起，气味淡。它们放在一起，还是比较好分辨的。”朱有德说着，已经开始在五加树下采挖了。

小神农在心里默记了一会儿，马上跑到五加根前：“师傅，您等等我。”说着，也用力挖起泥土来。

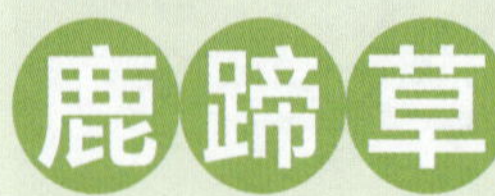

鹿蹄草——平湿毒、补肝肾的“鹿脚”

这天，朱有德正在打扫药库，发现角落里剩了一些鹿啼草，他赶紧拿出来，叹息着说：“真是浪费，这么好的药都霉掉了。”于是，他将鹿蹄草放到阳光下晾晒起来。

小神农从药堂出来，一眼就看到了这些药材，惊讶地问：“师傅，这是什么药呀？好像都霉掉了。”

“它叫鹿蹄草，又名假芹菜、自扣草，其味苦，性平，归肝、肾经，可除湿解毒、祛风补肝肾，痈疮、浮肿、风湿都可治疗，这可是本地没有的药材呢。”朱有德想想就心疼，不禁多唠叨了几句。

“啊？本地又没有呀？那我也看不到它长什么样子了。”小神农也叹息起来，反倒把朱有德逗笑了，说：

“这有什么难的，为师还能不告诉你？”说着，朱有德在石凳上

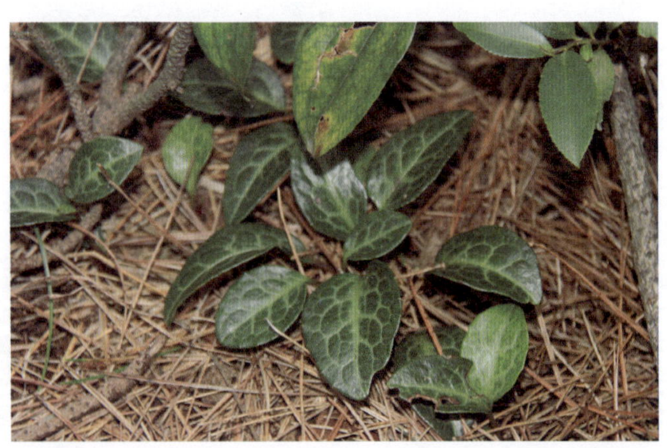

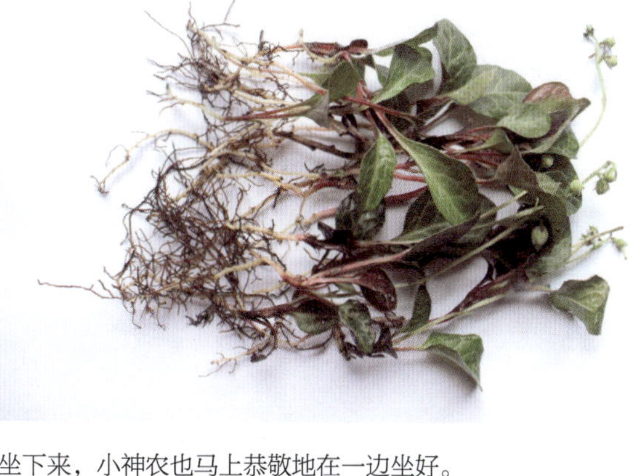

坐下来，小神农也马上恭敬地在一边坐好。

“鹿蹄草是多年生的草本植物，植株不高，25～80厘米，须根很多，簇生。它的茎直立生长，枝上部有黄白色的糙毛，叶子为3出复叶，叶片肾脏形状，长和宽相近，都是3～9厘米，中间长小叶柄，边缘有齿。”朱有德打扫药库辛苦，才说了几句话就感觉嗓子干了。

小神农冰雪聪明，见师傅咽唾沫，就立刻倒了茶水递上去。朱有德喝了一口，才接着说：“它的花、果期在4～7月，花序有很多花，疏生，花梗上带糙毛，5个卵形萼片，5个椭圆形花瓣。花基部有爪，黄色，蜜槽上有小鳞片。花谢后可结扁状瘦果，为倒卵形，边缘有棱，还长有一个1厘米左右的喙。”

“感觉它确实怪怪的，真有点像小鹿的脚。这样的草怎么不生在山上呢？害我看不到它的样子。”小神农感觉没听够，继续刨根问底。

“因为它喜欢温暖的环境呀，你去看看书就知道了。”朱有德早说得嗓子冒烟了，直接打发了小神农回房间看书去，自己专心地品起茶来。

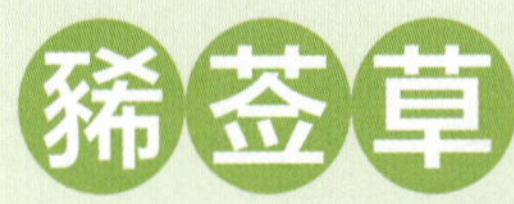

豨莶草——专攻皮肤之湿痒的野草

其实，有时候不上山，朱有德师徒也可以采到不少草药。只不过，小神农似乎更喜欢爬山的感觉，所以，朱有德只能陪着他不断上山和下山。

这天，他们准备到南山转一圈。可是，刚走到山脚下，朱有德就发现了一片茂盛的豨莶草。为此，他决定不上山了，便对小神农说：“今天我们的任务就是采豨莶草，如果你比我采得多，明天可以给你放假回家。”

“师傅，您说话算话？”小神农一听就高兴了，已经好久没回家

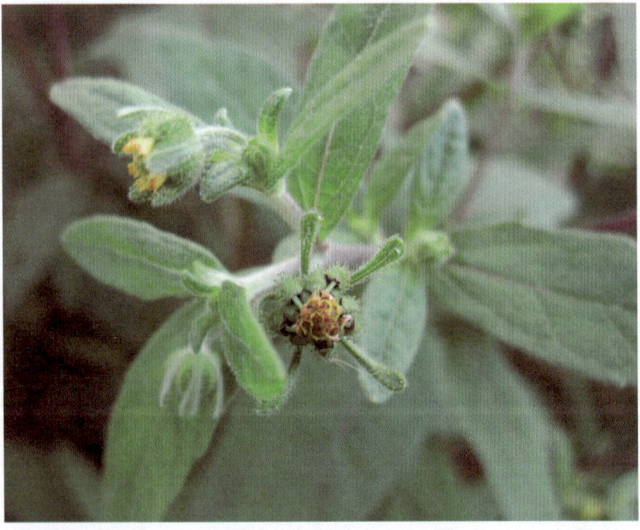

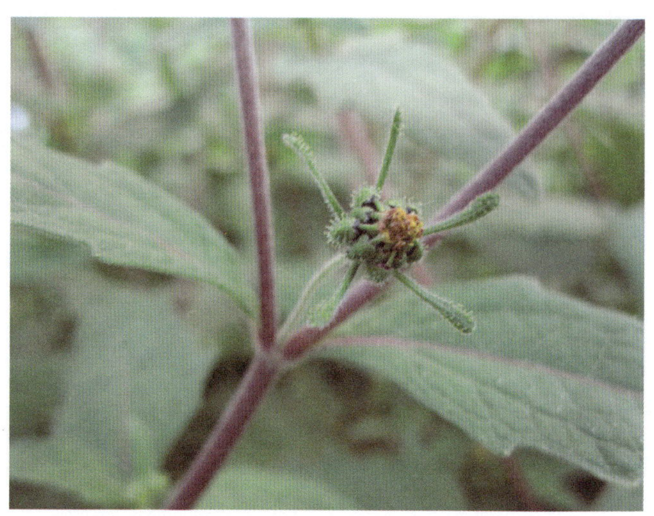

了，他可想家呢。

“当然啦，师傅什么时候说过谎话呀。”朱有德笑着说。

“等等，您还没告诉我，什么是豨莶草呀？”小神农这才想到，自己还不认识豨莶草呢，这怎么采呀。

“这不就是嘛，就在你眼前啊。”朱有德指着那茂盛的一片豨莶草说。

“这就是豨莶草？我先看一看。”小神农说着，走到豨莶草中去。只见它的茎比较粗壮，还带有条纹和槽，上半截有明显的茸毛，下半截是星状柔毛。叶子长7～13厘米的样子，为阔卵形，叶缘基部有齿，叶片上面是短柔毛，下面则是星状柔毛。

“师傅，这些花骨朵好像要开花了，为什么不等它开花再采呢？我也好看看是什么样子。”小神农发现豨莶草在枝顶和枝侧都有轮伞状花序，苞片如同叶状，花萼管状，为灰色，分5齿。

“这些小花开出来是黄色或者白色的，花冠为二唇形，上唇边有流苏状，里面带髯毛，下唇分3圆裂，侧片小，中间大。等到花谢了，可以结出一个小坚果来。不过，想要用它炮制药材，就要在花开之前才好。”

“这是为什么呢？难道怕影响药性？那它有什么功效呀？”小神农一边看豨莶草一边问个没完。

“当然是为了保证它最好的药性啦。豨莶草味苦，性寒，归肝、肾经，医书中说，豨莶草生用味苦，性寒，祛风除湿是其本功，作用

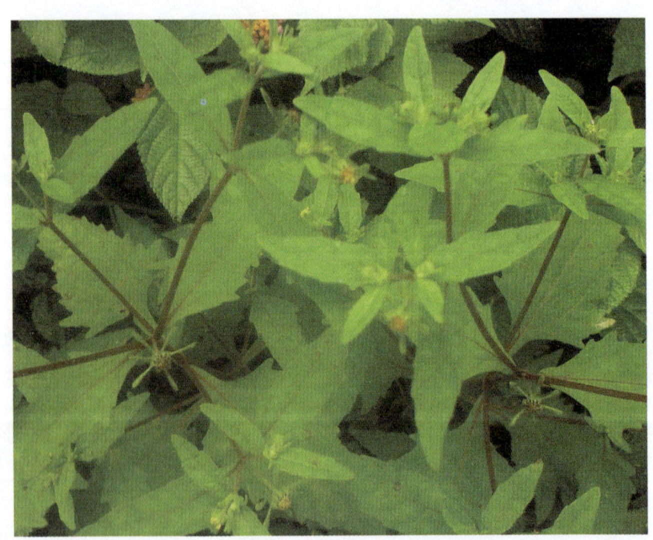

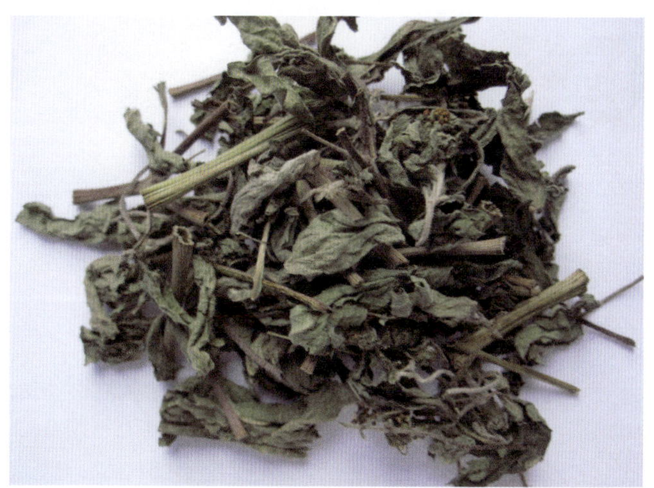

甚显，又能化湿清热，以治皮肤湿痒之症，所以，它的功效就是清热化湿，祛风利水。”说着，朱有德已经开始采收了。

“师傅，您欺负人，自己早动手了。”小神农一看师傅提前采收豨莶草，便着急起来，什么也顾不得说，弯着腰采收起豨莶草来。

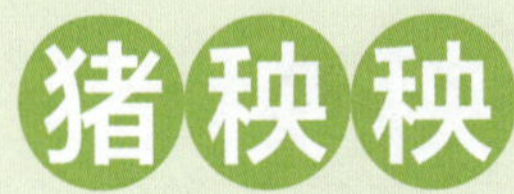

猪秧秧

——利水通络锯锯草

“小神农，我们今天不上山了。这样好的天，应该去采点猪秧秧回来晒制，不然过了季节就不好了。”吃早饭时，朱有德对小神农说，他这两天有些中暑，所以声音不大。

“好的，师傅。我认识这种草，不如您就在家休息，我自己去就可以了。”小神农一边吃着饭，一边说。

“小神农真是懂事，你不会采错了吧？”朱有德试探着问小神农。

“怎么会呢！您不是给我讲过了么：猪秧秧又叫锯锯草，是草本植物，多枝蔓生，可高30～90厘米，茎上有4棱，棱上、叶脉上、叶

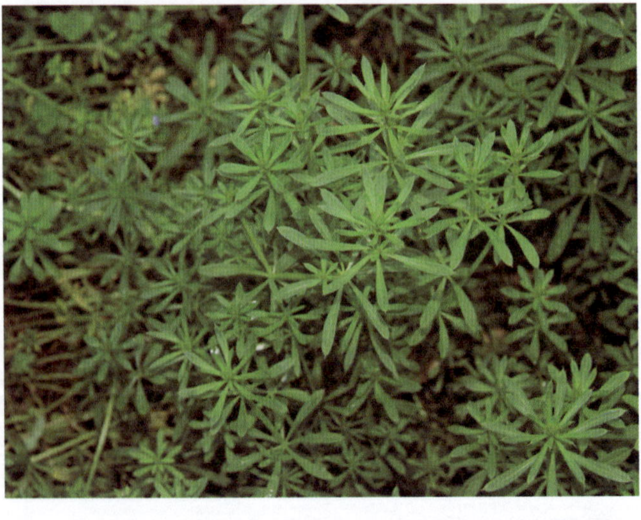

片边缘都带着倒生的小刺毛。它的叶子纸质，6～8片轮生，为倒披针形，在叶片的顶端，有线状凸尖。是不是这种草，师傅？”小神农心想，我怎么可能不认识它呢，田里有那么多呢。

“现在可是到了它开花的季节，你知道它开什么样的花吗？”朱有德又问。

“知道。猪秧秧的花序顶生，花朵多为4朵聚生，花很小，有细弱的花梗，花萼上有刺毛，花冠是黄绿色的，也有的白色，呈辐射状裂开，裂片长圆形。而且，我知道它花谢之后，会长出球形的果实，质地坚硬，多2个联生，果柄直而且粗，里面会有一颗种子。”小神农说得非常仔细，师娘都听明白了，对朱有德说：

“小神农说得多仔细呀，你不用不放心。”

“说得是不错，可是这些猪秧秧的功效是什么呢？你应该知道我为什么让你采回来吧？”朱有德又提出了新的问题。

“猪秧秧是清热解毒的药，所以多用来治疗上火引起的牙龈出血、痈肿疮疖等症。”小神农马上回答，如果连这也不知道，他可没办法想象师傅会怎么样了。

“还有，猪秧秧味甘、辛，微苦，性凉，归肝、膀胱经，不但能清热解毒，更能除湿利水、活血通络，是多效药物之一。你又没说全面啊！”朱有德总算抓住了小神农的把柄，马上给他补充。

“师傅，您之前又没和我说，现在还赖我不知道。”小神农噘起嘴巴来。

“这只说明你没好好读书，学过的药材也没好好去复习。”朱有德笑了，每天吃饭的时候，与小徒弟聊会天，斗斗嘴，几乎成了他生活不可缺少的一种乐趣。

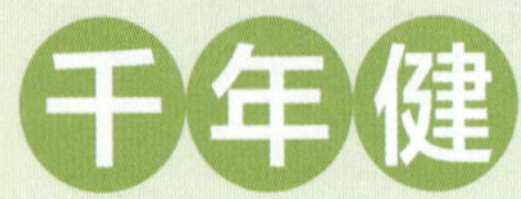

千年健

——除湿医病健千年

朱有德习惯在夏末秋初的时节把药搬出来晒晒。所以，他每天早上第一件事，就是先看天气，然后选出一种中药晾在外面。

今天，他晒的是千年健。药材一搬出来，小神农就闻到了它特有的香味，追上去问：“师傅，这是什么药？它的香味好特别啊。”

“这是千年健，又叫一包针，其味虽苦，但有挥发性香味，所以除湿功效极高呢。”朱有德也很喜欢这种药，笑着说。

“一包针？它也没有刺呀，这个名字真有意思，说自己保健千年我可不信。”小神农拿起一块根茎细看，只见根茎稍弯曲，直径

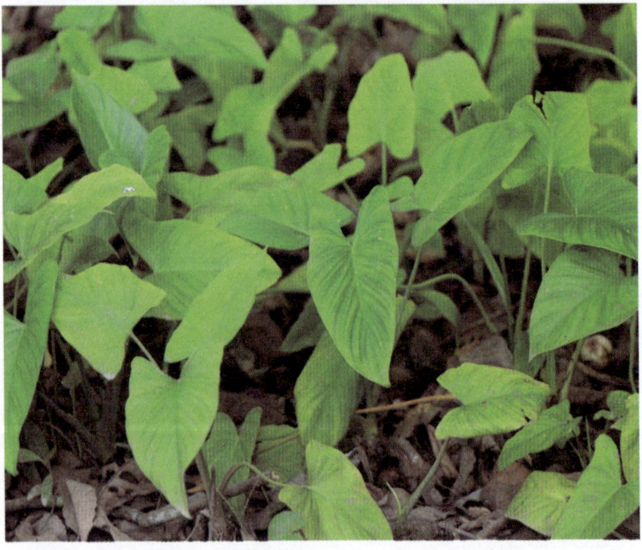

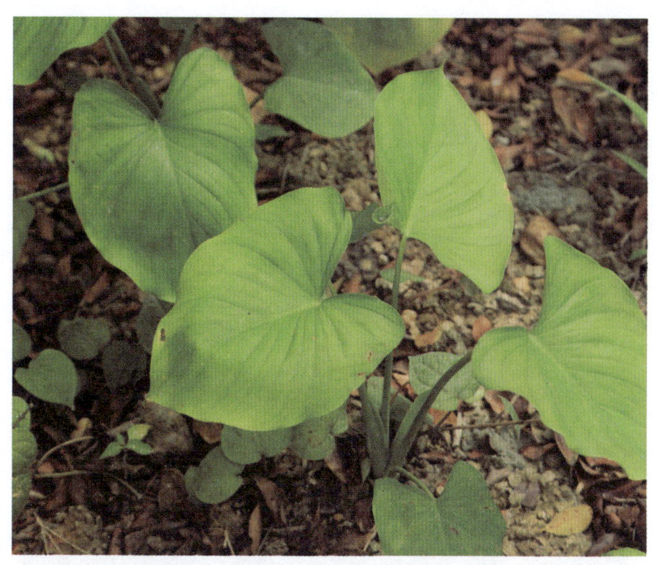

0.8～2厘米，表面红棕色，很粗糙的样子，有多条扭曲的纵沟纹，以及黄白色的纤维束。

“它没有刺，可是纤维多呀，而且易折，断面不齐，折断后的纤维可露出圆形光亮的油点，如同一根根细针。你再细看看。”朱有德说着指给小神农看。

“还真是这样，怪不得这么香，是这‘针’里有油点渗出来啊！师傅，入药的是根还是枝呀？”小神农又开始了解千年健了。

“这是它的根。千年健是一种多年生草本植物，根茎匍匐生长，肉质，又细又长，并带有淡褐色茸毛，它的须根

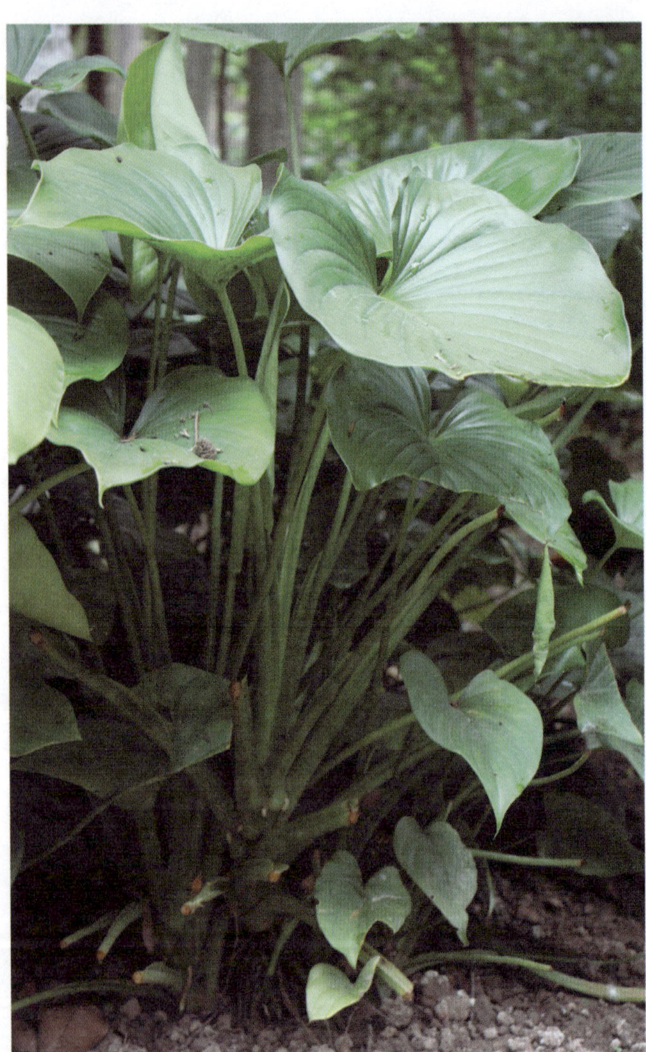

就如同纤维状，它的地茎可高30～50厘米。”朱有德一边整理那些药材一边说。

“它的叶子长什么样？开什么样的花？”小神农追问着。

“叶子是披针形，带有膜质，其状如同心形，前端尖，后端钝圆。每年5～6月开花，花序1～3个，带短柄，如佛焰状，颜色绿白色，花朵卷成纺锤形，盛开后变成短舟状。至8～10月，则会结出浆果，里面有一颗长圆形的褐色种子。”朱有德说着，药早就规整好了。

“它只是除湿吗？还有没有其他功效？它可声称保一千年健康的药。”小神农看师傅准备去背药筐，就知道要出门了，也连忙将自己的小药筐拿起来，但他并没放弃了解这种名称夸张的药。

“千年健味苦、辛，性温，归肝、肾经，不仅除湿，一切风湿痹痛、浮肿、枝节酸痛、筋骨痿软、痈疽疮肿都可以治疗，主要还是除湿消肿，利水活络的作用。”朱有德一边说，一边走出门去。小神农还想追问，背好药筐，径直跑到师傅面前去了。

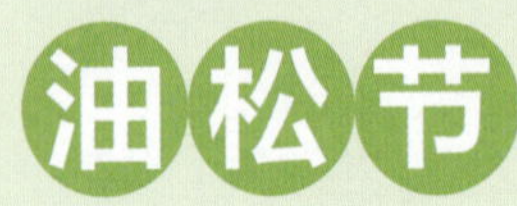

——最利关节湿痛的树节

大山虽然一入冬就会百草凋零，但也并不是毫无绿色。比如那些长成针状叶子的松树，一年四季都一个样。所以，小神农有时也会对着松树发呆，心里好奇它怎么就这么坚强。

这天，小神农在临下山前，又来到一株松树跟前，左看右看，似乎在寻找什么。朱有德便打趣地说："小神农，你找什么呢？松树可长不出现成的野果来吃哦。"

"师傅，我又没找果子吃，就是看看它的种子长出来没有。"小神农被师傅说得不好意思。

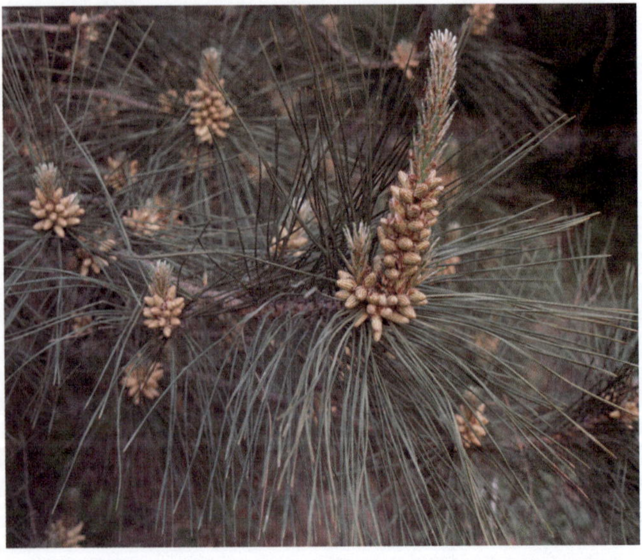

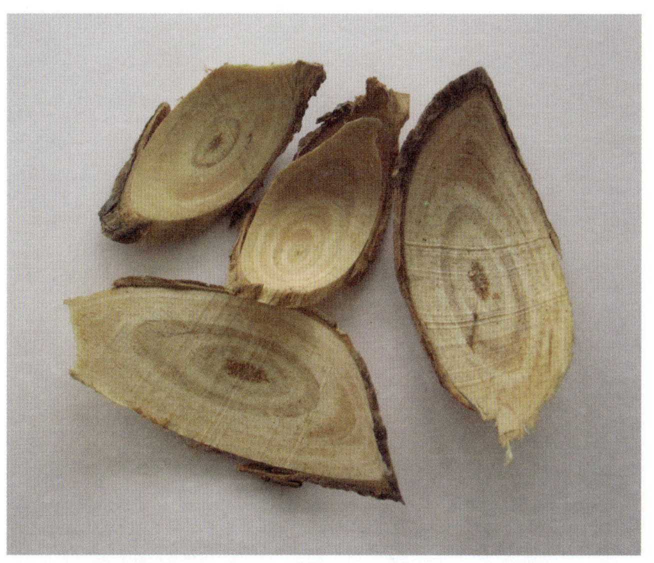

“你说松果呀，现在还早呢，要过了10月，它才能成熟，到明年春天采摘也不晚。”朱有德停下脚，走了一天真有些累了。

“师傅，这些松树真坚强，天多冷它都不怕。”小神农说着，伸手摸摸粗糙的树皮，树皮灰褐色，呈现不规则的鳞甲状，裂隙中则是红褐色。

“别以为它只是不怕冷，松树也一样可以入药，知道吗？”朱有德采了个小枝在手里转来转去。

“松树入药？是用叶子吗？可这叶子就像一根针，又粗又硬的，怎么用啊？”小神农也仔细看起叶子来，松叶2针一束，边缘带细齿，两面还有气孔线。

“不是用叶子，你再仔细看看它有什么特别的地方。”朱有德卖起关子来。

“那肯定是用花吧？或者松果？可是我没观察过它的花长什么样呀。”小神农这下为难了。

“它的花分为雌雄两性，雄球花序是圆柱形的，在新枝腋下长成穗状，雌球花序是紫色的，长在当年的新枝顶端。花期很短，花谢后长出球果，它呈圆卵形，带肥厚的鳞盾，中部近长圆状，微微隆起。成熟后是淡黄色或者淡褐色的，里面有长卵形的淡褐色种子，种子上有斑纹。”朱有德对小神农讲解。

“哦，那就肯定是用种子入药了。”小神农肯定地说。

“错了！松树以枝干的结节入药，又名油松节。你看这松枝的分杈处，比较坚硬，粗细不一，就是这里了。炮制成药后表面黄棕色，带有油脂斑，断面淡棕色，有同心环纹，还可见小孔状树脂道呢。”朱有德连成药外观也讲给小神农听。

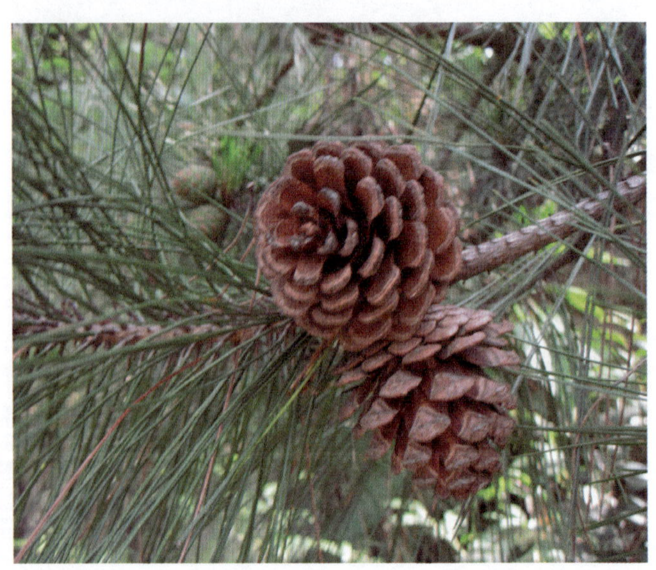

油松节

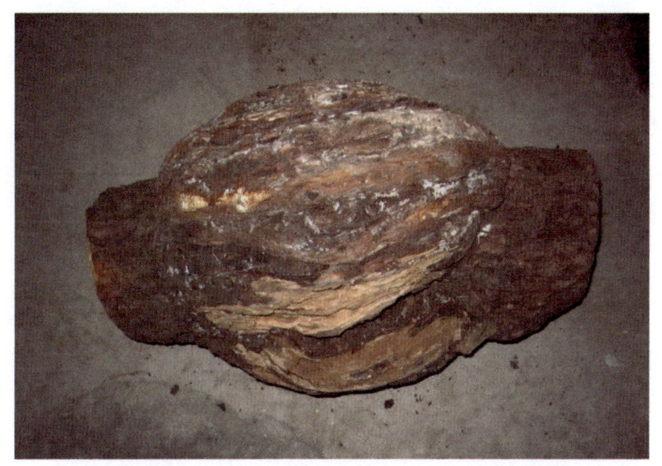

“竟然这么有趣，那它有什么功效呢？”小神农不理解，明明是种子入药更合理嘛。

“油松节味苦，性温，归肝经，其祛风燥湿、止痛除寒的作用明显，可治疗各类风寒湿痹之症，为祛湿药材。”朱有德说着开始往山下走去。

“对了，松树品种比较多，一般采购油松节以油松和马尾松为主。我们这里看到的多是油松，而马尾松与它有点区别，除了树木比油松更高、更粗之外，它的成药断面纹理直或斜，非常均匀，而油松则不那么均匀，这些区别你要记牢才行。”朱有德一边走一边对小神农说道。

“师傅，我记下了，就是用它的关节治疗患者的关节，对吧？下坡路滑，您小心摔跤哦。”小神农像个小大人一样唠叨着，把朱有德惹得呵呵笑起来。

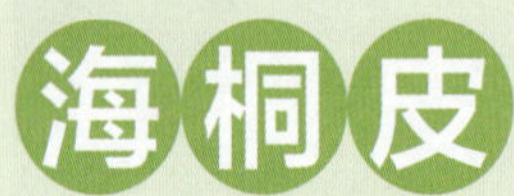

海桐皮——祛湿止痛的带刺梧桐

整整一天，小神农做什么都没有精神，因为牙疼让他吃不香、喝不香的。到了傍晚时，他感觉牙龈有些肿了，对师娘说：“师娘，我不吃晚饭了。以前就听人家说牙疼不是病，疼起来要人命，原来这是真的。”

“你师傅出诊还没回来，真急人。小神农，你再忍一会儿，等师傅回来了，给你开点药就好了。”师娘心疼小神农，亲自跑出门去看朱有德回来了没有。

直到快吃晚饭，朱有德才进门，听说小神农牙疼得吃不下饭，立刻从药堂拿来两块灰黑色的板状药材，煮成水，让小神农漱口。小神

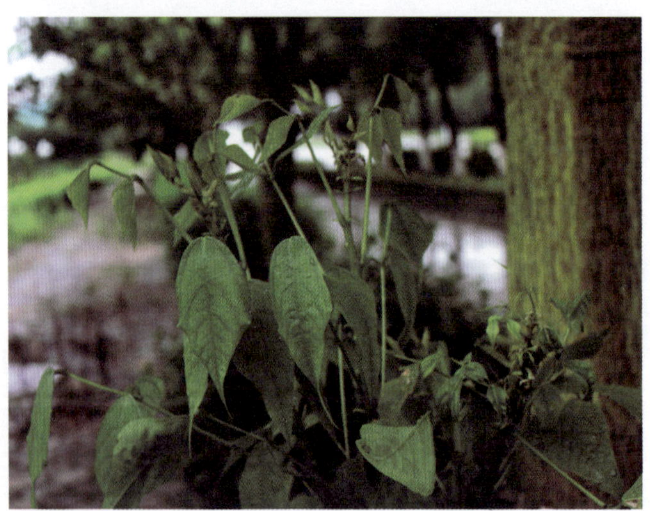

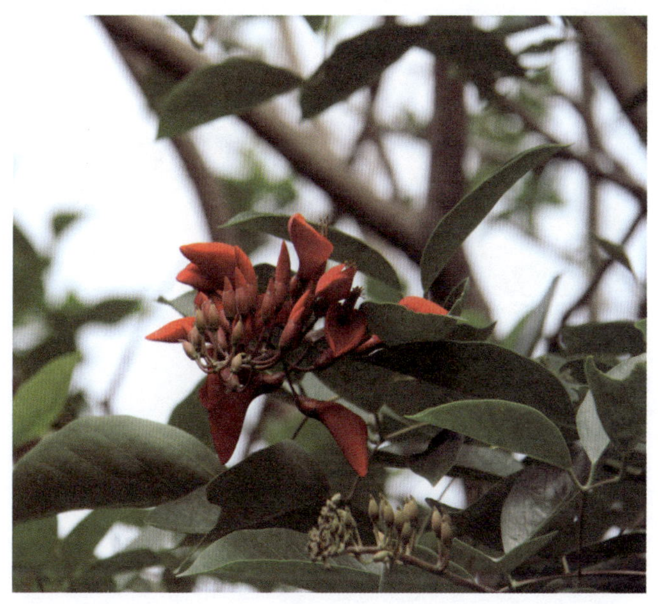

农怀疑地看着那药，说："师傅，这是什么药呀？能不能管用啊？"

"管不管用，用了才知道，你试试吧。"听了师傅的话，小神农只好听话地将水含在嘴里。

没想到，反复含了几口水，疼痛感真的减轻了。小神农这下来精神了，问："师傅，这是什么好东西，怎么这么神奇呢？"

"这是海桐皮，其味苦，性平，归肝、肾经，可祛风湿、通筋络，治疗湿热下注、腰腿骨疼都可以用它。同时，它又可杀虫、除热，所以治疗牙痛效果也很好。"朱有德忙了一天，这才有时间坐下喝口茶。

"真了不起，小小一块木板，就能治这么多病。"小神农仔细观察起海桐皮来，只见它外表灰黑，带有稀疏的裂纹，同时，又有黄

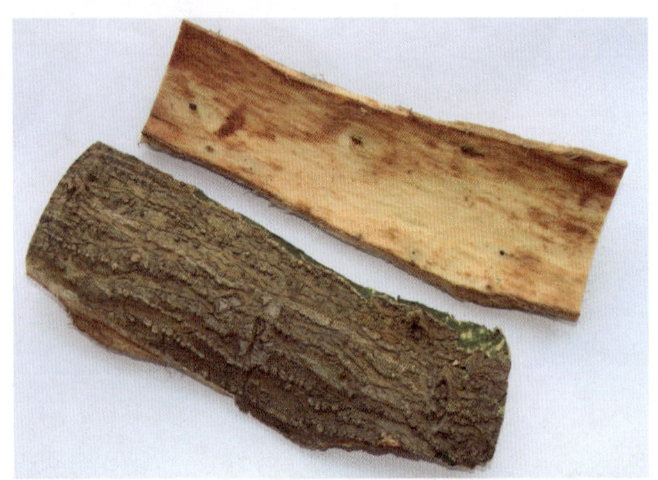

色皮孔，边缘不齐，表面有被磨去的钉痕，内里为黄棕色，平滑带细纹。

“这不是木板，是刺桐树的皮。”朱有德纠正他。

“刺桐是什么树？是梧桐树吗？”小神农第一次听说还有刺桐树这种树木。

“嗯，它们都是乔木。刺桐高可达20米，树皮灰棕色，树枝比较淡，为土黄色，上面有灰色的茸毛和黑色的圆锥状刺，一般2～3年可以脱落。它的叶子为3出复叶，互生于枝顶，为阔卵形，前端钝尖，基部近截形，为全缘，叶面两边都有疏毛。所以它与梧桐还是很相似的。”朱有德说。

“它开不开花？我从来没见过梧桐树开花。”小神农感觉自己见识太少了。

“开花，比梧桐花可好看多了。它每年3月开花，花序长15厘米左右，花梗也很长，花萼为佛焰状，背部开裂，花冠是蝶形，花瓣大红色，花丝紫色，花药黄色，花柱浅绿色，颜色可丰富呢。花谢之后会长串珠状的荚果，里面生有1～8颗种子，是球形的，暗红色。”朱有德讲刺桐开花时，小神农都听得呆住了。

“师傅，这刺桐开的花也太神奇了！这么多颜色集在一朵花里，该是什么样子呀！”小神农这会儿早把牙疼的事忘在脑后了，一心想的都是刺桐花。

“现在牙不疼了吧？一说到药材你就来精神了。”朱有德看小神农来了精神，连忙招呼妻子端饭上来，三个人有说有笑地吃起晚饭来。

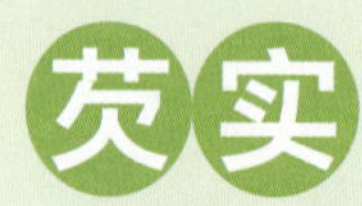

芡实——祛湿止泻的鸡头米

朱有德家来了位客人，据说住在与河南交界的地方，离这边很远。这倒没什么稀奇的，可是这位客人给朱有德家带来半袋白色圆球形的米，说：“留着吃吧，这都是自己家采的上好鸡头米。”

朱有德显然对这些鸡头米非常喜欢，抓起来看了又看，小神农便顺带也仔细看了看。只见米仁直径约6毫米的样子，一头是白的，并带有下陷，另一头则是棕红色的，表面光滑，有小花纹。这鸡头米可硬了，用力咬开一粒，里面又白又粉，但没什么味道。

“师傅，鸡头米是什么米？我还是第一次听说呢。”小神农听了

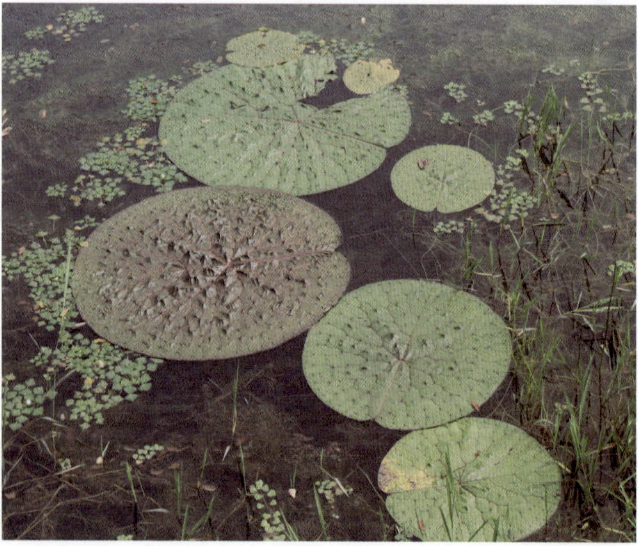

它的名字，突然觉得真有点像鸡头了。

“鸡头米又名芡实，是一种水生草本植物。它生活在水里，初生叶沉于水下，为椭圆形；次生叶浮于水面，直径30～130厘米，圆形，盾状，全缘，带有弯缺。叶子革质，叶上绿色，叶下却是紫色的，还有尖刺和短毛，它的叶柄上长有25厘米左右的长刺，又粗又硬。”朱有德采过芡实，当然知道采摘不容易。

“哇，叶子这么大，还有长刺，好奇怪啊。”小神农都听呆了。

“它每年6～7月间开花，萼片4裂，披针形，生在花托的边缘，

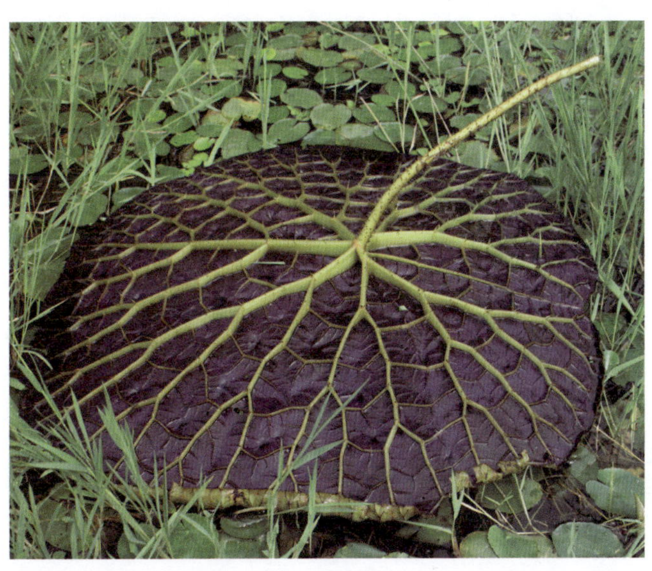

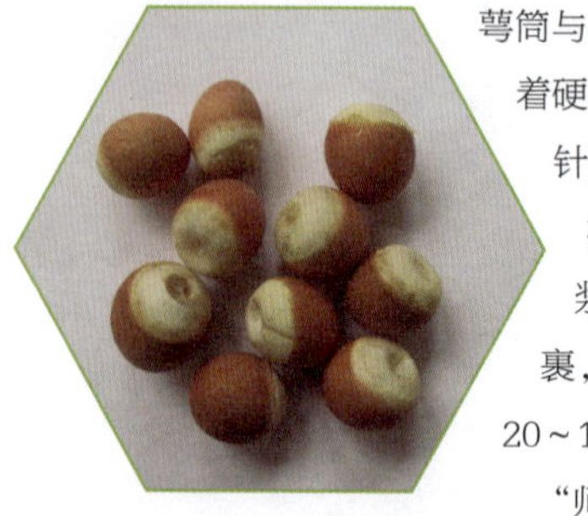

萼筒与花托几乎融合，里面紫色，外面长着硬刺。花萼比花瓣要大，花瓣也是披针形，为紫红色，数轮排列生长，花梗上也带有密刺。7～8月便结出浆果来，紫红色的，外面有小刺包裹，顶端还有宿萼，开裂后，里面有20～100粒种子，也就是这芡实了。”

“师傅，这芡实全身都是刺，怎么摘下来的呀？”小神农不明白了，这不得把手扎破啊。

“想要吃到芡实可不容易。每年为了采摘芡实，当地人的手都是伤痕累累的呢。”朱有德深有感触。

“那还是不要吃了，实在太不容易啦。”小神农同情地说。

“可是，芡实是好东西，它不但是可食的米，更是可入药的药材。 其味甘、涩，性平，归脾、肾经，可以祛湿止泻、补脾益肾，

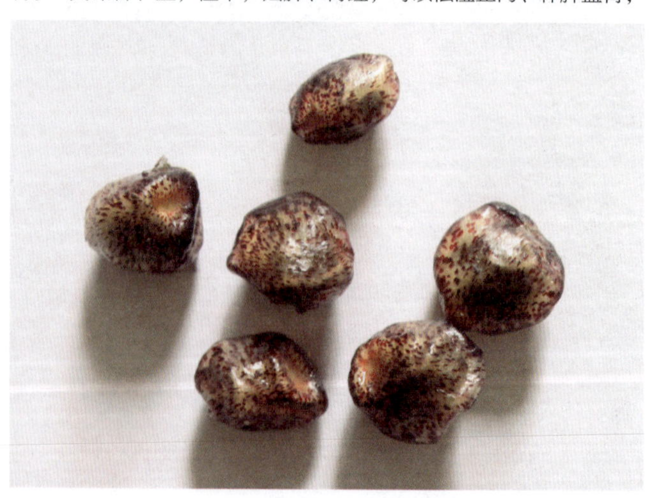

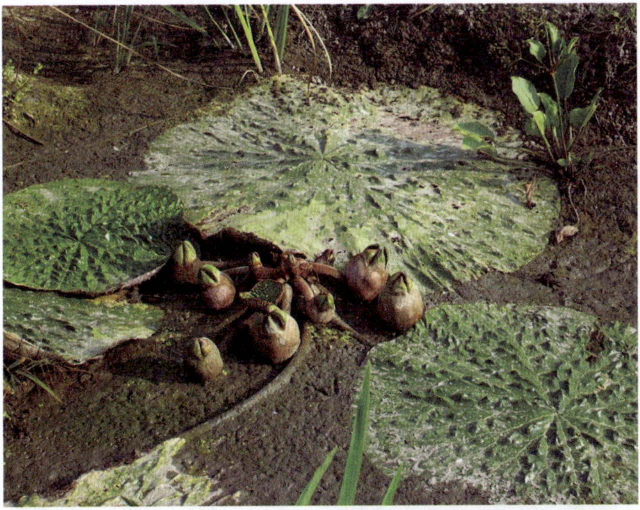

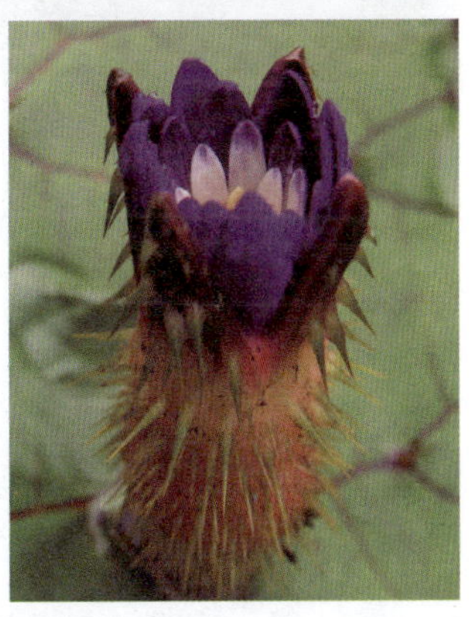

一般体湿、淋浊、小便不禁、大便泄泻都可以用它来治疗呢。”

“原来它的作用这么多啊，也难怪不容易采了。越是好东西就越难得，对吧，师傅？”小神农总结自己采药的经验。

没想到，他的一句话倒是把那位客人逗笑了，说：“你这徒弟说得对，好东西都不容易得。”说完，大家都笑起来。

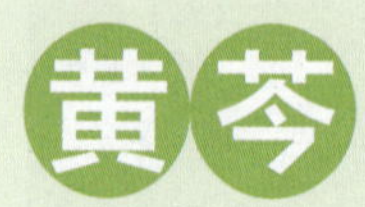

黄芩——秋日收获的燥湿清热药

要入秋了，小神农发现山上的药材也忽然变得多起来。所以，他一边往山坡上爬一边和朱有德说：“师傅，秋天真是收获的季节，这两天每天都可以采到好多药，这些药好像是一夜之间长出来的。”

“药材到了收获的季节，不知道你的知识有没有收获呀？”朱有德心里很清楚，这段时间以来，小神农对药材已经认识了好多，只要不忘记，就算很有收获了。

“放心吧师傅，您教过的我都记着呢。”小神农小嘴一撇，自信满满地说。

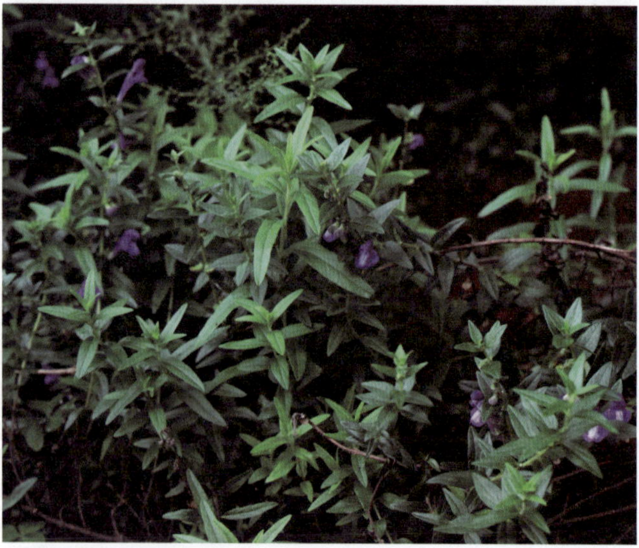

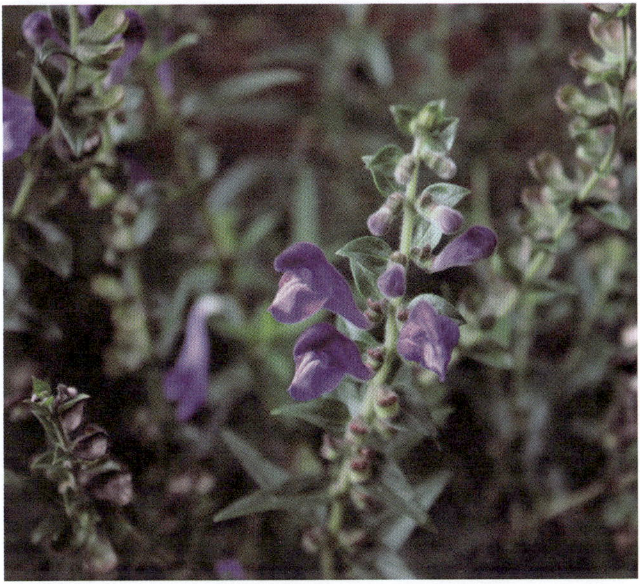

“如果真是这样，那还真不错。现在为师就考考你，这是什么药呢？”朱有德指着坡边的一株伏地植物说。

“我来看看。”小神农立刻停下脚步，看到那植物的茎伏于地面，四棱形，分多枝，但叶子单片对生，带有短柄，叶片是披针形，全缘。在枝端，还生有一个小卵球形的坚果，上面有瘤状，腹面还近基部，带果脐。小神农推断，这应该是它的果实了。

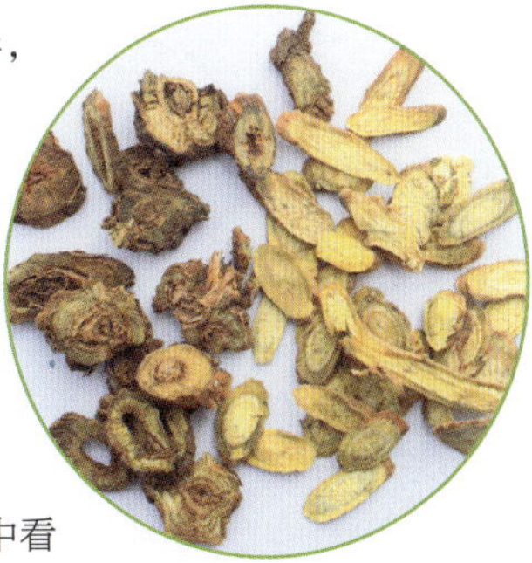

“师傅，这是黄芩吧？我在书中看

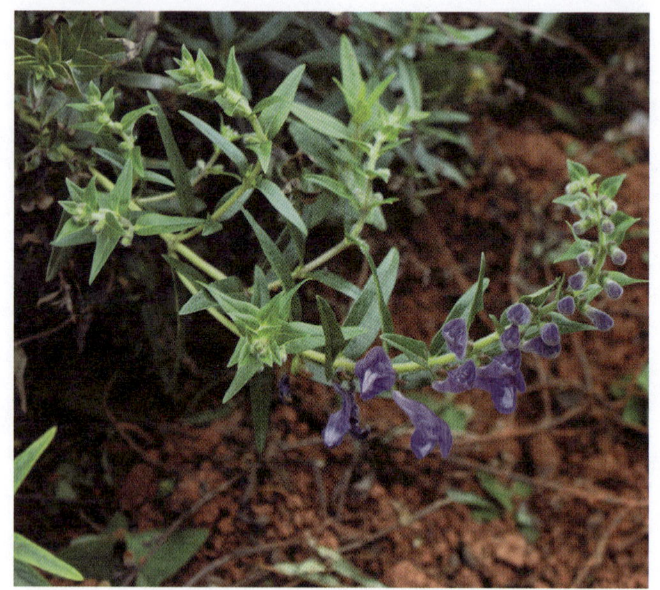

到过，它应该开蓝紫色或者紫色的花，花序顶生，总状，花筒基部稍弯，下唇为三角形裂片，它的苞片与叶子相近，萼片长4毫米左右，结出果实时，它就会慢慢变大，像现在这个样子。”小神农一副老学究的样子，对着那株黄芩滔滔不绝地说。

“看来真是收获的季节，小神农连黄芩都认识了。不过，你别忘了它的根。它的根很粗壮，呈圆锥形，表面棕褐色，带有稀疏的疣状细根痕，上部有不规则网纹，下部细皱带顺纹，很容易断。”朱有德非常肯定了小神农的辨识能力，并帮他补充入药部分的特征。

“师傅，黄芩有什么功效？治疗哪些病呢？”小神农并没有因为师傅的夸奖而骄傲，而是追问起药性来。

“黄芩味苦，性寒，归肺、胆、脾、小肠、大肠经，它不但燥湿清热，还解毒消肿，对湿热痞满、泻痢、湿温恶心、痈肿疮毒之症都有治疗作用。”

“既然是这么好的药，我们可不能视而不见，不如采一点回家吧。”小神农调皮地说。

“你呀，真是个精明的小当家。”朱有德笑了，动手挖起黄芩来。

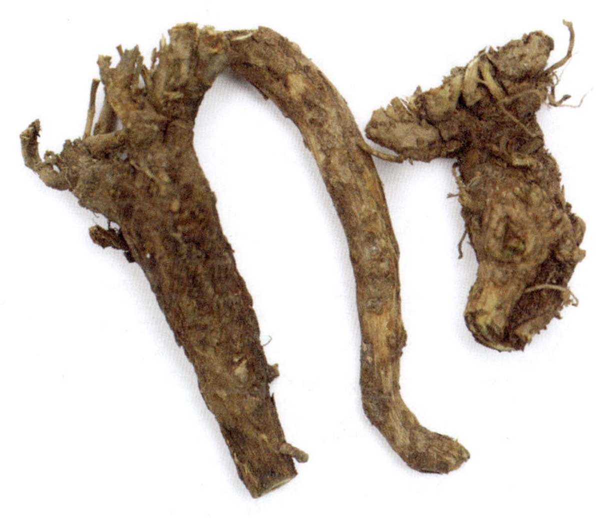

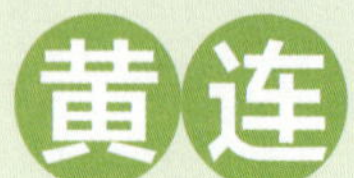

黄连——善收体内、外之湿的苦味药

“师傅，我们快出门吧。太阳都这么高了，您怎么还坐着呢？”小神农在院子里转来转去，着急地催着朱有德上山。

“我今天要考考你，如果你回答对了，我们就上山，如果不对，那就不能上山了。”朱有德说。

“您考吧，我肯定都会。”小神农干脆坐下来，胸有成竹地说道。

“黄连，你还记得吗？说说它的特征吧。”朱有德轻描淡写地说着。

“这当然记得，黄连是多年生草本植物，根茎黄色，有多数须

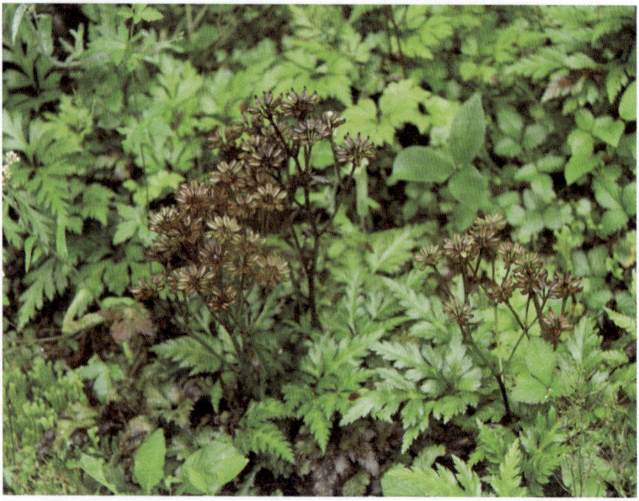

根，叶片基生，叶片纸质，三角形，分3裂，中间裂片有细柄，为卵状菱形。边缘带齿，表面沿脉有柔毛。”小神农悄悄观察师傅的脸色，只见他神情安详，就知道自己说的准没错，所以接着往下说，

“黄连每年2～4月开花，1～2个花葶，花序为二歧或者多歧聚伞状，3朵花同生，苞片披针形，萼片窄卵形，5片，花瓣是线形或者披针形，中间有蜜槽，花谢之后长一个长椭圆形的蓇葖果，里面可生7～8粒褐色的种子。师傅，我说得对不对？”小神农见师傅一直不出声，就问道。

“目前为止是正确的，那它的分类呢？你这些还没说呢。”朱有德晒着太阳，干脆闭上了眼睛。

“黄连又分味连、云连、雅连，味连成药形如鸡爪，表面粗糙，有不规则的结节状隆起，还有须根残痕，节间平滑，上部多有褐色鳞片，顶端则带有茎的残余，表面灰黄色，断面也不整齐。”小神农感

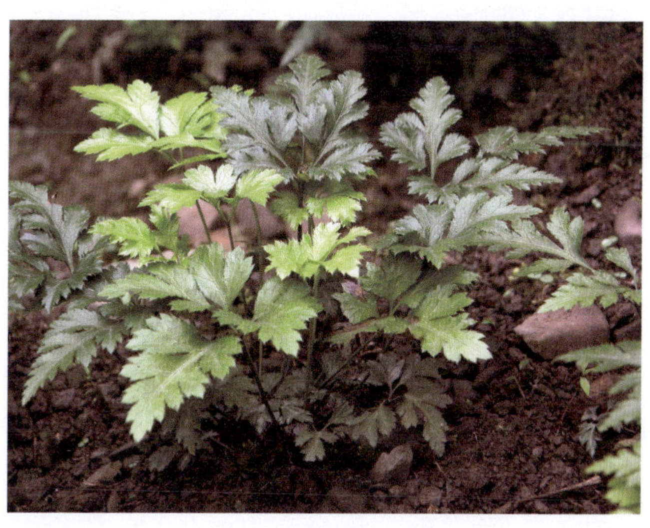

觉嗓子里都要冒白烟了，心想：师傅每次给我讲药材可真不容易。

“还有另外两种呢？接着说。”朱有德催促着说。

“云连根细小，弯曲如钩状，而且它须小，节多，节间很密。而雅连茎为圆柱形，微弯，节较长，顶端有少数残基，茎粗壮，不带须根。是不是这样的，师傅？”小神农虽然说得简单，但很准确，而且说的都是区分的重点。

“那黄连的功效呢？”朱有德嘴角微微上翘，似乎很满意。

“它味苦，性寒，归心、脾、胃、肝、胆、大肠经，是专门清热解毒的呀。”小神农不假思索地脱口而出。

“这可就不全面了，虽然黄连可清热解毒，但它更能燥湿泻火。《名医别录》中说黄连‘主治五脏冷热，久下泄澼、脓血，止消渴、

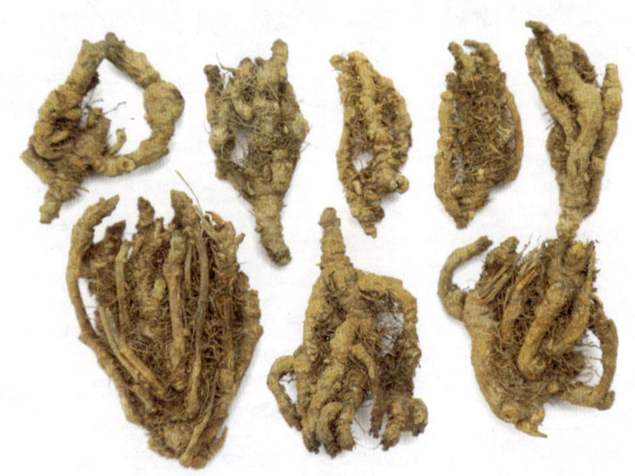

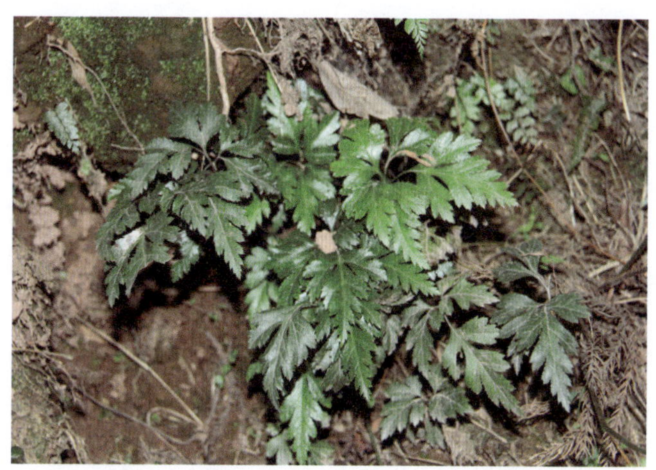

大惊，除水，利骨，调胃，厚肠，益胆，治口疮’，所以黄连内治湿热痞满、泻痢高热、痈肿疔疮，外治湿疹、湿疮、耳道流脓，算是湿热中阻、寒热互结的专用药才对。我看今天是不能上山了。”朱有德笑说。

“师傅，这不能算错吧，顶多只能算我没说全。”小神农向师傅耍起赖来。

就在这时，门外有人叫：“朱大夫在家吗？我给您送黄连来了。”朱有德这才站起来，说：“快去接药材吧，师傅逗你玩呢。”小神农这才明白，原来师傅坐在院子里不肯出门，是要等送药材的人来，自己都被师傅骗了，还背了那么多黄连的特征、功效。

“师傅，您又骗我。”说着，小神农气哼哼地往门外走，朱有德却大笑起来。

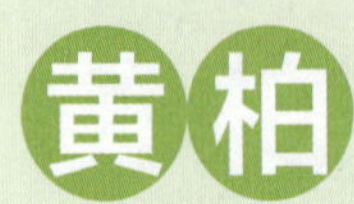

黄柏——收下体之湿的乔木皮

打发走了送药材的人，小神农发现自己又有事做了，因为这次送来的除了黄连，还有两袋黄色的树皮，看起来很光滑，他倒不知道这是什么了。

“师傅，这树皮是什么药？”小神农连忙问朱有德。

“这是黄柏，也就是黄檗的树皮。”

“黄檗是什么树？长什么样啊？”小神农这下更着急了。

“就是黄皮树呀。它是落叶乔木，高10～12米的样子，树干棕褐色，外层木栓薄质，可见唇形皮孔，叶子复叶对生，长圆卵形，叶片

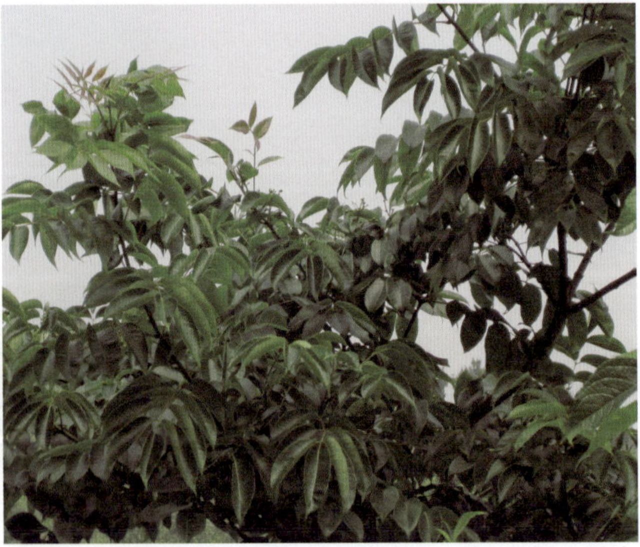

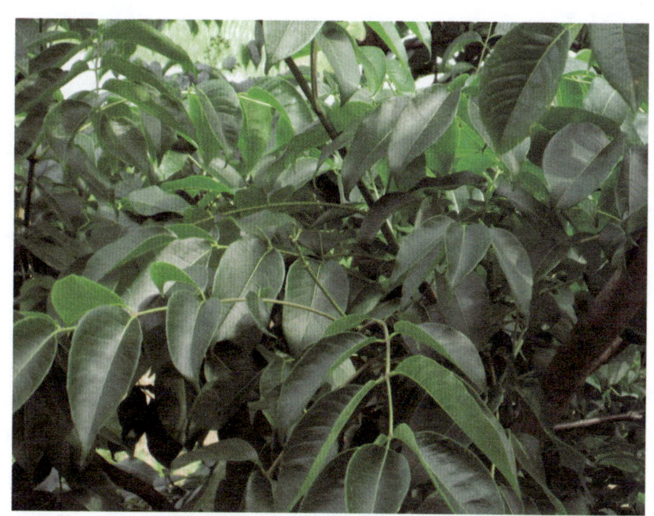

纸质，几乎全缘，中脉有短毛，叶下有柔毛，它的花是雌雄异株的，排成圆锥状，顶生，花序带短毛。花朵紫色，雄花蕊比花瓣要长，雌花蕊较短，基部有粗大果轴，伏有短毛。结球形浆果，成熟之后为黑色，里面有5～6颗种子。”朱有德大致将黄皮树的样子说了一下，怕小神农搞不清，又补充说，

“黄柏被分成川黄柏和关黄柏两种。关黄柏是北方的称呼，川黄柏则是南方的叫法，它们之间有少许区别。关黄柏的木栓层比川黄柏要厚一些，小叶边缘带齿和缘毛，而川黄柏则没有。”

“那它们成药后一样吗？”小神农心想，反正我也不一定能够看到川黄

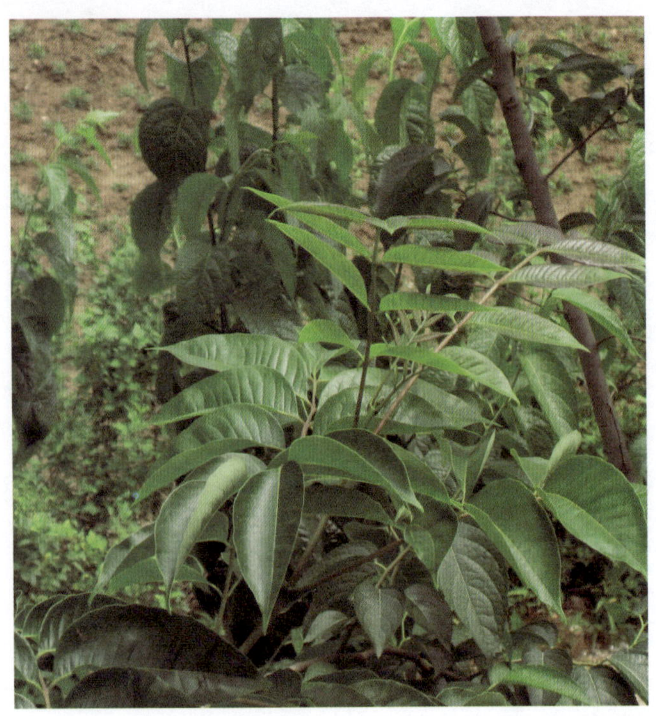

柏的树了，还是把药弄清楚才好。

“关黄柏的成药呈板片状，长宽不一，表面黄绿色，平滑，栓皮为灰白色，略有弹性。内里浅黄棕色，带纵行纹理，断面是淡黄色，皮层有颗粒状，韧皮纤维状，有分层。而川黄柏呈浅槽状，外表黄棕色，带有纵沟纹，栓皮灰褐色，无弹性，有唇形皮孔，内里暗黄色，有纵棱。其他就相差不多了，所以区分的时候可以多看颜色与外皮。”朱有德说得很清楚，小神农立刻就掌握了要点。

“师傅，黄柏有什么功效，治什么病呀？”

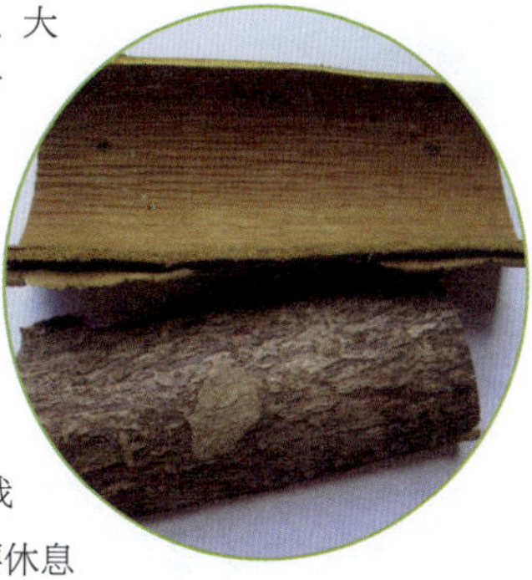

“黄柏味苦，性寒，归肾、膀胱、大肠经。《医学入门》中说‘凡下体有湿，瘫痪肿痛，及膀胱有水，小便黄，小腹虚痛者，必用之’，所以，它是清热燥湿，利水解毒的药物。”朱有德一边说一边整理药材，感觉腰酸背痛。等到将药材送到药库，朱有德便对小神农说：“我们今天不上山了，师傅实在累了，要休息一下了。”

“师傅，您休息去吧，我去药堂看着，不用担心。”小神农看出了师傅的疲惫，说完便朝药堂走去。

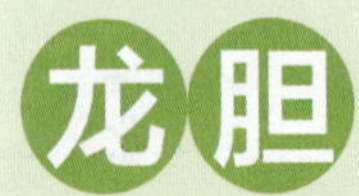

——化水泻肝龙胆根

这天，小神农与师傅准备上山的时候，在树林边看到了一些蓝紫色的小花。它们数朵同开，簇生于叶腋及枝顶，无花梗，每朵花下都有2个披针形苞片，花萼是钟形的，前端5裂，向外展开，花冠筒状钟形，在喉部有黄绿色斑点，花瓣可见5裂，为褶三角形。

“师傅，这些小花真有意思，别的花都谢了，它们却开得这么旺盛。”小神农凑过去，想要看个仔细。

“嗯，这是龙胆。它是多年生的草本植物，根茎短，基部丛生数条细根，茎高30～60厘米，花茎单生，不分枝。叶子是对生的，无柄，叶下有鳞片状，基部合生，中部及上部近革质，整个叶形如同披针形，表面深绿色，下面浅绿色，边缘外卷，很粗糙呢。”朱有德一眼就看出是龙胆了，不过，这些龙胆要再过一段时间才好采挖，所以

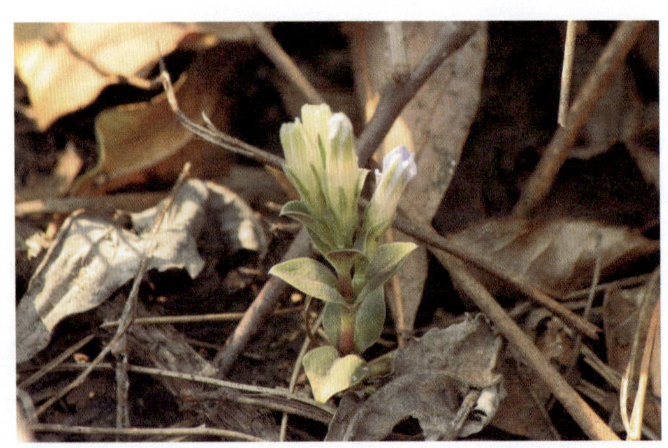

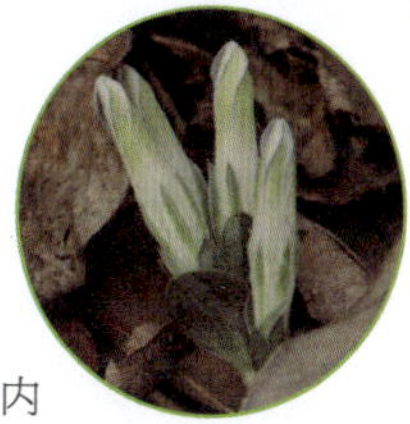

他只是站在路边，并没有走上前去。

“为什么叫龙胆呢？难道它胆子很大？”小神农可好奇了。

“医书中说它叶如龙葵，味苦如胆，所以叫龙胆。它会结椭圆形蒴果，是藏在花柱内的，果内有数颗褐色种子，光亮而且有网纹，两端有宽翅。”

“师傅，它能入药吗？”小神农围着小花转来转去，但是还没看到成熟的种子。

“当然能入药。不过，花与种子并不是药，它的根茎才可药用。成药根茎不规则，表面灰棕色，留有茎痕，下端带多数细根和横皱纹，下部较细，有纵皱纹及支根痕，很容易折断，断面平坦，皮部黄白，木部色浅，呈点状环列。”朱有德说着就要走。

“难道我们不采一些吗？”小神农追问。

“到深秋采才好，不然就有损药性，浪费药材了。”朱有德说。

“它是治什么病的呀？”小神农这才想到，自己还不知道龙胆有什么用呢。

“龙胆味苦，性寒，归肝、胆经；可治疗小便淋痛、湿热黄疸、头痛目赤等症，是清热燥湿，利水泻肝的药物。”朱有德这时已经走出好几步了，“不过，龙胆品种很多，现在药用的主要为山龙胆和坚龙胆，它们之间也有一点区别。山龙胆顶端突出，下端多细长根，表面淡黄，上部有细横纹，断面淡黄色。而坚龙胆顶端为木质茎秆，下端生多条根，粗细不一，表面棕红色，多纵皱纹，断面中间为黄色。”

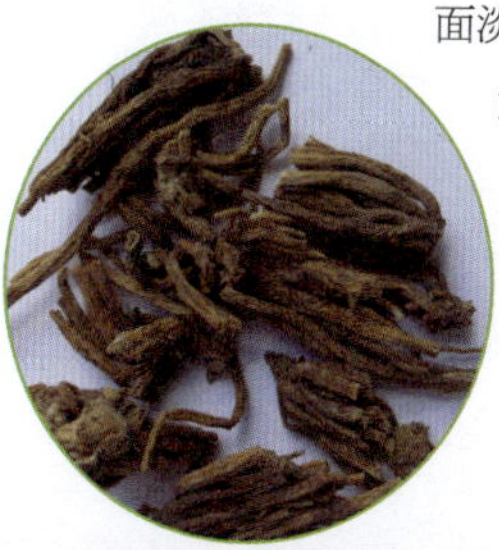

朱有德一边说一边继续往山上走，小神农连忙从林边跑上小路，追着师傅一路上山去了。

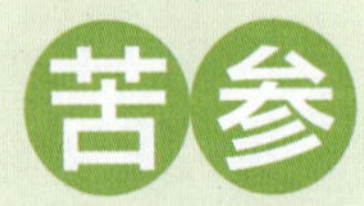

苦参——燥湿杀虫的非“参”药

走到中午时分，师徒俩都累了，于是坐到山坡边休息。小神农晒着暖暖的太阳，一会儿居然打起瞌睡来。没想到，当他再次睁开眼睛时，师傅早就不在身边了。他连忙站起来，就看到师傅蹲在山坡上的草丛里，在认真地挖什么东西。

小神农跑过去一看，原来是一些茎枝直立生长的植物，它分枝很多，枝上带有纵沟，为奇数羽状复叶，互生。叶片很长，长20~25厘米，呈披针形，前端尖，基部圆，带有短柄，是全缘的，叶背面还有柔毛。

“师傅，这是什么植物，您挖它的根做什么？”小神农问道。

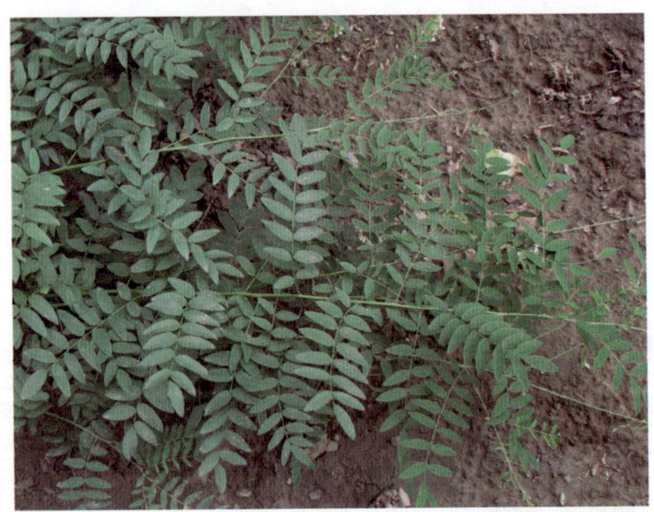

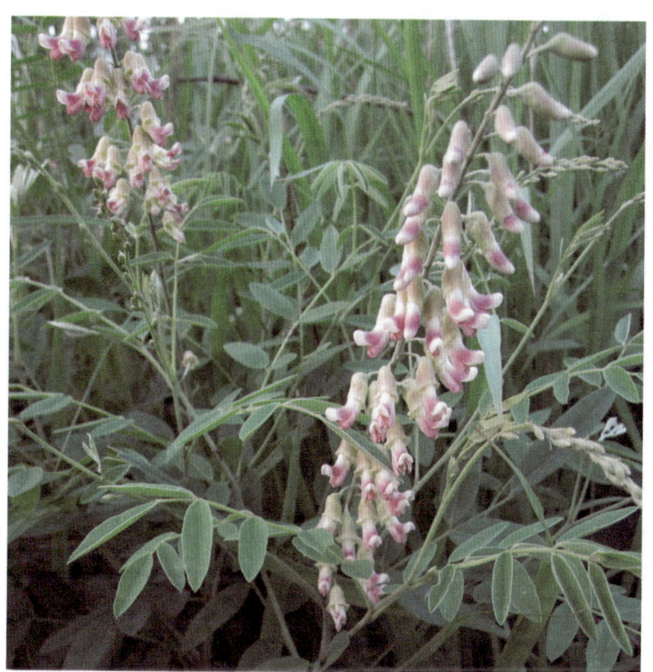

“这是苦参，为落叶半灌木，根茎可以入药，其味苦，性寒，归肝、肾、大肠、小肠、膀胱经，可清热燥湿、利尿杀虫，是治疗湿热泻痢、小便不利、水肿、肠风、皮肤瘙痒、湿毒疮疡的最好药物。”朱有德的身后，早已经挖了一小堆了。

“苦参？它怎么没有花呢？”小

神农一听参字，就想到了人参可爱的花朵及它的红色小颗粒种子。

“它的花现在已经谢了。它每年6~7月开花，花序顶生，花梗有短毛，苞片线形，花萼钟状，扁平，花冠为蝶形，旗瓣为匙形，翼瓣无耳，颜色淡黄色。”朱有德抬起头看了看，“现在应该有荚果长出来了，是带有长喙的那种。等到荚果成熟了，里面有3~7粒种子，是黑色的，球形状，你自己找找看吧。”

“我还以为它会像人参一样呢，如果只是荚果我就不找了。”小神农失望地说。

“虽然只有一字之差，苦参和人参可大不一样。苦参成药表面棕黄色，带有纵皱纹和横生皮孔，栓皮薄，带破裂的反卷，容易剥落。而且，苦参不易折，断面有纤维性，切开来里面还有放射状的纹理，所以此参非彼参。”

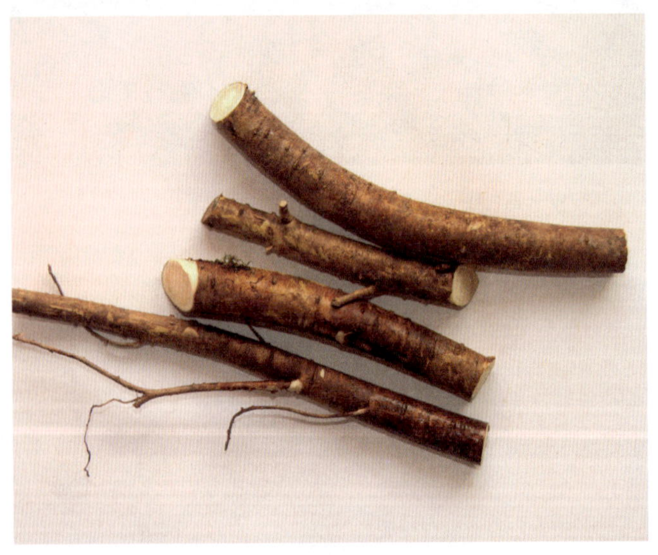

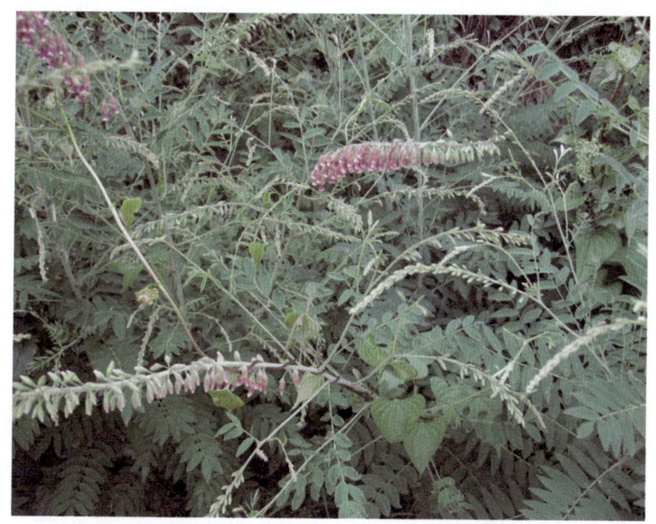

“师傅，我们两个一起挖吧，不然您一个人得什么时候才能挖完呀。”小神农说着就要采挖，朱有德却拦住他说道：

“还是我来挖。你呢，将我挖出来的根去掉细根。这样回家就不用再修理了。”

“这些细根不能用吗？”小神农好奇地问。

“对，炮制苦参要去掉细根，将其洗净，切成片，晒干之后才能炒制，不然就不容易处理了。”朱有德说着，将那些挖出来的根推到小神农面前。小神农直接坐在地上，细心修理起苦参的细根来。

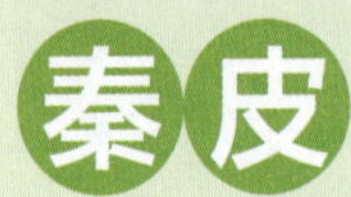

秦皮——燥湿止痢白蜡皮

小神农看师傅一早就在院子里走来走去，还将药库的药搬出来一些，他就知道，今天肯定又有人要送药来了。不过，他很清楚，送药的肯定不是张大爷，所以，他兴致不高，自己坐在药堂里一边看书一边打发时间。

直到快中午时分，小神农才听到后院有说话声，就到后院去看送来的药材。那个送药的人正说着："朱大夫，东家说这些秦皮品质好，让你放心用，如果效果好，我们还有很多呢。"

朱有德热情地答应着，一边打开袋子来看药。小神农也凑上前去。只见袋子里是一些卷筒状的枝皮，外表灰白色，有的还带相间的斑状，并不是很平滑，表面有圆点状的皮孔，是白色的。枝皮偶尔有分枝痕，内里却是黄白色，很光滑，闻一下味道，有点苦涩。

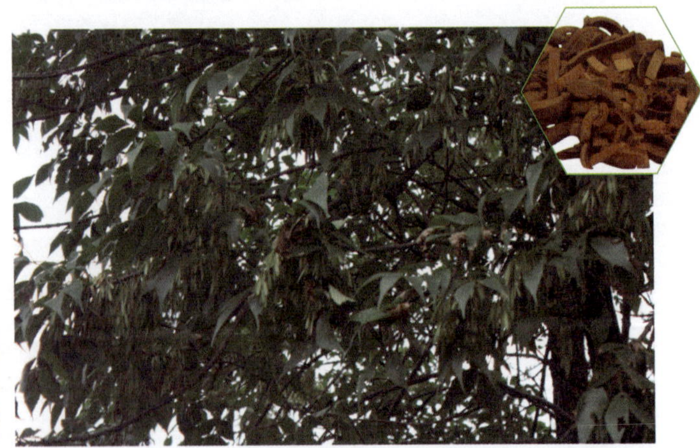

“师傅，这就是秦皮吗？我怎么没听说过有秦树呢？”小神农不解地问。

“秦皮是白蜡树的枝皮。不过，白蜡树品种多，大叶白蜡树、小叶白蜡树、秦岭白蜡树都可以做成秦皮。”朱有德被小神农的问题逗笑了。

“这么多品种啊？那我可怎么区分呀。”小神农犯起愁来。

“这也不难，我们这边的山上，不就有大叶白蜡树嘛，又叫苦枥白蜡树。它的树皮灰褐色，外表光滑，带有浅裂，叶片卵形，发芽时伏有茸毛，叶轴光滑。每年5～6月，叶与花同时长出，花序长于当年生的小枝顶端或者腋下，花萼杯状，没有花冠，所以花很小，心皮合生，花谢后，会长出小果实来。”朱有德说着，请送药的人将药放到药库里去。

送走了送药人，朱有德才又和小神农说起来：“小叶白蜡树的叶子比大叶白蜡树略小，也是卵形的，但它开花有花瓣，为线形，是绿色的。而秦岭白蜡树比前两种都要高，可达20米左右，为单数羽状复叶，叶边缘有齿，叶下带茸毛；花朵有瓣，为线状。”

“哦，这样我就知道了。可是这种药有什么用呀？看上去可不好看。”小神农手里还拿着一片秦皮，他又在手中翻来覆去地仔细看了看。

“秦皮味苦，性寒，归肝、胆、大肠经。其清热燥湿、收涩止痢作用明显，所以治疗热毒泻痢、赤白带下、目赤眼痛等症都会用它。它的祛湿利水效果不错，而且产量大，价格相对不高，用起来就更加合算了。”朱有德说完朝着药堂走。

“师傅，我看着药堂就好，您休息去吧。”小神农懂事地追上来。

“不用，今天给你放假，你出去玩会吧。我今天不忙，就坐在药堂看着好了。”朱有德慈爱地抚了抚小神农的头，满意地笑了。

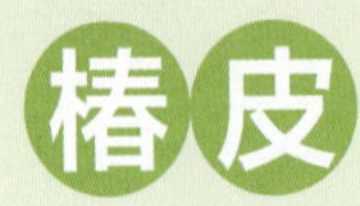

椿皮——止湿气下痢的臭椿皮

这天，朱有德去王庄出诊，回来时背了半筐树皮。小神农刚一靠近，马上觉得臭烘烘的，他连忙向后退了几步，然后捏着鼻子说："师傅，您捡了什么回来啊？这么臭。"

"虽然它味道不好闻，却是免费的药材。我从王庄出来时，正好遇到一伙人在锯臭椿树，我就要了这些椿皮回来，回头我们自己炮制一下，就好入药了。"朱有德笑着说。

"臭椿树的皮也可以入药啊？"小神农忍着臭味，拿起一片仔细看。只见椿皮外皮灰黄色，粗糙，皮孔明显，为纵向延长状，还有微凸。栓皮脱落的地方，显出淡黄白色。树皮内里倒很平滑，有细小的

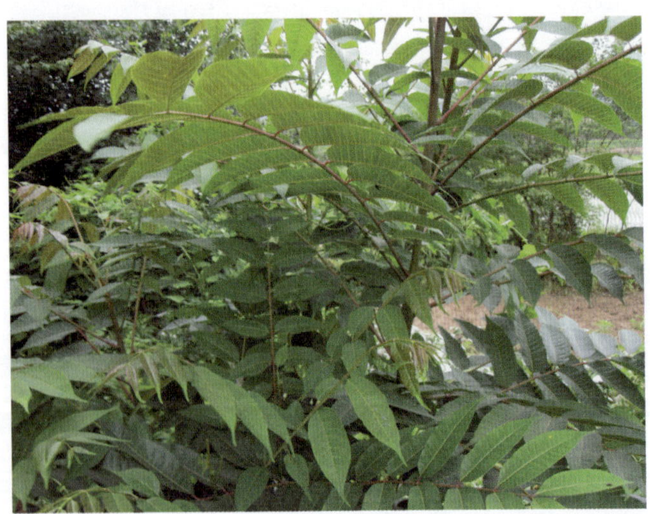

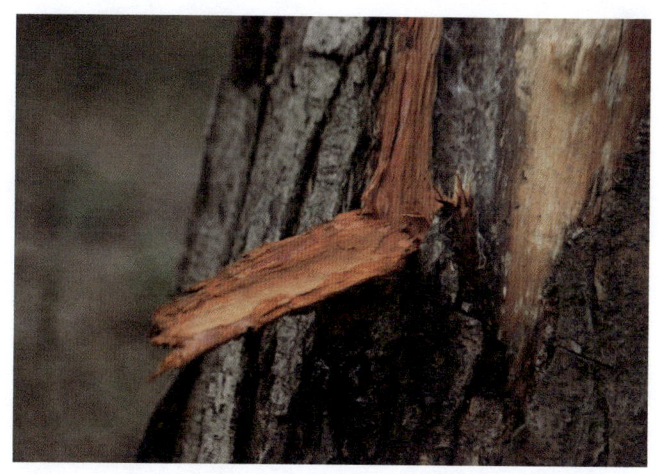

菱形小孔。就是味道太难闻了，小神农看完就直接扔回筐里去了。

“当然可以入药呀，你不知道椿树长什么样吧？”朱有德却一点也不介意那味道，开始晾晒起来了。

“我当然知道，椿树长得可高了，树冠如同伞状，树皮灰白色，有浅裂，分枝粗壮。它的叶痕很大，是倒卵形的，里面有9个维管束痕，我还特意看过呢。”小神农家的路边就有一棵臭椿树，他以前确实仔细看过。

“那它的叶子长什么样呢？开什么样的花？”朱有德故意提问。

“叶子是互生的，为奇数羽状复叶，呈卵状披针形，中上部全缘，基部有粗齿。叶片齿顶还有腺点，叶柄的基部很大，带着臭

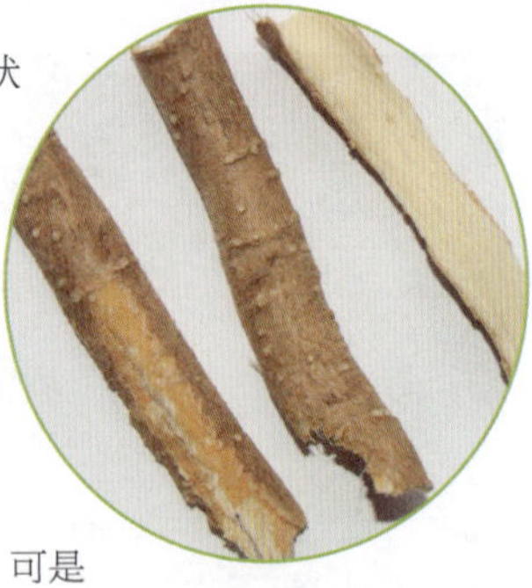

味，到5～6月开白色的花，为圆锥状花序，那花也是臭的。不过，它的果实是椭圆形蒴果，里面有多颗种子，带有膜质的翅，却并没有什么臭味。”小神农一口气将椿树的样子说完，好像多说一会儿就得多闻一会儿臭味似的。

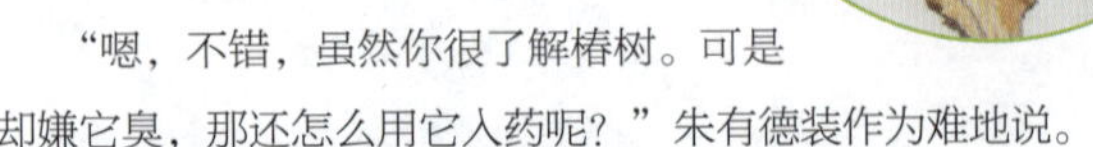

“嗯，不错，虽然你很了解椿树。可是却嫌它臭，那还怎么用它入药呢？”朱有德装作为难地说。

“师傅，它有什么功效呀？如果功效强的话，我就不嫌它臭了。”小神农一脸坏笑。

“你呀。”朱有德被他逗笑了，“椿皮虽然臭，但味苦、涩，性

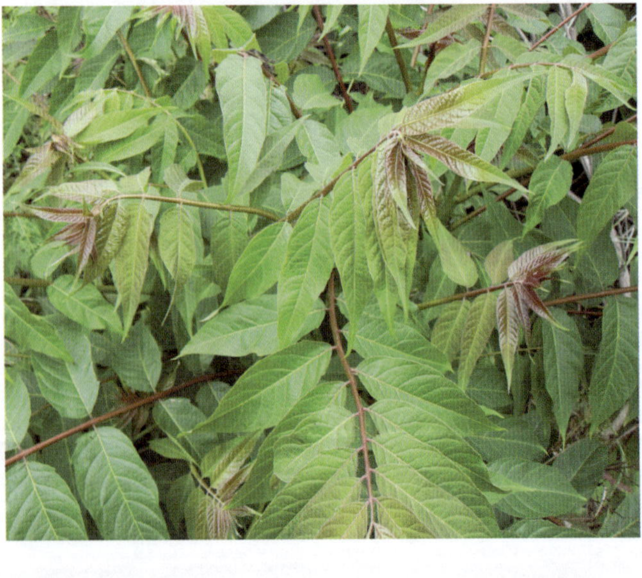

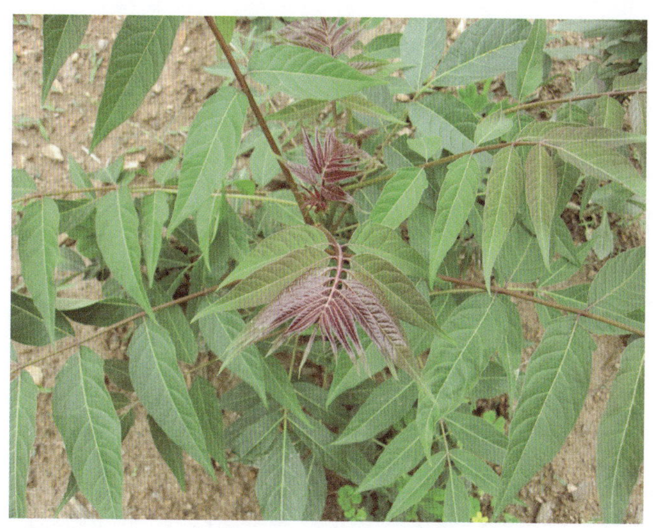

寒，是归大肠、胃、肝经的药物。医书中说它‘治赤白浊，赤白带，湿气下痢，精滑梦遗，燥下湿，去肺胃陈积之痰’，所以它是清热燥湿的良药。”

“看来我只好不嫌它臭了，谁让它有这么多的功效呢。”小神农一脸调皮的笑，说着帮师傅晒起椿皮来。

枸骨叶

——实肾祛湿的功劳叶

对小神农来说，每每遇到自己不认识的药材，都是最兴奋的时候，也是他最好的学习机会。所以，他向来以问题多出名，很多来药堂送药的人都知道他这个习惯。

这天，小神农坐在药堂打盹，张大爷派了个小伙计来找朱有德。小神农认识这个伙计，便问："张大爷自己怎么不来？他找我师傅有什么事吗？"

"张大爷在家忙着分捡药材呢。他让我来问问朱大夫，功劳叶还要不要，如果不要就都给邻村的王大夫了。"伙计老老实实地回答。

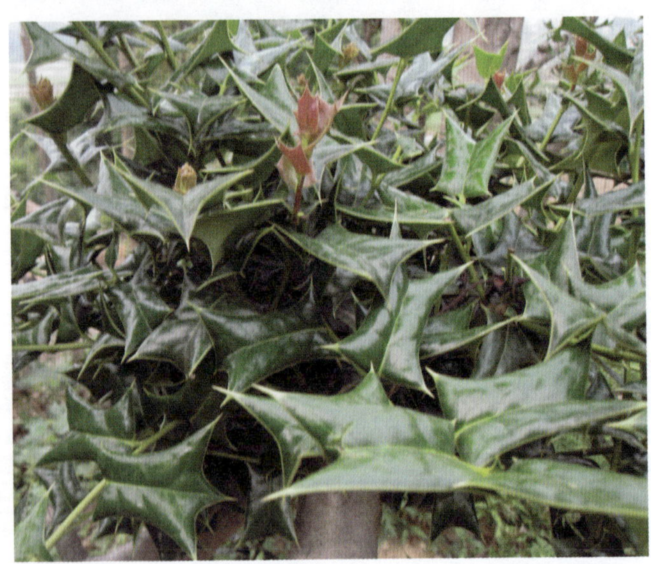

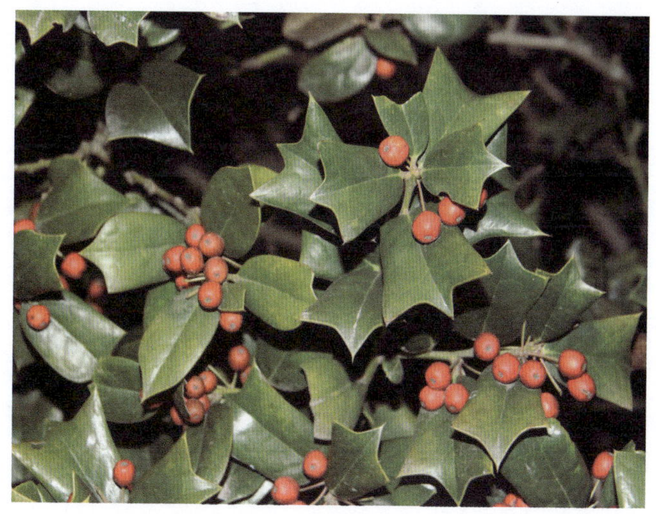

“功劳叶？这是什么东西？你有带过来吗？”小神农一下迷糊了，什么是功劳叶呀，他可没听说过。

“带了点样品，你让你师傅看一看吧。”伙计说着，将一个小纸包递给小神农。小神农连忙打开，里面就是一些椭圆形的叶子，有的已经碎了，完整的3～8厘米长，前端有3个硬齿，中间一个硬刺反曲，叶缘稍皱，叶面有羽状脉，颜色灰绿色，闻一闻还有些发苦。

“你等着，我去问问师傅。”小神农不认识这种叶子，所以急着到后院去搬救兵了。

“师傅，什么是功劳叶呀？”小神农一进屋，便没头没脑地问了一句。

“你怎么想到这味药材？功劳叶就是枸骨叶，又叫十大功劳叶，味苦，性凉，归肝、肾经，是专门祛湿清热，益肝养肾的中药。《本草经疏》中说‘此药味苦入肾，正遂其欲坚之性耳；肾气既实，则湿热自除，而腰膝自健矣’。所以，腰腿疼痛、风湿痹症都需要它治疗。”朱有德不知道小神农为什么问这个问题，但认为只要他好学就是好事情。

“那枸骨树长什么样？我们这里有没有啊？”小神农上山时间也不短了，但从没听师傅说过枸骨树。

“有少数几棵，难得一见。它是常绿的小乔木，可高3～8米，树皮灰白，树干光滑，叶子……”

“我知道叶子，叶子很硬，为长椭圆形，前端还有硬齿，中间一个反曲，基部圆形，表面深绿色，两面无毛。对不对？”小神农不等朱有德说出叶子的特征，他就抢着说。

“哟，小神农用功了嘛，师傅没讲就都知道了。”朱有德有点意

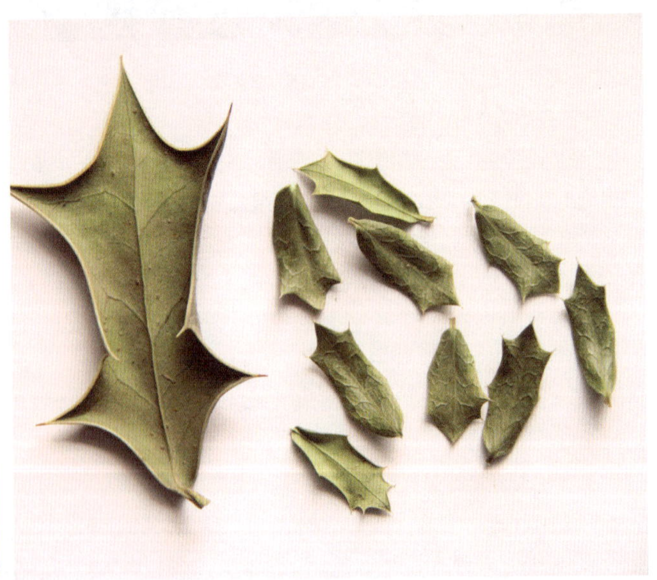

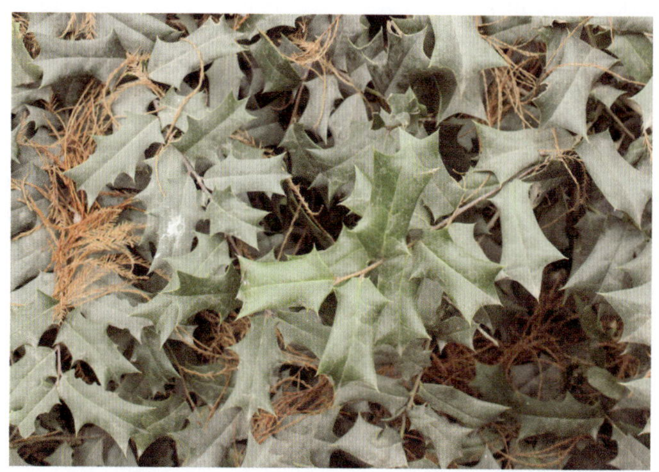

外，便夸奖起他来。

“可是我不知道它的花是什么样呀。”小神农美滋滋的，并不说张大爷叫人来传话的事。

“花朵呀，每年4～5月才开。花序簇生于2年枝的腋间，雌雄异株，多4朵同生，萼片杯状，细小，花瓣黄绿色，呈倒卵形，向外展开。它不但开花，而且9～10月还会结出球形核果，成熟之后变成鲜红色，里面包有4粒骨质核，那就是种子了。”朱有德说。

“哦，那我们药堂要不要功劳叶呀？张大爷叫人来问呢。”小神农都弄明白了，才把那包功劳叶递给朱有德。

“你这小鬼头，净耽误事！快去告诉人家，让张大爷给我们留一点，这品质很不错呢。”朱有德看了那包功劳叶，才故作嗔怪地说。小神农却笑了，一溜小跑着去给那伙计回话。

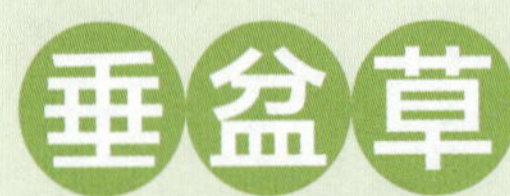

——湿热兼除多面手

昨晚下了一夜的雨，风大雨大，朱有德后园子里的不少作物都被吹倒了。所以，整整一个上午，朱有德都忙着在后园里整理园子。到了吃午饭的时候，朱有德才对小神农说：“你只坐在药堂里，也不去看看自己的垂盆草，都已经趴在地上了。”

“哎呀，我把它忘了。”小神农挠着头，不好意思地笑了。

“不让你种，你不高兴；让你种了，你又不管理。你现在恐怕连垂盆草长什么样子都忘了吧。”朱有德摇摇头，去年的时候，小神农非吵着要种几株垂盆草，他只好让出一小块地方来。可那个热乎劲一过，小神农连看它一眼都难得了。

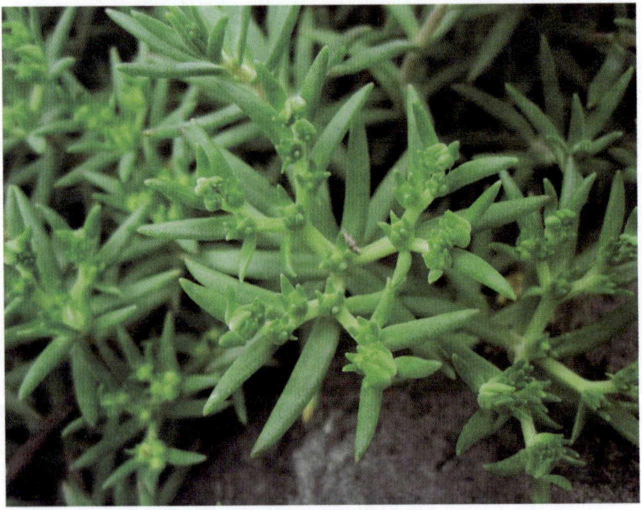

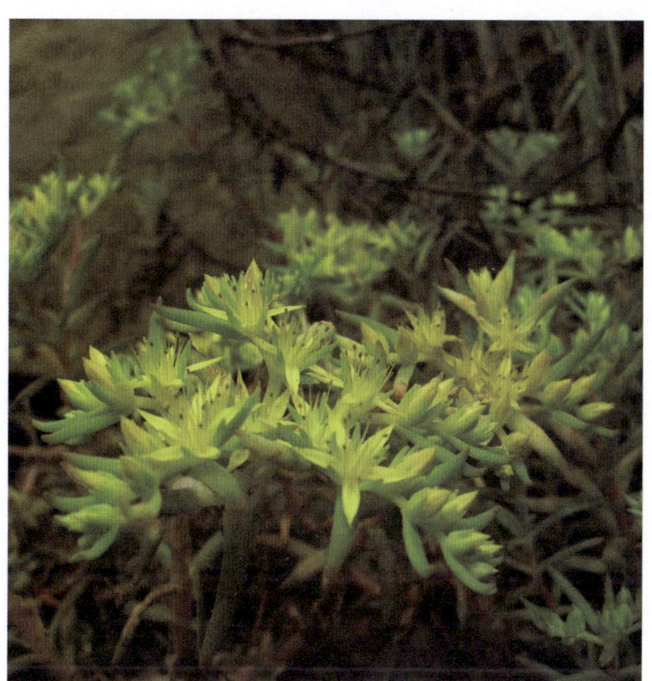

“这怎么可能呢？虽然我不去看它，但它的样子我却记得清清楚楚呢！”小神农飞快地说，“它是多年生的草本植物，茎纤细，匍匐生上，茎上有节，而且会生根，整株长10～25厘米。叶子是3叶轮生，为倒披针形，前端急尖，基部急狭。花朵嘛，为聚伞花序，无梗，5个萼片，披针形，5个花瓣，也是披针形的，花瓣是黄色的，有长花柱。对不对，师傅？”

“垂盆草的药性呢？”朱有德恰好想借此机会考一考小神农，便直接问。

“师傅，您的问题也太没有新意了，垂盆草当然是清热解毒的药物，我怎么会忘记呢。”小神农想也不想便脱口而出。

“只有这点作用吗？”朱有德看着小神农。

“这个……垂盆草味甘、微酸，性凉，清热解毒……”小神农一下卡在那里，心想，当时师傅明明就是这样讲的嘛。

“可见你后来没有看过书。垂盆草是多面手，不仅清热解毒，更能消肿利尿、止血养血，治疗淋症、泻痢、湿疹等症，是上好的渗湿利水药。你怎么能不知道呢？”朱有德不高兴了，小神农的马虎一直是个大问题。

“师傅，我错了，我一会儿就把垂盆草的功效抄写三遍。”小神

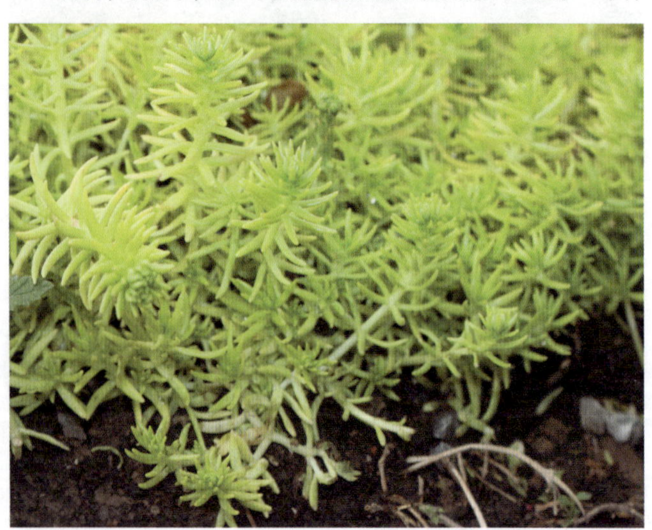

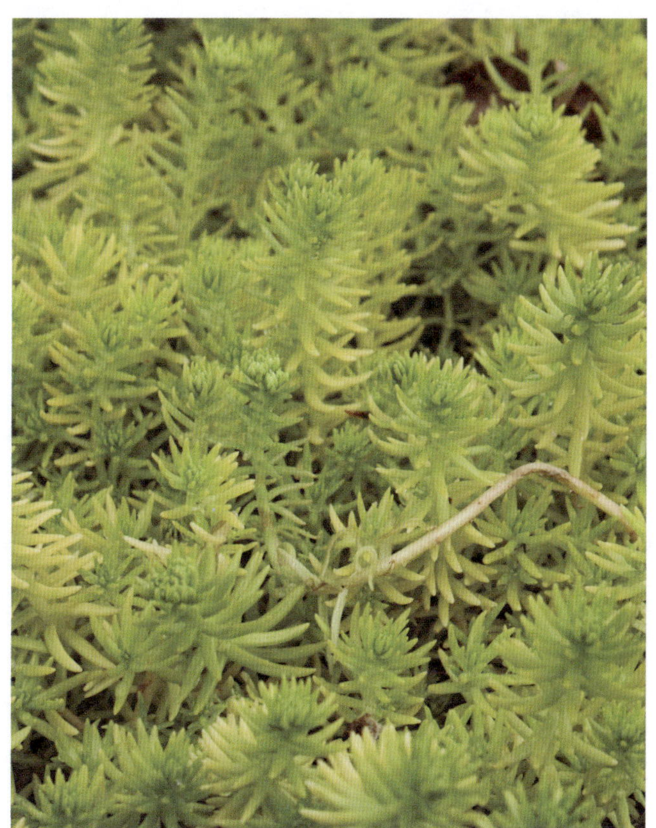

农低声认错，心里暗暗怪自己：只知道种垂盆草，都不知道有什么用，还种了做什么呀？真是笨呀。

“一会儿你要去整理垂盆草。整理好之后，晚上背诵，然后再抄写。”朱有德沉着脸，不再说话。小神农也知趣地不再做声，吃完饭马上就去后园整理垂盆草了。

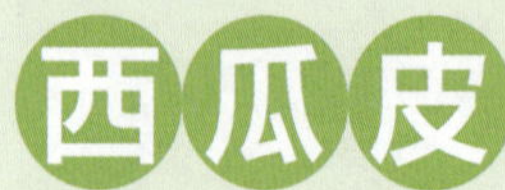

西瓜皮

——利小便的西瓜翠

来到后园之后，小神农才发现：自己的垂盆草都快被杂草包围了，怪不得师傅要说自己，这也太难看了。

小神农决定先给垂盆草除草，再将枝条架起来。可是，他在拔野草时，突然看到在园角的边缘有几片不一样的叶子。这株野草呈蔓状生长，茎上还有毛毛，带有2裂卷须。那叶子是宽卵形的，带有3个深裂，中间的裂片长，两侧的短，裂片边缘还有不规则的羽状深裂。

“呀，西瓜！”小神农一下叫出来。朱有德却不以为然：“这有什么奇怪的。你吃了西瓜，将籽到处扔，它遇到合适的生长条件，自然就发芽生长了。”

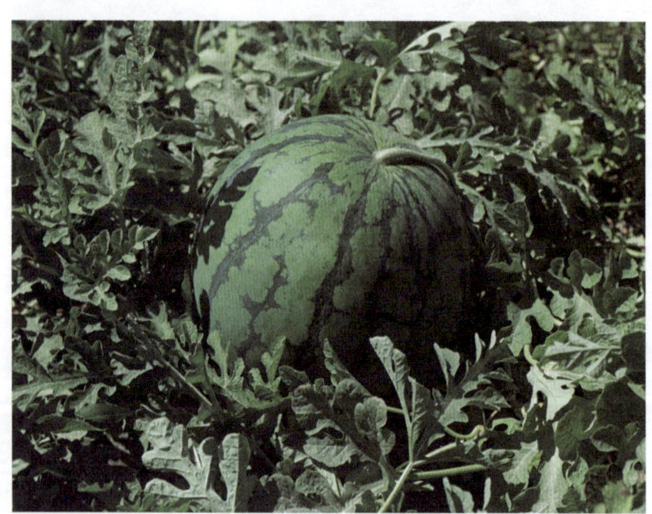

“我来看看有没有结西瓜呀。”虽然已经快要入秋，但小神农还是对这棵意外发现的西瓜秧充满幻想。

好在，这棵野生的西瓜秧没让他失望，在茎的附近，居然真的长出了一个拳头大小的长圆状小西瓜来，深绿色的条纹，表面微有短毛。而在另一条蔓上，还开着小黄花呢。

“师傅，它不但长了西瓜，还有花呢！说明它还会结西瓜的，是吧？”小神农兴奋起来，一想到甜美的大西瓜，他都要流口水了。

朱有德走过来，看了看那个小西瓜，再看看那朵小花，说：“不会成熟的。这是野生的，再加上它的季节要比别的西瓜晚一些，等到天一凉也就冻死了。”

“哎呀，真是可惜，我的小西瓜呀。”小神农失望了，叹息着说，“师傅，西瓜花和南瓜花长得挺像的。您看它虽然单性生长，但花冠为筒状，在前端开裂，呈卵状长圆形，外面也有长毛。”

“花朵我不关心，我只知道西瓜皮可以入药，而且这些你已经学过了，对吧？”朱有德抛开花，直接问起药性来。

“这个我知道，西瓜皮又叫西瓜翠衣。去掉外皮和内瓤，将中间的部分晒干，就变成薄而卷曲的筒状，它表面会有网状维管束线纹，呈灰黄色，容易断裂。”小神农噘着嘴，想了想，又接着说，“西瓜皮味淡，性凉，不但可以清热解毒，而且能利小便、消水肿，起到利水渗湿的功效。”说完，小神农便认真看着师傅，怕自己还有说得不到位的地方。

“这次总结得还不错，晚上奖励你一块红烧肉吃。”朱有德看小神农认真的样子，满意地笑起来。

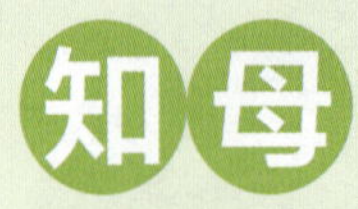

知母——渗湿清热两相宜

因为垂盆草的事，朱有德开始怀疑自己教的知识小神农是不是都记下了，所以心中总觉不安。为此，他便经常将学习过的多效药材拿出来，专门对小神农进行考核。

这天风很大，朱有德决定不上山，专门考一考小神农学过的药材。他故意将几片知母放进干姜中，问小神农：“这些干姜都整理过了吗？”

“师傅，好像没有整理呢。您看，这里面不是知母吗？是谁放进去的？”小神农一眼就看出来了，连忙把那几片知母挑出来。

“还是小神农眼神好，大概是师傅放错了。”朱有德笑着说。小

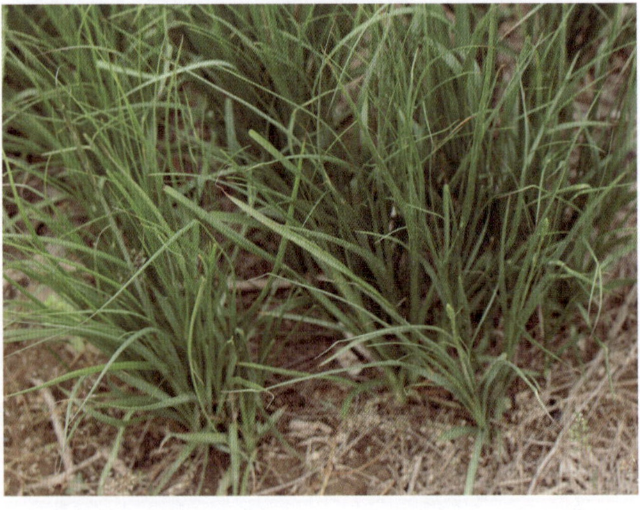

神农并没有认错知母，这让他很满意，“只不过，你知道知母的药性吗？”

“我当然知道呀。知母味苦、甘，性寒，归肺、胃、肾经，不但能清热泻火，而且利大小便之效很强，属清热解毒、利水渗湿的多效药。”小神农说得很完整，而且也很正确。

不过，朱有德也不会就此罢休，他拿起一片知母，说：“成药后的知母表面黄棕色，上有下陷的沟，还排列着环状节，断面为黄白色。但不知道它植物的特征是什么样呢？”

小神农这时明白了，师傅是在故意考自己呢，便想了想说：“知

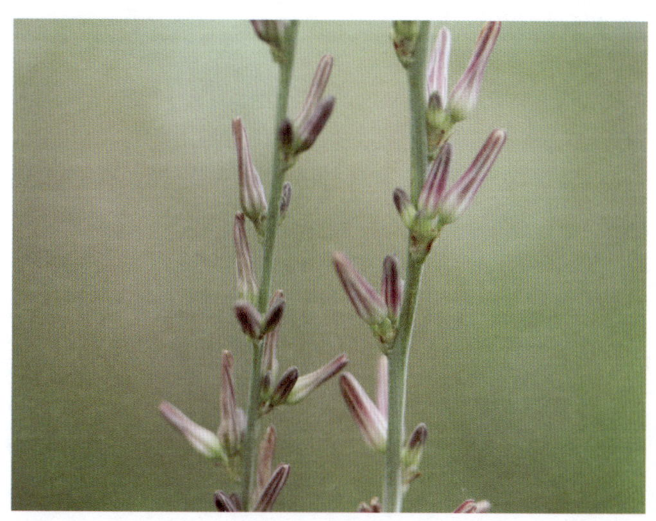

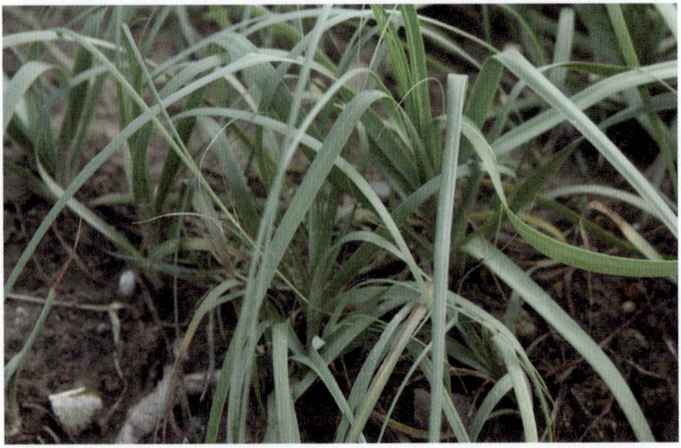

母是多年生的草本植物，为根状茎，叶子从基部丛生，是细长的披针形，基部呈鞘状，带多条平行脉。它每年5～8月开花，花茎从叶丛中抽出，直立生长，为总状花序，花2～3朵为一簇，6片花被，粉红或者淡紫色。是不是这样呀？”

“那知母只开花不结果实吗？它的种子是什么样的呢？”朱有德学着小神农的语气提问，把小神农逗得咯咯直笑。

“师傅，您难不住我。知母在8～9月为果期，会长长圆形的蒴果，它表面有6条纵棱，果实内则结出多粒黑色的种子，是不是？”

“那什么时候采挖才好呢？”这是朱有德临时加的题目，平时他很少给小神农讲这些问题。

“春天、秋天都可以挖，去掉细根和泥沙，晒干，就变成了毛知母。用的时候，切片，可生用，或者炙用都行。”这些知识都是小神农在医书中看到的，他没想到师傅也会问，心里长长松了一口气。

“看来我们小神农平时很用功啊，连采收方法都记住了。”朱有德非常满意小神农的回答，由衷地笑了起来。

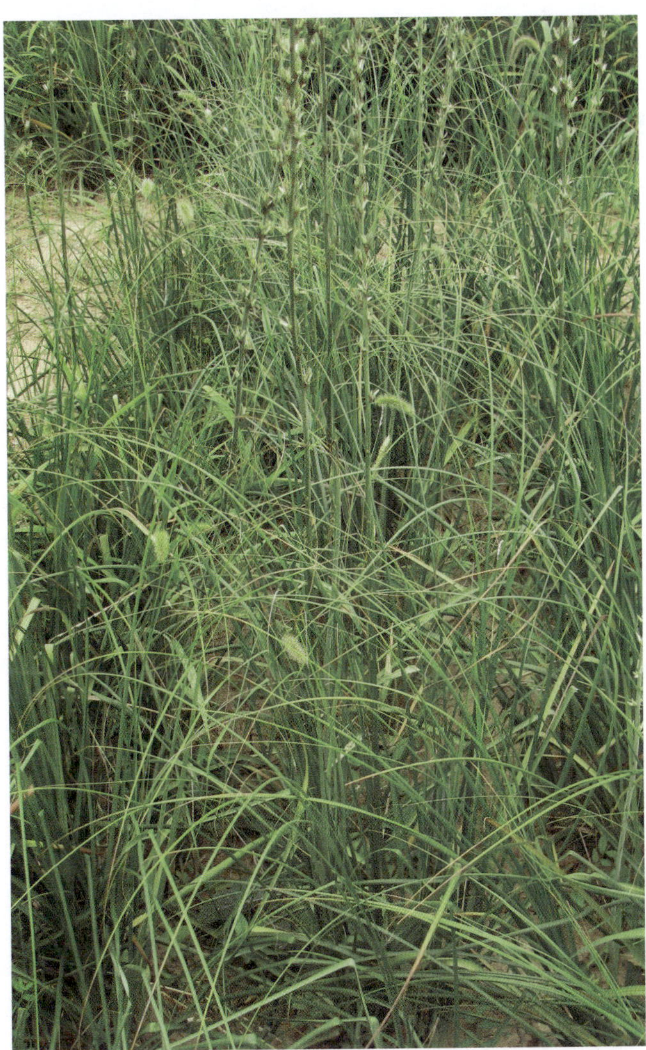

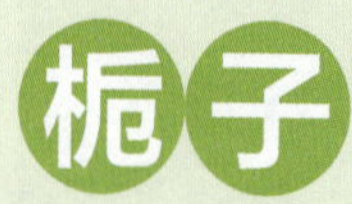

栀子——利泻下焦湿热之药材

朱有德翻看着医书，正在想再考小神农点什么。突然看到书中有关栀子的运用，立刻计上心来，问道："小神农，我们药柜的第四排第五个抽屉里放着什么药呀？"

"这个……"小神农虽然经常整理药盒，但让他对整个药柜放什么药张口就来，那可就难了。朱有德心里很清楚，但他知道小神农会往下问的。

果然，小神农想了良久，才说："师傅，您也要给点提示嘛。这么多药，我还没有都背下来呢。"

"嗯，好吧。这味药以果实入药，果实为卵形，表面红棕色，微

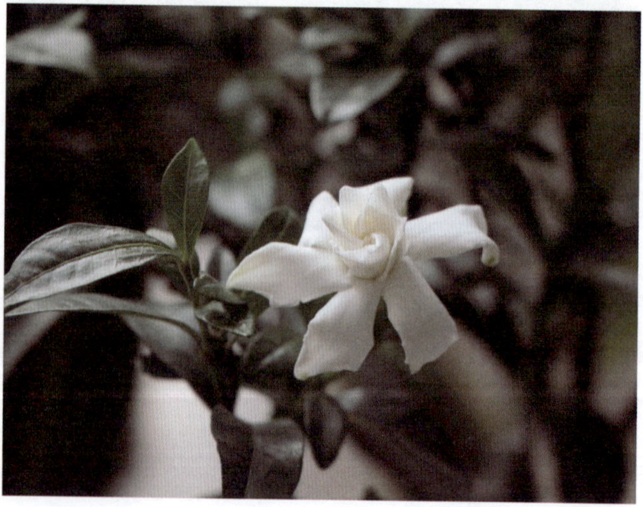

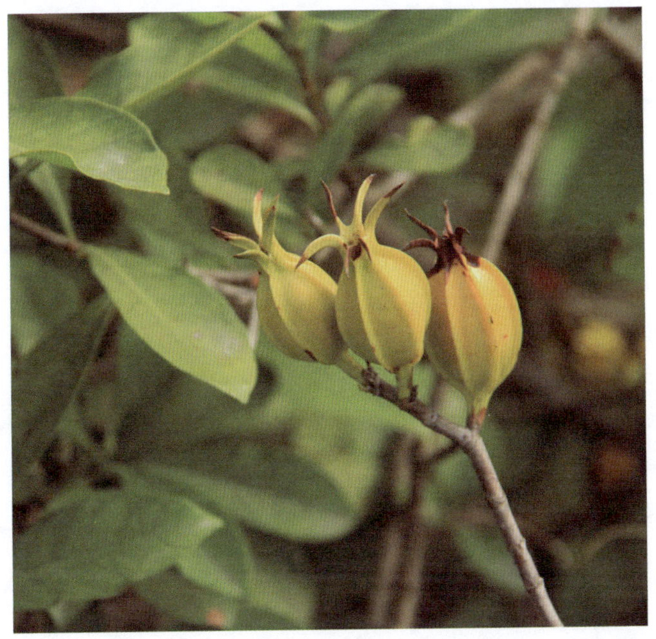

有光泽，带6～8条纵棱，两棱之间有1条纵脉，前端有暗黄绿色的残存宿萼，基端带果柄痕。”朱有德说完，就看着小神农。

“它的果壳厚不厚？里面长没长种子？”小神农追问。

“果壳薄而脆，易碎，断面鲜黄，内中生多个扁圆形的种子，它们聚在一起，成团块，为棕红色，表面还带有细而密的小点，胚乳为角质状，具心形子叶2片……”朱有德慢悠悠地说着。

“我知道了，是栀子，对不对？”小神农想起来了，这个师傅以前已经讲过，如果自己答不出来，肯定又要被师傅训了。

“是栀子吗？那你说说栀子树长成什么样吧？”朱有德不说对也不说错，故意让小神农着急。

“栀子是常绿灌木，可高2米左右，叶片对生，也有的3叶轮生，叶子为椭圆形，通常是合成筒状，包围小枝，叶片革质，全缘。”小神农心里不确定，所以看着师傅。

“接着说，花呢？”朱有德并不看小神农。

“它5～7月开花，花单生于枝端，花萼是绿色的，圆筒状，花冠如高脚碟状，分成5个或者多个裂片，花瓣洁白，而且带有浓香……”说到这里，小神农瞬间想起了栀子的果实样子，于是坚定地说，“师傅，您刚才说的就是栀子，它是8～11月结果的，就是您说的那种样子。”

朱有德这才忍不住笑起来：“都知道花长成什么样了，才想到种子，你呀。现在说说栀子的功效吧，如果错了，师傅可是要惩罚的。”

“栀子味苦，性寒，归心、肝、肺、胃、三焦经。《药性赋》中说它‘味苦，性大寒，无毒。沉也，阴也。其用有二：疗心中懊侬颠倒而不得眠，治脐下血滞小便而不得利。易老云：轻飘而象肺，色赤而象火，又能泻肿中之火’。所以，栀子可清利下焦肝胆湿热，是清

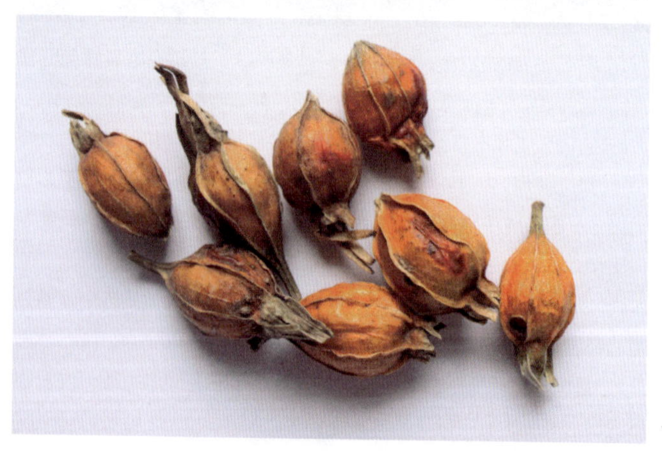

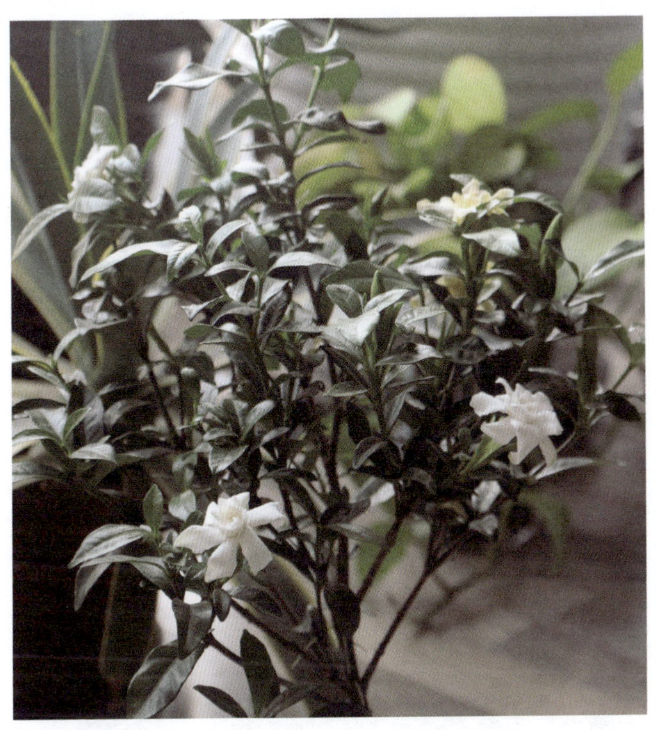

热、利水、通小便、祛热毒的药物。”小神农对它的果实虽然并不是很熟悉，可对功效却倒背如流。

朱有德点着头，满意地说：“好吧，今天就不考你了，算是及格啦。”

小神农一听，立刻笑起来，说：“师傅，我都答对了，明天上山去采新药吧？”

“嗯，这就算对你的奖励吧。”朱有德点着头，其实心里特别满足。小神农则一跳老高，高兴地叫起来：“哦，明天上山咯！”

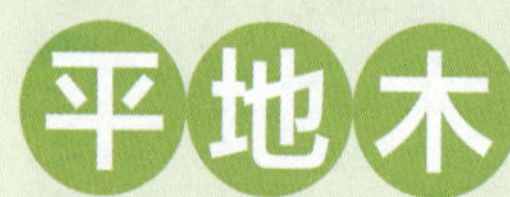

——貌如珊瑚的除湿药

大山如同一座宝藏，只要肯用心寻找，总能发现惊喜。小神农不但深信，而且他也一直在不断验证着这种说法。

“师傅，师傅，您快来，这里有草珊瑚。”小神农走到山洼的树阴下，突然发现了几株结着艳红小果实的植物，他一下就想到了师傅说过的珊瑚，所以情不自禁地大叫起来。

朱有德也觉得不可思议，虽然山上偶然能找到一两株草珊瑚，但真的太少了，自己也没遇到过几次呢。

当他半信半疑地来到小神农所在的位置，就发现这不是草珊瑚，

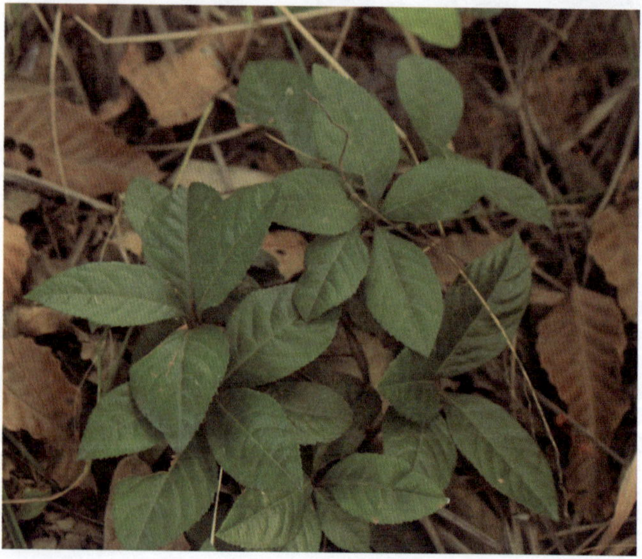

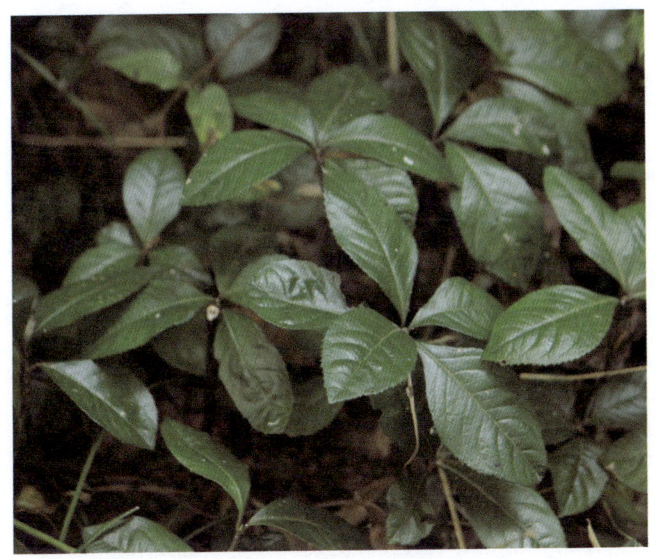

但这株植物也一样让人惊喜。所以，他笑着说：

“小神农，这可不是草珊瑚。你不能只看它的果实就忘了它的叶子以及枝茎呀。”

“师傅，这不是草珊瑚吗？可是这果实真的好像啊。”小神农一听不是草珊瑚，立刻有些失望起来。

“虽然它不是草珊瑚，但却是和草珊瑚一样难得的中药，它叫紫金牛，又叫雪里珠、叶下红。其全株入药，药名叫平地木。”朱有德小心地走到平地木面前，一边观察一边说，“这种植物也是生长在南方的品种，没想到在这山洼里还藏着几株，真是意外呀。”

“师傅，平地木有什么功效呀？我们这边很稀少吗？”小神农一听是这边少见的药材，便又来了精神。

“对，真的不多见。李时珍说过‘叶下红，一名平地木，长五六寸，茎圆，叶下生红子，生山隰等处’，就是说它喜欢温暖湿润的环境，我们这边虽然夏天温暖，但冬天冷，而且也相对干燥，所以难得生长这种植物。”朱有德对那几株平地木显然非常喜欢，看个没完，“你想知道它的功效，必须要先观察它全部的特征。不然，你就只记下功效而忘记药草长什么样了。”

小神农一听，马上学着朱有德的样子观察起平地木来。他看到这种植物的茎不高，约40厘米，直立生长，不分枝，茎表暗红，有纵纹，在基部有不定根，近蔓生的样子。

“师傅，您看它的叶子，是近革质状的，光滑而且比较硬，呈椭圆形，边缘有小齿，并带有腺点，叶背面的中脉有柔毛，侧脉如同网状。”小神农一边看，一边向师傅复述平地木的样子。

“不错，这种植物每年5～6月开花，花序腋生，花梗细长稍弯曲，带有微柔毛，每个花梗可开3～5朵花。花朵萼片为卵形，带缘毛，花瓣为浅红色或者白色，是宽卵形的，带有蜜腺点。”朱有德顺

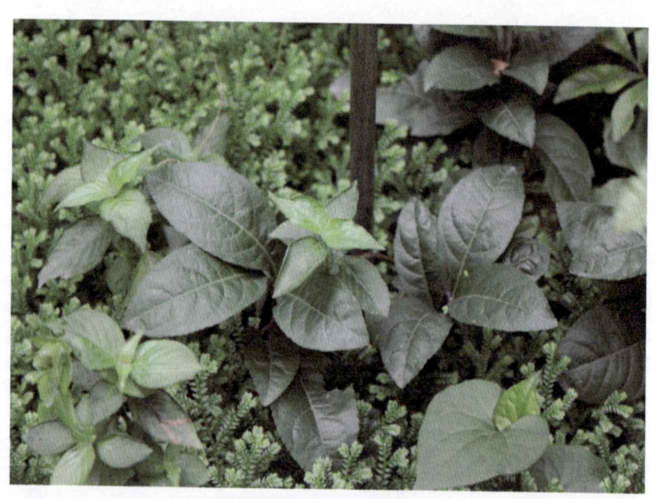

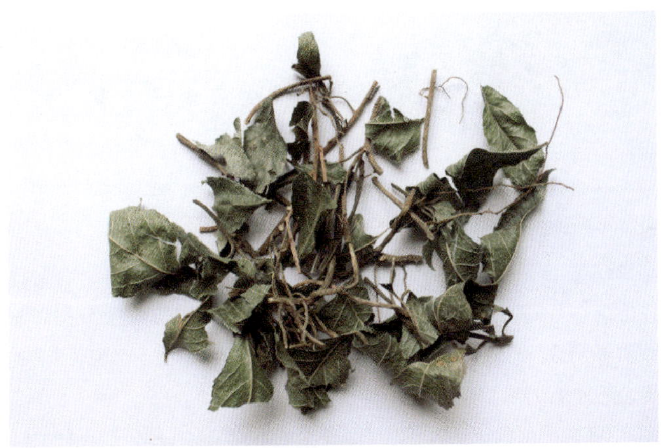

便给小神农介绍平地木开花时的样子。

“是不是花朵谢了就会长出直径5～6毫米大小的球形果来？它颜色红得可真漂亮，像小珠子一样。”小神农摘下一颗，简直爱不释手。

“对，这是它的果实。不过这果实随着慢慢成熟，最终会变成黑色，它的特点就是可以在枝头待好长时间，哪怕下了霜雪，也不会落下来，所以南方人又叫它雪里珠。”

“这么好的东西，它到底有什么功效呀？”小神农真是好奇，这平地木可真奇怪，既喜欢热，又不怕冷。

“平地木味辛、微苦，性平，归肺、肝经，可利湿通淋、消肿活络，对于风湿痹痛、水肿、黄疸、小便不利等症都有疗效。”朱有德笑着说，“现在，我们就小心地将它挖回家，它可是全株入药的，不能浪费了。”

“哎，师傅，我会小心的。”小神农一听，马上拿出小药铲，轻手轻脚地挖起平地木来。

路路通——调理全身水路之药

小神农现在除了学习认识草药，也开始看着师傅给患者配药了。这天，他看到师傅配药的时候，特别取了一种表面灰棕色的圆球形果实放进去。这种果实很有意思，上面带着很多鸟喙状的针刺，有的已经折断。果实基部有果柄痕，他好奇地将那果实捏开，就看到里面多颗蒴果，是长圆状的，顶端带裂孔，将裂孔捏开，里面又包着2枚淡褐色的种子，气味非常特别。

“师傅，这是什么药？好像是什么植物的果实一样。”小神农忍不住询问。

“对，它就是枫香树的果实，成药名为路路通，也叫九孔子或者

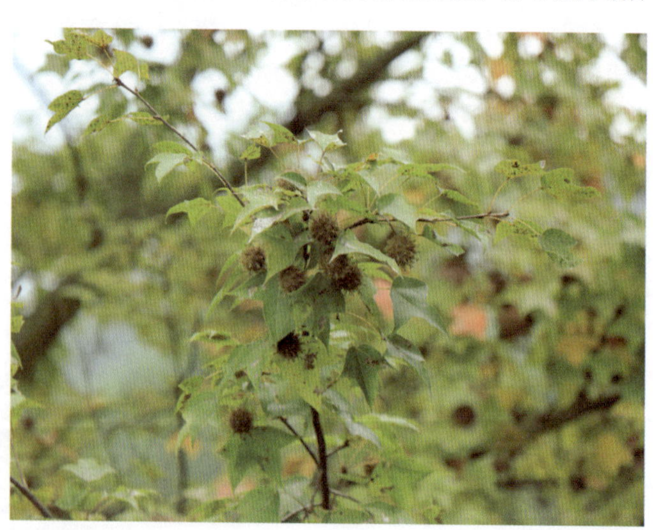

枫树果。”朱有德知道，有些药在山上找不到，但在配药的过程中，却可以借机让小神农认识。

“路路通，这个名字有意思。那它应该是打通所有经络的药，就好比木通、通草等药一样，是不是呀，师傅？”小神农的聪明马上就显示出来了，他的联想能力可一直都被朱有德夸赞呢。

“嗯，不错，它可调全身之水道、经路，其得名一方面因其果实内可见多个洞状，更取其通经利水、除湿消肿的功用性。因为路路通是味苦，性平，归肺、肾经，专门用于治疗小便不利、水肿、腹满腹痛、周身痹痛、经水不调的药物。”朱有德

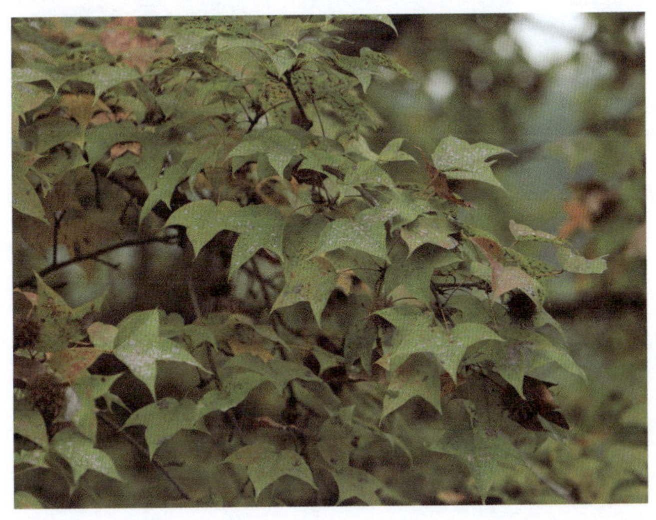

笑了，这个小徒弟简直是个机灵鬼。

“师傅，我们这边应该没有枫香树吧？我可从来没听说过，它长什么样呢？”小神农开始对着药寻根溯源了。

“这边确实没有。它是一种落叶乔木，可以高20～40米，树皮初生时灰白色，比较光滑，老了之后就变成褐色，表面粗糙起来。它的叶子是互生的，托叶呈线形，早落。小叶心形，分3裂，也可见到5裂，裂片为三角形卵状，边缘带着细齿。”朱有德将药小心地包起来递给患者，没想到那患者也听得呆住了，连药也忘了接。朱有德笑起来，继续说：

“它每年3～4月开花，花为单性，雌雄同株，没有花被。雄花为淡黄绿色，是总状花序，密生成球形，而雌花为头状花序，带被毛，四周有许多三角状小苞片。到9～10月，它的果实才会长成，为圆球

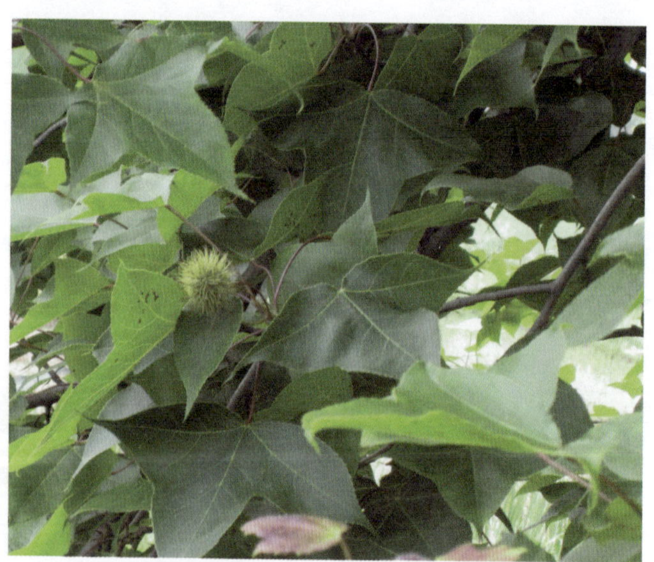

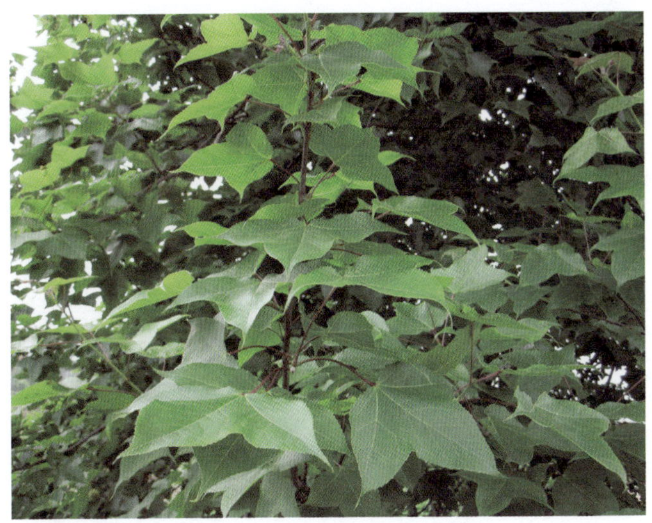

形的复果，表面带刺，里面结多颗蒴果，是长椭圆形的，成熟了就会自己从顶端裂开，里面的种子小而扁平，棱上还有翅。”朱有德让小神农看路路通种子的模样。

“我的老天爷，一味草药，居然还需要懂这么多学问。朱大夫，你这小徒弟可不容易，小脑瓜里每天要装多少学问呀！”那位患者回过神来，不由得夸起小神农来。

“和我师傅比，我还差得远呢。”小神农听到患者夸自己，挠了挠头，不好意思地笑了。

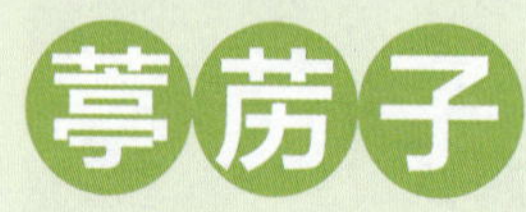

葶苈子

——泻水理肺的草种子

小神农经过多次上山，已经总结出了一套寻药的经验：春天、夏天的时候，找花是最容易的事，但进入秋天和冬天，看种子就比找花要方便多了。所以，今天一上山，他就开始找寻各种不同草类的种子，一发现不认识的，就会叫师傅解答。

“师傅，您快来看看！这种草的果实真奇怪，虽然是椭圆形的短角果，但却扁平，而且前端下陷，还带着宿存花枝和狭翅，这是什么植物呀？”很快，小神农就发现了一种自己叫不出名字的植物。

“你观察得可不仔细，你看这里不是还有假隔膜吗？还有，果实里面的种子是卵状的，棕红色，表面多光滑。”朱有德摘下植物的果

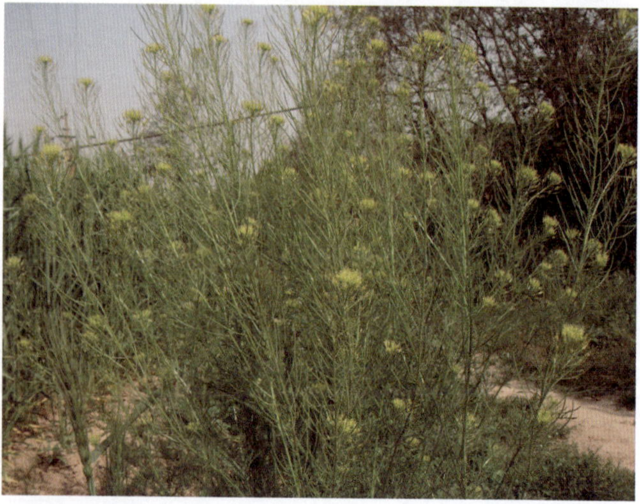

实，剥开来给小神农看，说，“另外，这植物的叶子你看了吗？还有茎枝什么样？”

“师傅，我还没来得及看呢。因为叫不出名字，所以先问问。”小神农笑着说。

“以后遇到植物，要先全部观察一遍，想一想是不是在书中看到过，实在不懂了再问。这样印象就会加深。”朱有德帮助小神农树立正确的识药方法。

“师傅，我知道了。我现在看它的茎，虽然直立生长，但多分枝，而且它的分枝上多有白色微小头状毛，真有意思。”小神农笑起来，“它的基生叶片是倒披针形的，为1回羽状浅裂，边缘有疏缺的锯齿。茎上部的叶子前端尖，边缘近于全缘，但叶片两面有疏披头状毛。可是现在都结果了，我怎么看花呀师傅？”

“它的花期在5～6月，现在当然看不到了。”朱有德也笑了，“这种植物花序顶生，花很小，疏松排列，有4个近卵形的萼片，边缘带有白色膜质，外面还有白色柔毛。它几乎没有花瓣，或者呈退化丝状，比萼片还要短。但它有2～4个雄蕊，4个蜜腺，1个雌蕊，子房是圆而扁的样子，和柱头差不多。”

“那这种植物到底叫什么呀？”小神农着急地问。

“它叫独行菜。它的种子可入药，被人们称为葶苈子。”朱有德说道。

“哦，原来它是一味中药呀，那它有什么功效呢？”小神农马上又细看葶苈子。

“《本草经百种录》中说‘葶苈滑润而香，专泻肺气，肺如水源，故能泻肺即能泻水，凡积聚寒热从水气来者，此药主之’。《别录》中又说‘下膀胱水，伏留热气，皮间邪水上出，面目浮肿，身暴中风热痱痒，利小腹’，所以……”

“所以它是利水祛湿、消肿平喘的药物！”小神农早听明白了师傅的意思，大声地说。

“对。葶苈子味辛、苦，性寒，归肺、肝、胃、膀胱经，利水渗湿效果显著。不过，葶苈子又有南北之分，这个你也要知道哦。”朱有德笑起来。

“还有南北之分啊。它们有什么不同呀师傅？”小神农立刻问。

“北葶苈子是独行菜的种子，也就是我们看到的这种植物，它的种子棕红色，平滑，为扁平的卵形，长1～1.5毫米，表面可见2条浅槽，种脐处下陷，其黏性较强。而南葶苈子则是播娘蒿的种子，它长

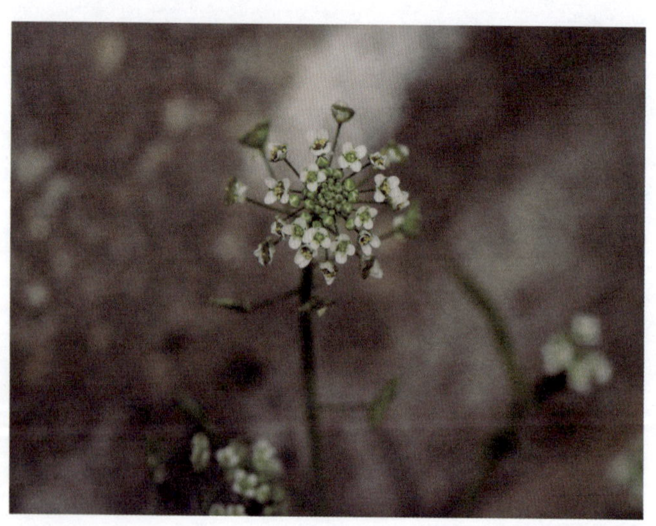

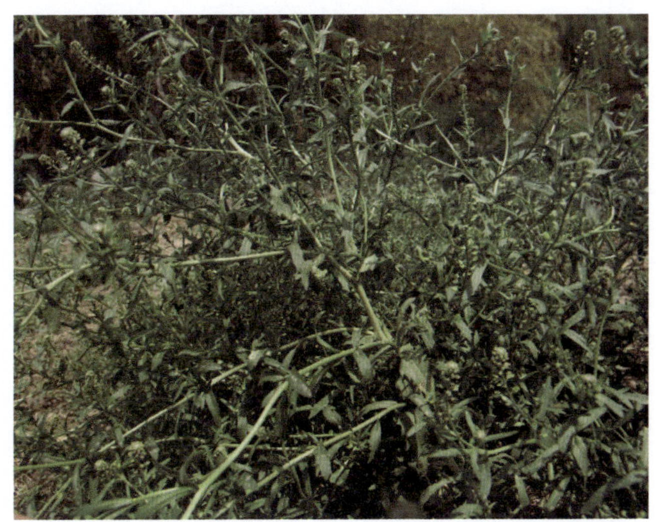

圆略扁，长0.8～1.2毫米，表面是黄棕色的，虽然也有2条浅槽，但它黏性低于北葶苈子。”

“可是播娘蒿又长什么样呢？和独行菜是一样的吗？”小神农觉得这个问题可复杂了。

“播娘蒿与独行菜略有不同，它全株是灰白色的，茎上有浅槽，叶子为2～3回羽状全裂，裂片为长圆状，开出来的花带有黄色花瓣，比独行菜要大一些，萼片相似。结出的果实为长角果，果瓣明显，每室生1排种子。”朱有德拣两种植物不同的地方讲给小神农听。

“师傅，这下我就明白了。现在我们就采一些成熟的葶苈子吧。”小神农说完，哼着歌谣摘起葶苈子来。

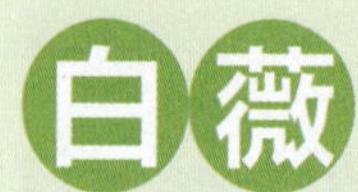

——下水利阴的小花

朱有德在岩石边挖了几棵蒲公英，说：“你看，这里的蒲公英就是比山下的要大一些，长得多好啊。”

可是，过了好久他都没有听到小神农的声音。回头一看，人早不见了。再四处找找，原来小神农正在小山坡下发呆呢。朱有德走过去，问道：“小神农，你又被什么迷住了？”

“师傅，我在看花呢。您看这小花，深紫色的，花序如同聚伞状，8～10朵小花集在一起，花萼外面都是小毛，里面还有小腺体，花冠辐射状，裂成5瓣，如同盾牌一样，多有意思呀。”小神农已经看了半天了，所以观察得格外细致。

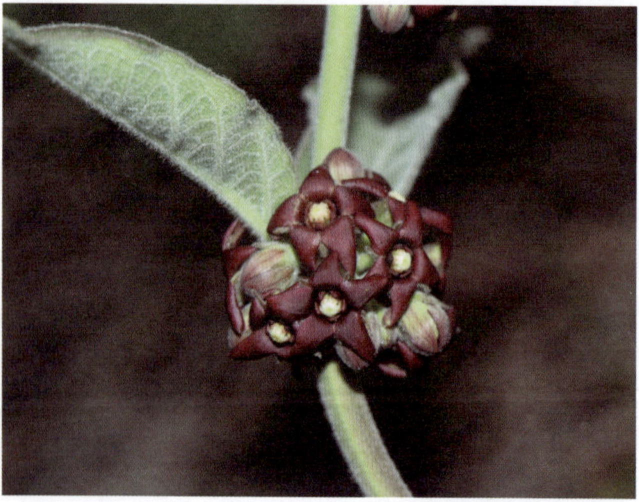

“哦，原来你在看白薇呀。它是多年生的草本植物，虽然长不高，但根茎有香味呢。”朱有德说。

“真的吗？根还有香味？可我舍不得挖它们，这小花多好看呀。”小神农纠结地看着花，不知如何是好。

“那可怎么办呢？白薇的根茎可是入药的，你舍不得挖，那我们就没有这味药了。”朱有德拿着一片白薇叶子，只见卵形的叶片上，两面都带有白色茸毛，叶脉上又格外密集，便故意惋惜地说。

“师傅，它的根真的可入药呀？有什么功效呢？”小神农显然在衡量保花还是要根。

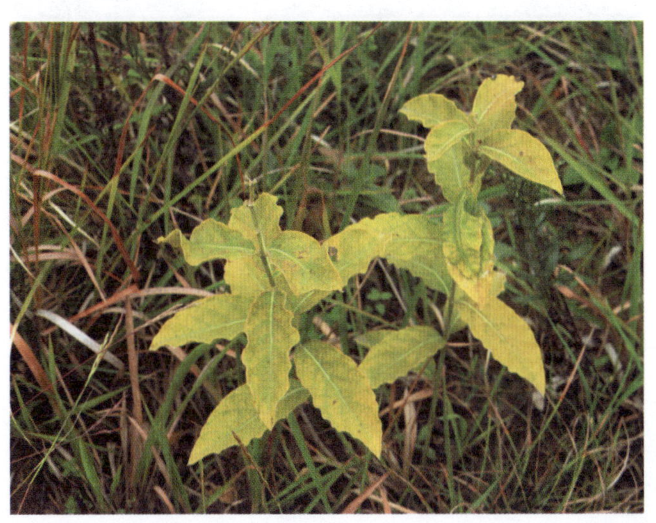

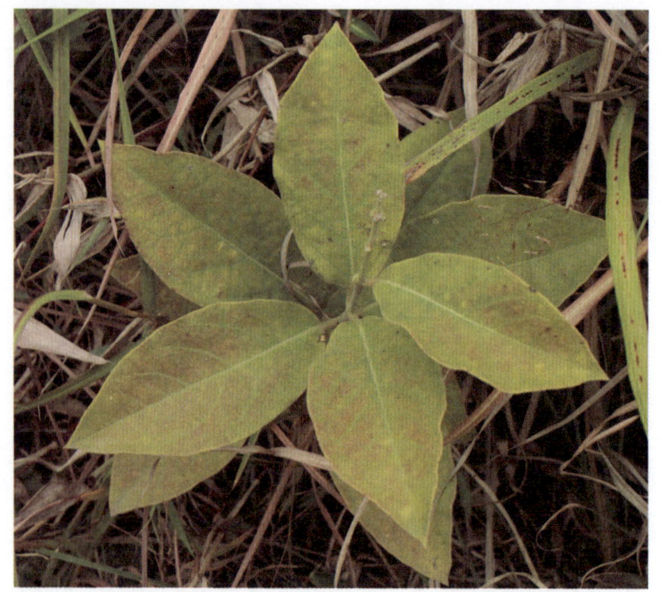

“《别录》中说，白薇下水气，利阴气，益清，久服利人。而它本味苦、咸，性寒，归肺、胃、肾经，能利尿通淋、解毒消肿，对小便不利、血尿等症都有很好的治疗作用。”朱有德将手里的叶子扔在地上。

“师傅，那我们还是挖掉吧。花总是会谢的，药可不能浪费了。”小神农最终还是觉得白薇入药更有价值。

“哈哈，那我们就留一段时间再挖。这样你也能多看看花，根也可以再长一长。”朱有德大笑起来。

“师傅，您是不是又在逗我呢？”小神农看师傅笑得开心，就反问道。

“当然没有骗你。师傅刚看这白薇的叶子还嫩着呢，而且它的果实也不饱满，正是花期，所以还要留一段时间才行。”朱有德正色说道。

“它也结果实吗？我都忘了看啦。”小神农这才想到，刚才只顾看白薇花，真的把果实忘了。

“它的花谢之后，会长单生的蓇葖果，基部钝形，上端尖，中间膨大，不过果内有种子，是扁平状的，带有白毛。”朱有德说着，开始往山上走了。

“师傅，现在我们不能挖根，您给我讲讲白薇的根是什么样吧。”小神农追着问。

“白薇的根为圆柱形，有须根，略弯曲，带有节状。它表面淡黄色，有细纵皱，气味微香。成药之后，就变成灰棕色的，断面平坦，里面类白色，易折，折断时会有粉飞出来。”朱有德连成药的样子也讲了出来。

“师傅，我现在知道了，等天气再凉些，我会提醒您来挖白薇的。”小神农满足地掂一下肩上的药筐，大步超过朱有德，又去寻找新的药材了。

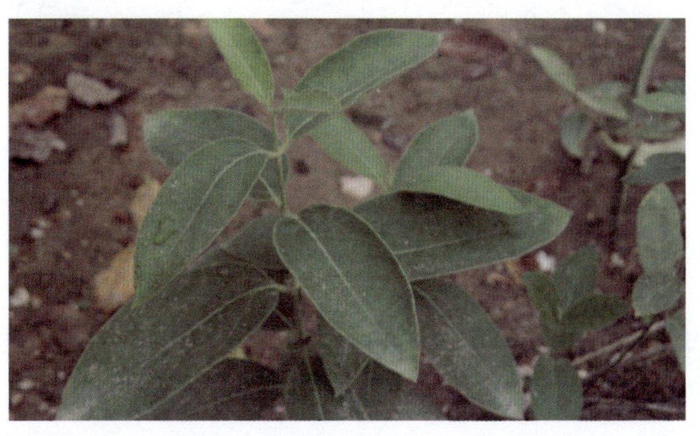

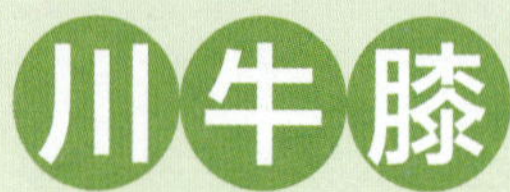

——利淋通便的“牛关节”

“老张怎么还不来，这次不知道又去哪了。”朱有德正在药库里盘点药材，一边看一边还自言自语。

“师傅，您想张大爷了是吗？”小神农在一边问。

“师傅是想你张大爷的药材了。店里川牛膝没剩多少啦，他再不来我们就要想别的办法才行。”朱有德从一个袋子里掏出了几段圆柱形：有些扭曲的药材。小神农看它略有分枝，表面黄棕色，而且还有突起的皮孔，断面是浅黄色的，内部带有维管束点状，排列成多层同心环。

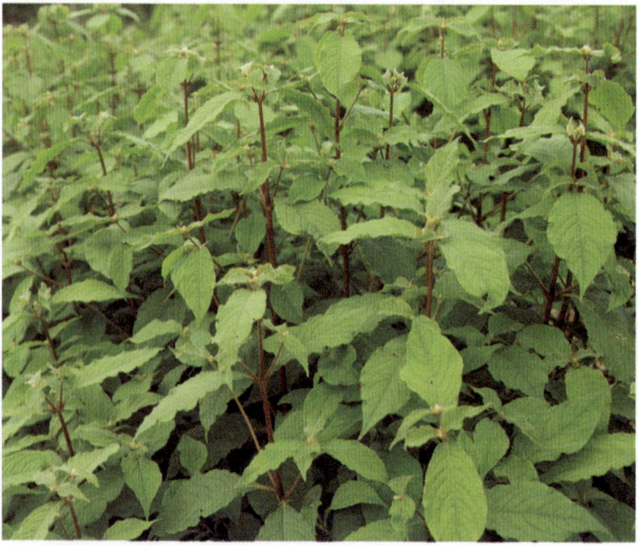

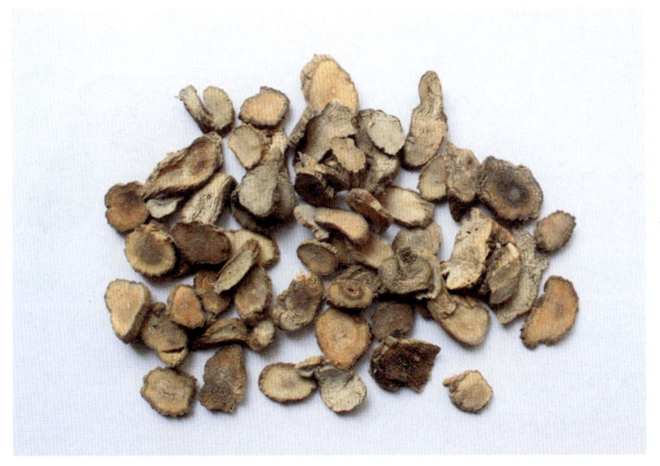

“这就是川牛膝吗？我闻着它有点甜味呢，师傅。”小神农拿在手里，用力闻了闻。

“对，这就是川牛膝，或者应该说是川牛膝植物的根。”朱有德说。

“张大爷不来，我们自己去挖一些不行吗？”小神农想，这样就可以顺便去山上走一圈了。

“傻孩子，川牛膝在本地可没有。它都生长在南方呢，以四川最为多见，所以它才叫川牛膝呀。”朱有德笑了。

“师傅，川牛膝的树长成什么样？会像牛的膝盖一样吗？”小神农想不明白，这个草药的名字怎么这么怪呢。

“它可不是树，而是一种多年生的草本植物，高40～100厘米。它的根是圆柱形的，外皮棕色，茎基部圆形，中部近四棱形，还带着糙毛，节处呈膨大状，如同牛膝关节，所以才因此得名。”朱有德说。

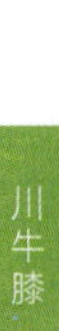

“这个茎真有意思，那它的叶子呢？会不会开花？”小神农每次都不忘将全株的特征问一遍。

“川牛膝叶片对生，是椭圆形的，前端尖，底端宽楔形，叶面生有糙毛，叶下则长柔毛，全缘。每年6～7月开花，花序为头状，于枝顶排成穗状。它的苞片卵形，苞腋带有花条纹，花朵开成绿白色，花被退化成芒刺状。花谢之后，会结胞果，是椭圆形的，里面有卵形的小粒种子。”朱有德说得仔细，小神农听得也很认真。

“这种药材要在深秋或者冬天才能采挖，炮制过程可不简单。这

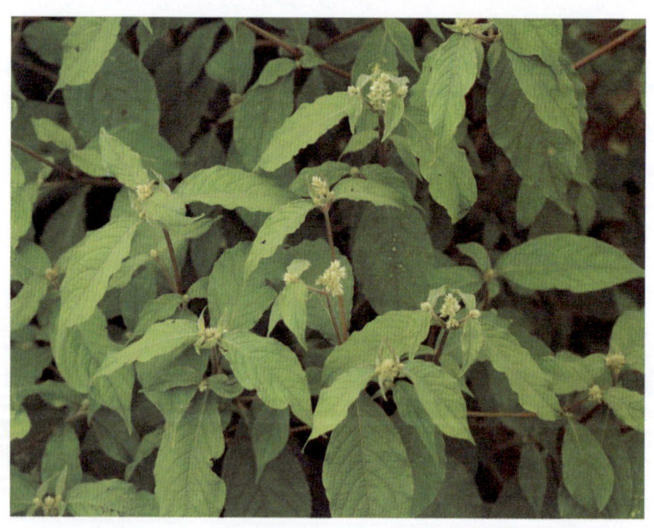

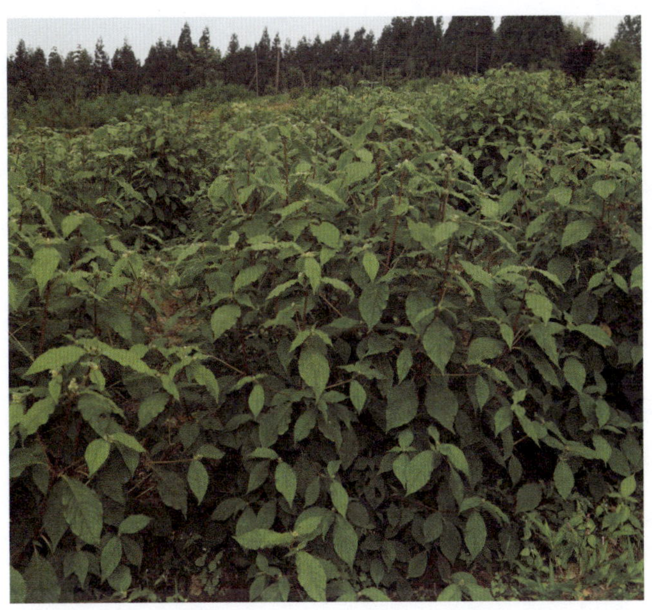

些等到以后有机会再告诉你吧。”朱有德拍拍小神农的头，笑了。

“师傅，这川牛膝的功效是什么？用来治疗什么病呢？”

“川牛膝味甘、微苦，性平，归肝、肾经，能利尿通淋、通利关节。所以治疗小便不利、血淋、足痿筋挛、关节痹痛、经闭症瘕、跌打损伤都很不错，是常用药。”朱有德将那仅有的一点儿川牛膝收起来，似乎舍不得用了。

“可是，张大爷一直不来，我们用完了怎么办？”小神农这才开始发愁。

“唉，那就要见招拆招了，要么用其他药代替，要么去别的药商那里先兑一点。”朱有德摇着头，背着手，似乎正在用心思考什么，慢悠悠地走出了药库，只留下小神农在那里发呆。

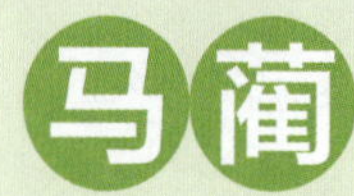

马蔺——除湿止血的马莲花

小神农每次上山，都会看到路边长着很多马蔺，每次眼看着它吐叶、长高、开花，小神农总会来回拔几根，用来做玩具。可是，朱有德却总是对这些马蔺视而不见。

今天不知为什么，朱有德走到那些马蔺跟前便停下了脚步，说：“小神农，你来采集它的种子，我来挖根。是时候该采收了！”

“师傅，挖这些马蔺做什么呢？难道也能入药吗？”小神农想不通，平时师傅可没说过它是什么药呀。

“说对了，它就是要入药的。马蔺的花、种子、根都可以入药，其味咸、酸、微苦，性凉，可以利尿清热、除湿止血，用来治疗小便不通、淋症、吐血、喉痹、痈疽等症都很管用呢。”朱有德说着已经把药筐摘了下来。

“可是我们为什么不早点采它的花呢？现在都差不多落完了。”

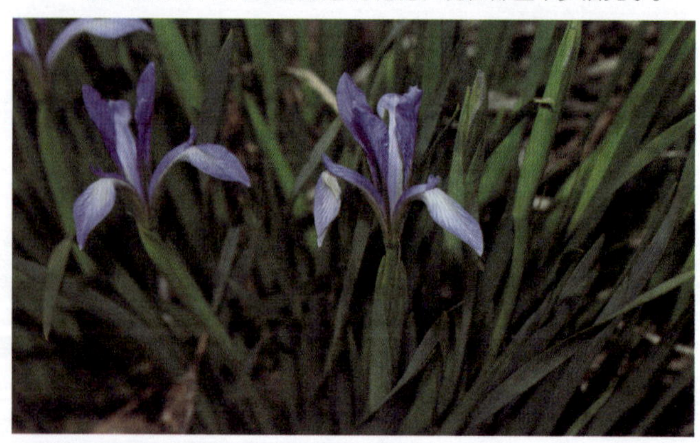

小神农看看已经没几朵花的马蔺，着急地说。

“采了花就没有种子了。现在摘种子，还可以挖根，不是比只采花更划算？而且根和种子也更容易炮制，不是吗？”朱德笑着说。

“师傅，您总是比我想得多。我要早知道是药，肯定就直接采花了。”小神农似有所悟，一本正经地说。

“那是当然，不然怎么做你师傅呀？现在你还有机会观察一下它整体的特征，不要错过哦。”朱有德听了小神农的话，似乎特别开心。

“这些我早看了很多遍了，它的叶子基生，为宽线形，长10～45厘米，叶基部鞘状，带紫红色，花茎很光滑，高3～10厘米，花朵顶生，苞片3～5枚，边缘白色，呈披针形。花朵是蓝紫色的，可同时生长2～4朵，花期可长了，能开50天左右。”小神农流利地讲着马蔺的外观。

“那它的种子呢？”朱有德问。

“我还没来得及看呢。”小神农不慌不忙，蹲下身去接着说，“它的花谢了就会长出长椭圆形的蒴果，表面有明显的肋，顶端还有短喙，果壳里面有不规则的多面体种子，是棕褐色的，看上去很光亮。”小神农说完，得意地将种子放进自己药筐中的布袋里。

“嗯，这些说得都不错，只是你还不知道它的根什么样子吧？”朱有德笑起来。

“呀，这倒是真的，我先挖一个来看看。”小神农连忙放下药筐，然后小心地挖起马蔺来。不一会儿，一条完整的马蔺根出现在眼前：“师傅，它的根好粗壮，是木质的，须根有很多，斜伸着生长。须根比较粗而长，是黄白色的，几乎没有什么分枝。”

“好了，现在都看完了，那就开始动手采挖吧。”朱有德满意地开始挖药，小神农也不敢怠慢，飞快地采摘那些种子，一边采还一边哼起了歌，脸上洋溢着快乐的神情。

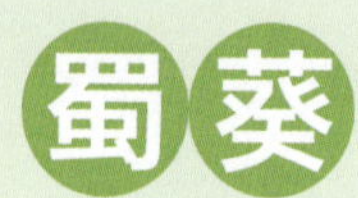

——祛湿除热一丈红

在朱有德家的窗台下，种了好多蜀葵，那是他妻子喜欢的花。这段时间，蜀葵已经开始结种子了，朱有德闲来无事，就会围着那些花采摘种子，并细心晾晒。

“师傅，您采这么多蜀葵的种子干什么？它自己明年还会长的，不用撒种。”小神农拿着那些果盘状的种子，看到外面苞片上带有短柔毛，里面的黑色种子呈片状，肾脏形，多数挤生在一起，背部还带一个纵槽。

“我可不是为了种花，这些种子收起来，就是上好的中药，为什么要白白丢掉呢？”朱有德一边采种子一边说。

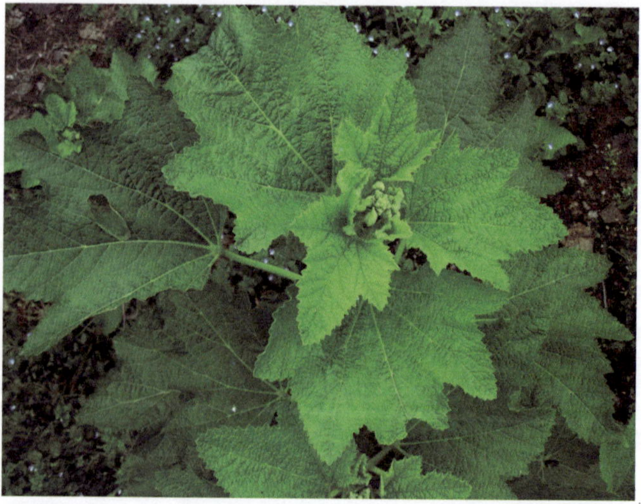

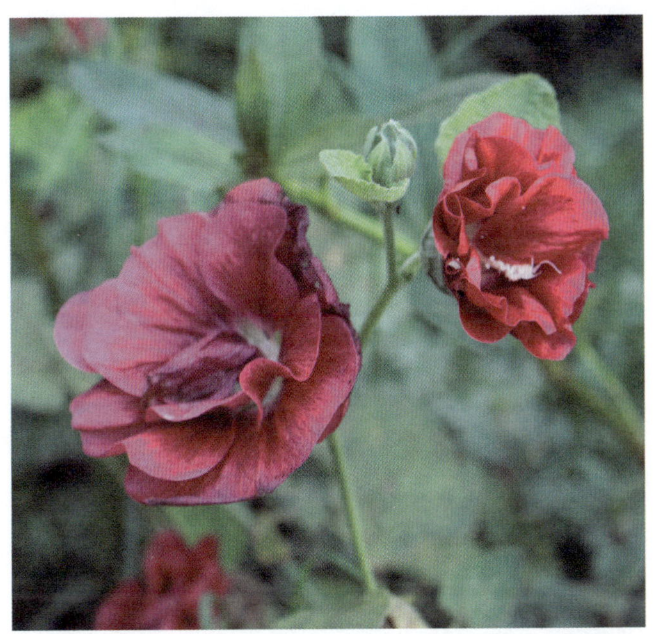

“这也是药吗？可很多人家都有种啊。”小神农这下吃了一大惊，原来家家户户种的蜀葵就是药材，这简直太不可思议了。

“是呀，蜀葵全身上下都是药。它的根可以清热利尿、种子通淋利水、花朵解毒散结、叶子专治痈肿烫伤。所以，它是上等的利水渗湿之中药，只是别人不会利用而已。”朱有德说完，将手里的种子轻轻放到药架上，折回来接着再采。

“原来是这样，我只知道它又叫一丈红，是因为花朵好看人家才种的。那些花有的腋生，有的顶生，带有叶状苞片，花梗不长，小苞片开裂成6～7片，上面布有粗硬毛。它的花萼钟状，花瓣倒卵状三角形，有红的、紫的、白的、粉的甚至还有黄的、黑紫的，而且花朵也有单片生的，也有重瓣生的，真是让人眼花缭乱呢。”小神农一边念叨着，一边又开始欣赏花了。

“你只看到花好看，就把叶子长什么样忘了吧？”朱有德提醒小神农。

“不会，师傅，它们都印在我脑子里了。蜀葵的茎直立生长，可高2米，茎上带有密刺毛，叶子近圆形，如掌状，有5～7个浅裂，边缘微皱。不过它的叶子并不好看，叶上和叶下都有粗糙的硬毛，看上

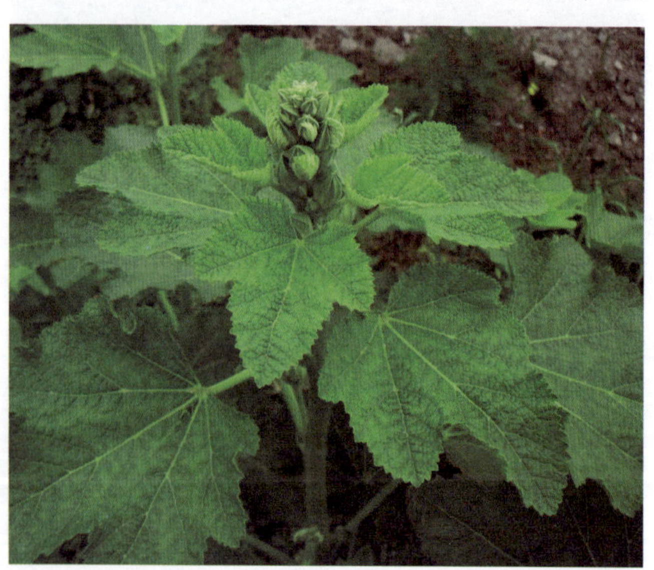

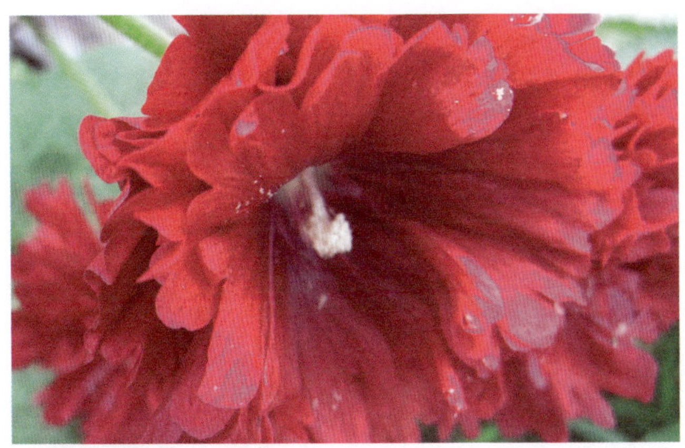

去没有一点光泽，绿得也不清爽，有些灰绿色的样子。”小神农倒是没说错，它的叶子确实不怎么可爱。

“你又以貌取药，我看中的可是它的药性。”朱有德提醒道，小神农马上意识到了自己的问题，吐一下舌头，笑了起来。

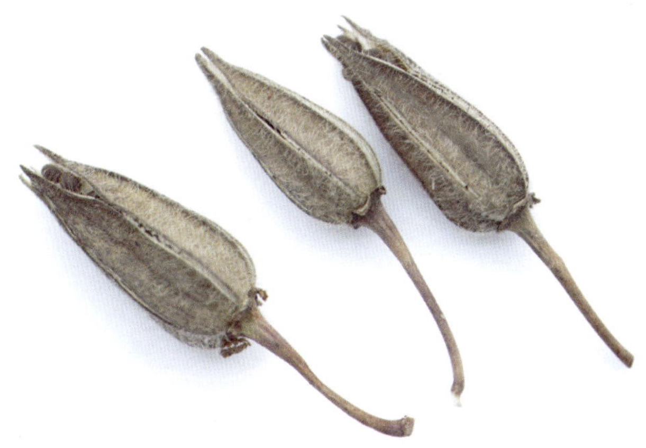

铁线蕨
——铁丝一样的消肿利湿药

因为平时经常去的山坡已经没什么新鲜的草药，小神农每次上山，便开始有意识的领着师傅往陌生领域寻找。这天，他在前面走，朱有德在后面跟着，不知不觉走到山坡的后方。

“师傅，这边好像特别凉快，我的汗都被吹干了。”小神农四周看看，除了树木和岩石，他还听到了流水声。

“前面应该有溪水，我们过去寻点水喝，走得有些口渴了。”朱有德看看山况提议道。

小神农马上听话地向前，走过一小段坡路，地面变得有些潮湿，前面果然出现一条清澈的小溪。他刚想往前跑，就看到石头堆下长着一丛非常与众不同的植物。

“师傅，这些草真好看，光光亮亮的，像头发一样，怎么会有这样的植物呢？”小神农说着，已经跑了过去。

朱有德也跟着走过去，他看看那丛植物，又看看四周，还找到了几丛和那丛一样的植物，笑着说：“小神农，我们找到宝贝了。”

“师傅，这植物是宝贝吗？它是什么草呀？真好看。”小神农着急地问。

“它叫铁线蕨，也叫铁丝草，是一种多年生的草本植物。它虽然长不高，可是却以紫黑色的叶柄和嫩绿色的叶子闻名。”朱有德蹲下来，开始细细观看那些铁丝草。

“铁丝草？这名字真形象，它的叶子真的感觉像铁丝。”小神农也认真地看它的叶子，是明显的疏生状，叶柄上带着鳞片，全体无毛，长度可达到70厘米的样子。但叶柄比较细，呈紫黑色，光泽度很高。叶片是卵形，嫩绿色，为1～3回羽状复叶，羽片互生，叶片大小不一。叶子的基部为楔形，顶端呈截面，中间下陷，叶脉由基部开始，以放射状向边缘扩展。

“这种铁丝草可是药。它味甘、苦，性平，不但能利尿清热，更能消肿活络、散瘀止血，对于痢疾、便血、水肿、风湿、手脚麻木、咯血、脚气、疮痈等症都可以治疗。你说它是不是宝贝？”朱有德倒显得很兴奋，因为已经很久没有看到这样好的铁丝草了。

“师傅，我们是要将它割下来还是连根挖走呀？为什么看不到它的花和种子呢？”小神农发现了，这铁丝草只有叶子没有花。

“它可不是开花的植物，你看它的叶脉为二歧分叉，在叶轴下有凸起的孢子囊群，每个羽片下都生有3～10枚，其盖长成长形，如同圆肾状，上缘平直。它初生是黄绿色的，到老了就变成了棕色，而且有膜质，里面就是孢子，孢子上带有颗粒状的纹饰，这就是它的种子了。”朱有德翻找出一片带孢子囊的羽片给小神农看。

“哦，这我就明白了，那我们要收集这些带孢子囊的叶片吗？”小神农急着要将它们采集起来。

“不，最好连根也一起挖起来。因为它的根和叶子都可以入药。回家之后晒干就可以使用了。”朱有德说着，便轻轻开始采挖铁丝草，小神农也连忙小心地帮忙，师徒两人专心致志地忙了起来。

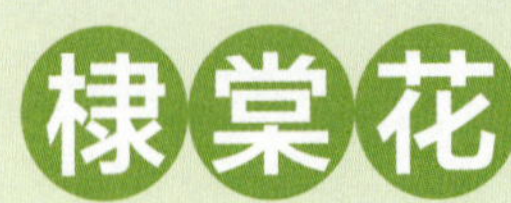

棣棠花——健脾理湿黄金花

就在朱有德担心药材不够用的时候，张大爷带着很多药来了。一进门，张大爷就大笑着说："哎呀，这次真没白走。不但收到了药材，还看了风景，还吃到了很多你们不认识的水果，外面的世界真有意思啊。"

"张大爷，您去哪里了？这次怎么去了这么长时间？"小神农虽然很羡慕，但同时也很为张大爷高兴。

"我去云南、四川转了一圈，回来时顺便又到了浙江。所以走的时间有些长了，怎么你想张大爷了？"张大爷一脸慈祥地看着小神农。

"我师傅想您了，天天在念叨您呢。"小神农也学会了开玩笑。

"哼，你师傅那是想药材了，快来看吧，这次带的药可不少。"

"咦，这是什么药？有黄金一样的花朵呢，而且像扁球形，花瓣是黄色的，萼筒里面有环状花盘。不过，怎么除了花还有枝叶呢？"小神农打开一个袋子，一下就惊呆了。

"这是棣棠花，你师傅绝对喜欢。"张大爷说完，便独自坐到了一边。走了一路，他可感觉有些累了。

"师傅，什么是棣棠花？"小神农问朱有德。

"棣棠花是一种落叶灌木，可以长1～2米高，小枝是圆形的，带有棱角，新鲜时，折断就可以看到白色的髓。它的叶片互生，托叶披针形，有缘毛和膜质，会早早落下。其他叶片则为三角状卵形，边缘有齿，叶下脉带柔毛。这些小枝也是可以入药的，所以连花带枝一起晒干就成这样了。"朱有德看了看那些棣棠花，很满意。

“它的花是不是金黄色？”小神农追问。

“对，就是你看到的这种颜色。它初生时在枝顶，花朵大而单生，萼片5个，覆瓦状排列，为椭圆形，花瓣也是5个，宽椭圆形，比花萼要长，但有短爪。它的花谢了就会长出半球形的瘦果，表面没有毛，但有皱褶，是褐色的。”朱有德在袋里看了看，并没有找到果实，只好任由小神农自己想象了。

“师傅，这些棣棠花有什么功效呀？”小神农并不怎么喜欢这种药，感觉太没新意了。

“棣棠花味苦、涩，性平，可以健脾化湿、利水消肿，治疗久咳、消化不良、水肿、小便不利、湿疹、荨麻疹、痈疽等症都不错。快收起来吧，看看后面还有什么药。”朱有德一直在担心没有川牛膝，说完就让小神农将那些棣棠花搬到了药库中。

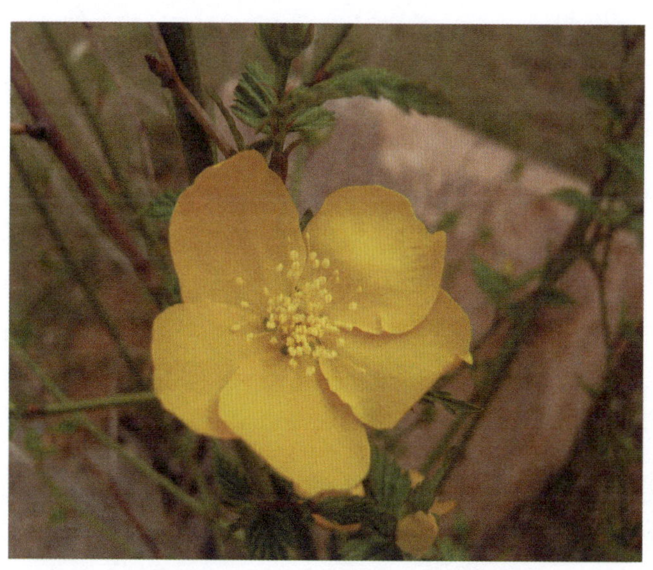

猕猴桃根——不用果实用树根的除湿药

朱有德趁着小神农搬药的工夫，早打开了另一个口袋，只不过，这些东西也不是川牛膝。其根比较粗，外皮棕褐色，粗糙，而且带有不规则的纵沟纹。它的切面皮部暗红，木部淡棕色，有密布的小孔，髓比较大，髓心呈膜质片层状。

“师傅，您等着我一起看。”小神农急忙地从药库跑出来，看到朱有德已经将药袋子打开了，忙问“这是什么根？”

“应该是猕猴桃的根，你闻一下，气味淡而涩。”朱有德递一块让小神农闻。

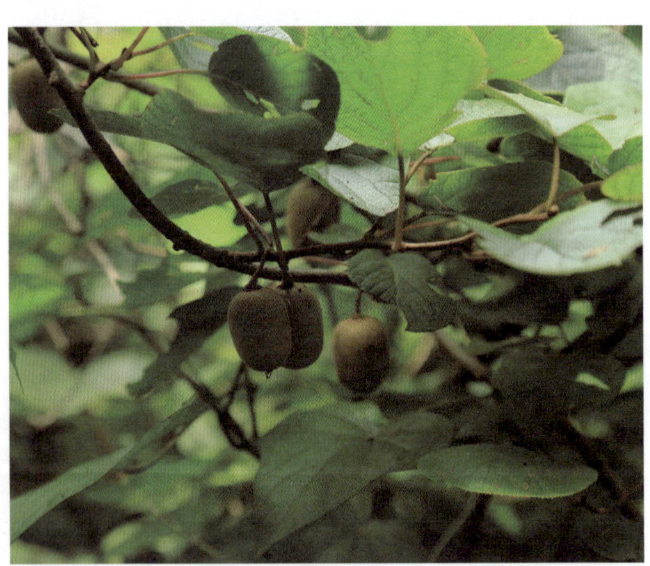

“猕猴桃是什么桃呀？长得像猕猴一样吗？好不好吃？”小神农一听这个名字，一下就想到水蜜桃了。

“小神农，张大爷这次吃了不少猕猴桃，虽然有点酸，但开胃又助消化，而且甜滋滋的，真好吃呢。”一边的张大爷听到小神农问好不好吃，便立刻给小神农描述起来。

“师傅，这是真的吗？真的很好吃吗？”小神农咽起口水来。

“还可以，对喜欢吃的人来说味道不错。在《本草纲目》中不是有讲过‘猕猴桃，其形如梨，其色如桃，而猕猴喜食，故有诸名’？”朱有德吃过一次，其实他并不喜欢那个口味。

“猕猴桃结在什么样的树上？张大爷，您也不知道给我带几个回来吃。”小神农噘起嘴来。

“猕猴桃经不起远途跋涉，会坏掉的。至于猕猴桃树，你就只好

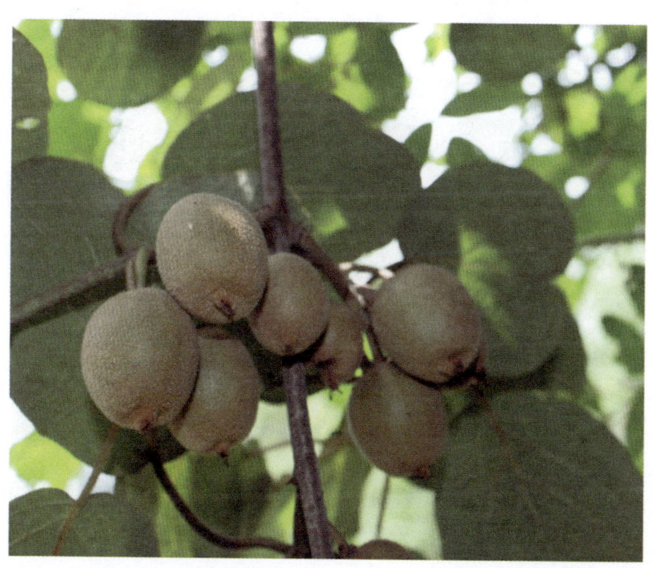

问你师傅了，我只会吃不会说。”张大爷又哈哈大笑起来。

“猕猴桃是一种藤本植物，幼枝是红色的，生有棕色柔毛，枝老后，毛会脱掉。其叶互生，纸质，是卵圆形的。叶片边缘有毛状齿，上面暗绿色，脉间有毛，下面则灰白色，密生茸毛。它6～7月开花，花朵单性，生于叶腋，雌雄异株，花萼5片，基部相连，与花梗都带有茸毛。花瓣5片，偶尔也有6～7片的，乳白色，慢慢会变成黄色。花朵一落，就会长出长圆形的浆果来，表面长着很多棕色长毛。果实内有细小的种子，与果实混生，是黑色的。”朱有德可不想说猕猴桃味道香浓，他怕小神农馋得没心思理药材了。

“可是，为什么不用猕猴桃入药，而是要用根呢？”小神农真着急，如果是果实入药，自己不就可以尝一下了吗！

“猕猴桃的果实不容易收藏，而且它的药性可不如根。这根不但利尿清热，而且消肿活血，是治疗水肿、淋浊、带下、疮疖、跌打损

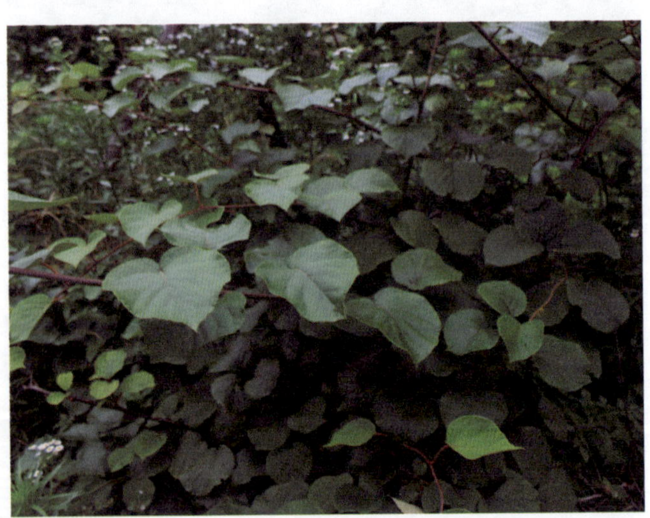

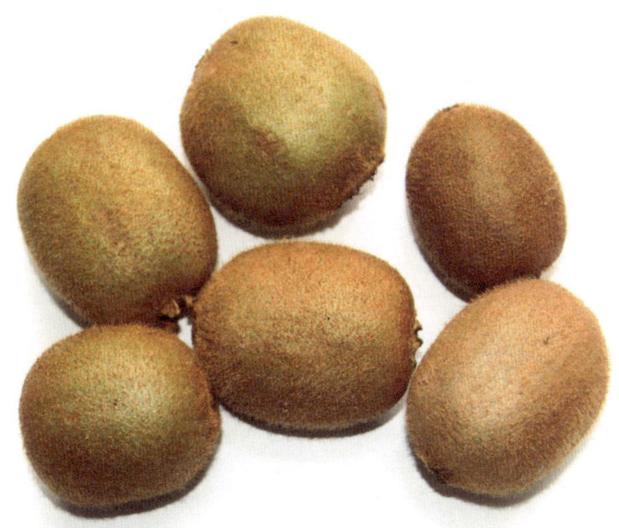

伤、风湿关节痛的好东西。”

“好吧，只是可惜吃不到猕猴桃了。”小神农不开心起来，搬着那袋猕猴桃根往药库送去。

朱有德也没心思管他，因为他找了半天也没看到自己想要的川牛膝，便问：“这里面没有川牛膝呀？”

“采购了，还没到呢。过两天再给你送过来。现在快来和我下盘棋吧，好久不下，棋艺都生疏了。”张大爷大声地说着。朱有德只好扔下药材让小神农整理，自己则陪张大爷下棋去了。

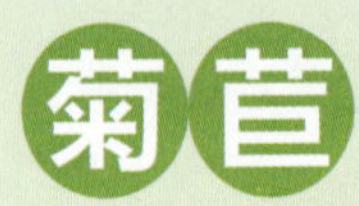

菊苣——治疗水肿的膳食药

中午吃饭的时候，小神农发现桌上有一道菜很陌生，绿绿的叶子，没有肉也没有其他配菜，似乎只是拌了一下就被拿上桌来了。

“师娘，这是什么菜呀，怎么也没炒一炒就端上来了呢？”小神农吃了一口，有点苦味，脆脆的，就像生的一样。

“这是菊苣，李大娘家给的，听说种这种东西很不容易，而且你师傅说一定要这样吃才最健康。”师娘笑着，也尝了一口那道菊苣，“味道还不错。”

“师傅，什么是菊苣呀，我怎么没看到过呢？”小神农是长在农村的孩子，对田里长的菜可没有不认识的。

“菊苣是一种多年生的草本植物，茎直立，有棱，为中空，表面灰绿色或者带紫色。也有分枝，多偏斜生长，前端粗，带有粗毛。基叶边缘有齿，长6～20厘米，裂齿呈三角形，茎生叶比较小，是披针状，全缘，叶下带有短毛。我们吃的，就是它的叶子。”朱有德一边吃一边说。

“那怎么还说种出来不容易呢？是不是因为没有种子？”原来小神农没明白这个意思。

“怎么会没种子呢？菊苣每年5～10月为花、果期，它的头状花序生于枝顶，总苞圆柱状，外层苞片长短不一，下部软革质，带有睫毛，花瓣为舌状，是蓝色的。花谢后就会长出瘦果，上面带有鳞片状冠毛，前端还有细齿，里面就是小颗粒的种子了。说它种得不容易，是因为本地少见，引种不易存活。”朱有德给小神农解释着。

“不容易那就不种呗，我没感觉它有什么好吃的。”小神农嘛着嘴说。

“那是因为你不了解菊苣的好处，它不但可以入菜，还是一味中药呢。到了秋天，将其切段晒干，就能应用到治疗水肿、湿热、黄疸、食欲不振等病症中去。因为它味苦，性寒，用来利水除湿、清热解毒特别好。”朱有德吃得倒是有滋有味。

“真的呀？没想到菜还能治病，那我去李大娘家看看它真实的样子。”小神农一听说它是药，来不及吃饭，丢下饭碗便跑了出去。

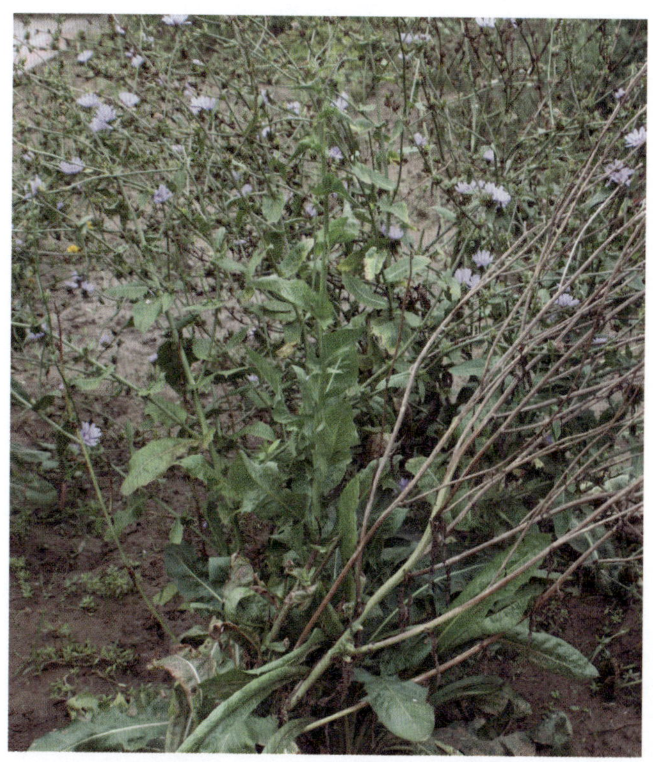

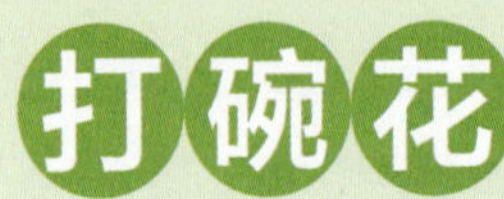

打碗花

——轻松祛体湿的狗儿蔓

“师傅，您挖这些野草干吗？我们可是来采药的。”山脚下，朱有德蹲在路边不断挖着一种带小藤蔓的草。小神农怎么也搞不懂师傅在做什么，所以站在后面不停地问。

“难道你不认识它吗？”朱有德反问。

“我认识呀，它叫狗儿蔓，也叫小喇叭花。我娘说这种草最烦人了，总是缠着庄稼生长，有时把庄稼都给缠死了。”小神农一脸的怨气，非常不喜欢这种野草。

“可是，它还有一个名字叫打碗花。中医书中说：夏天采其花，秋天挖其根，或晒干或鲜用，可以利尿调经、祛湿健脾。所以，它是治疗脾胃不足、消化不良、体湿、小便不利、经带不调等症的药物。”朱有德说着，将那些根茎抖去泥土，全放进了药筐里。

“这就是打碗花呀！我一直听说这个名字，还真不知道它长什么样呢。”小神农这才来了精神，拉着打碗花的细蔓看起来。

“打碗花是多年生的草质藤本植物，茎纤细，平铺生长，上面可见细棱，但无毛。它的叶子是长圆形的，前端圆，底端戟形，上部分3裂，其中中裂最长，近三角形。”朱有德趁机给小神农讲打碗花的特征。

“师傅，它的花就像一个小喇叭又像是小碗，所以才叫打碗花，对吧？”

“它的花长在叶柄处，苞片宽卵形，花萼长圆形，前面钝，带有小短尖头，内萼片短，花冠有淡红的，也有紫的，呈钟状，冠檐微裂，像一个破碗。但至于它为什么叫打碗花，那就要去问给它取名字

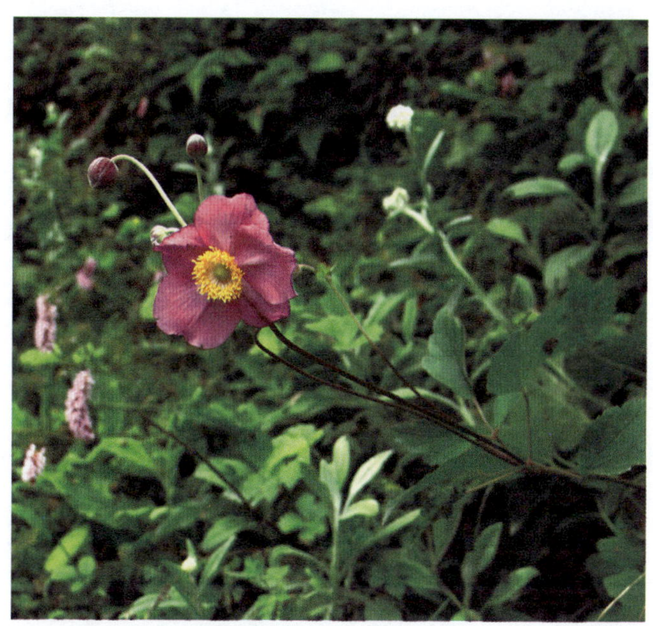

的人咯。”朱有德说着笑起来。

“师傅，它的种子挺有意思的。您看，是球形的蒴果，上面带有宿存萼片，壳很薄，里面的种子呈黑褐色，表面还有凸起的小疣呢。”小神农经过仔细观察这些打碗花，似乎能接受它们了。

“既然有意思，那就帮师傅挖一点吧。师傅一个人挖得累死了。”朱有德说。

“知道啦，师傅，您歇着，我来挖。”小神农放下背上的药筐，卖力地挖起打碗花的根茎来。

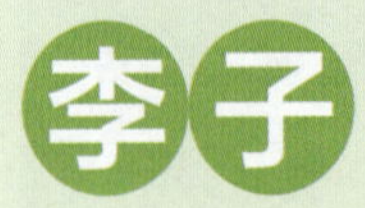

——酸酸爽爽最利除水

这天中午，小神农在药堂坐着，朱有德从后院走了进来，一脸笑容。小神农便问："师傅，您刚才和谁说话呢？"

"和你王大婶，她来找你师娘借鞋样。"朱有德说。

这时，一个人进来买药，小神农丢下师傅，帮那人去拿药。等到送走了抓药的人，朱有德才问："小神农，你吃过李子吗？"

"李子？"小神农一听这名字，两眼放光，"师傅，我听说过，它的样子是球形的，初生时是绿色，成熟之后就变成了紫红色，外形和杏差不多，梗部下陷，顶端微尖，基部有一条纵沟。据说可甜了，

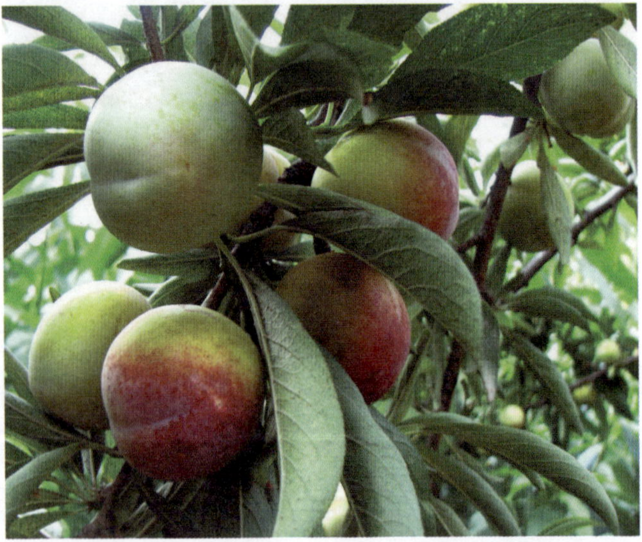

比杏好吃。”

“了解得很多嘛。那你知道李子树长成什么样吗？”朱有德看着小神农眉飞色舞的样子，忍不住笑起来。

“那我就不知道了，我想应该与杏树差不多吧？”小神农小声地嘀咕着。

“那可不一样。李子树是落叶乔木，最高的可以长到十多米呢。它树冠广圆，树皮灰褐色，表面粗糙，老枝紫褐色，小枝红紫色，上面有覆瓦状的鳞片排列。”朱有德坐了下来，但手一直放在背后，“它的叶子是长椭圆形的，前端尖，基部楔

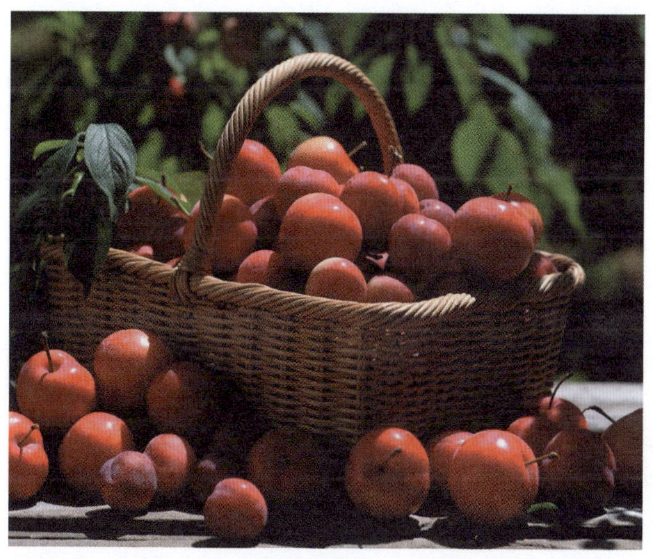

形，边缘有齿，叶片上面深绿，很光亮，叶脉明显。”

“那什么时候开花，什么时候果子成熟呢？”

“它每年4月左右开花，通常是3朵并生，花萼筒状，前端急尖，边缘有齿。花瓣倒是和杏花差不多，白色的，长圆状，前端有缺，带着明显的紫色脉纹，还有短爪。到了7～8月，李子就可以吃了，它不但颜色红紫，而且外皮有一层蜡粉，里面带一个硬核，核上有皱纹。李子肉质丰厚，多汁，酸甜可口。”朱有德着重形容李子的味道，小神农都开始吞口水了。

“师傅，如果附近有卖李子的就好了，我们也可以买来尝尝味道。”

“我就知道你是这样想的，给，拿去吃吧。”朱有德这才把背在身后的手伸出来，手里竟躺着两个紫红色的李子。

“哇，真的有李子！”小神农拿起一个，捧在手心里看个不停，但并没有吃。

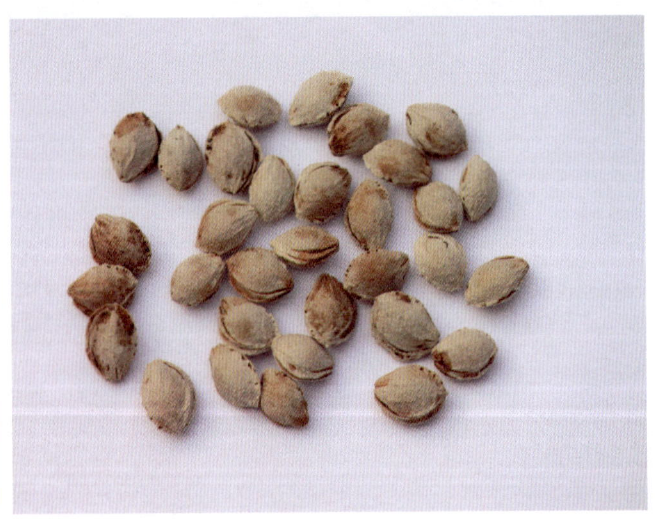

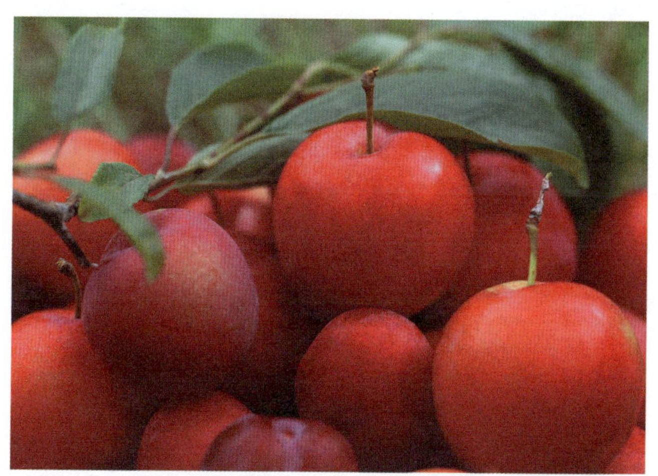

“怎么不吃？”朱有德问。

“就两个李子，还是您和我师娘吃吧。”小神农说。

“还有呢！刚才王大婶给了好几个，我给你拿了两个过来。”朱有德笑起来。

小神农这才拿起李子，美美地吃起来，一边吃还一边让朱有德：“师傅，您也吃，我吃一个就够了。”

“师傅不吃，”朱有德笑着说，“小神农，吃了李子可不要忘了它的药效，它可不是简单的水果呢。”

“师傅，李子有什么药效呀？”小神农问。

“李子味甘、酸，性平，归肝、肾经，不但可以生津止渴，还能利水消肿、除热清肝。所以，有小便不利、阴虚内热、肝胆湿热、腹水的人群适合吃李子。”

“师傅，我记住了。这可真是好吃又治病的果子。”小神农听着师傅的讲解，吃着李子，心满意足。

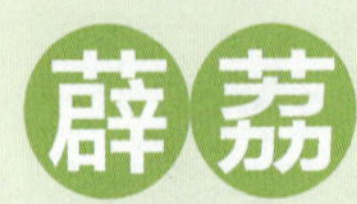

薜荔——可以利湿的木馒头

薜荔似乎没有木兰花那么好看，小神农打开袋子时，就看到一堆棕褐色的茎枝，是圆柱形的，细长而弯曲，直径1～4毫米的样子，断面为黄色，中间有髓，髓部带圆点，黄白色。

“师傅，这就是薜荔吗？”小神农看着那袋药高兴不起来了。

“确切地说，它是薜荔的茎枝和叶子，用薜荔炮制中药，只取茎、叶、枝晒干，切段就可以了。”朱有德拿起一段来仔细观看。

“这种东西一点也不好玩，它有什么功效呀？”

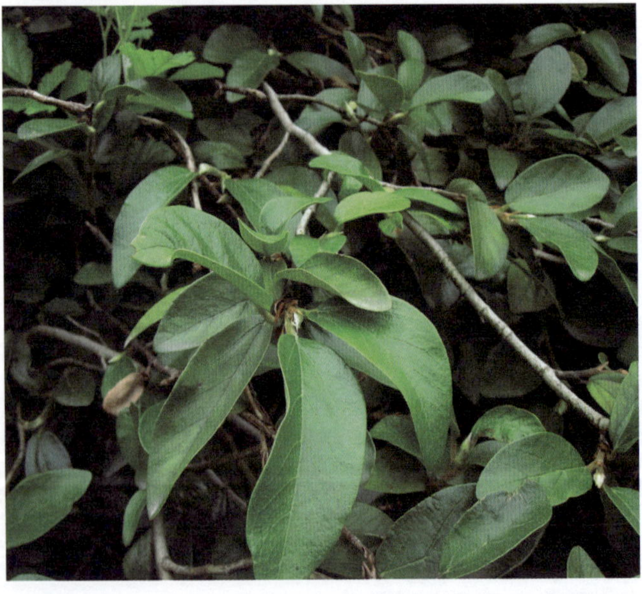

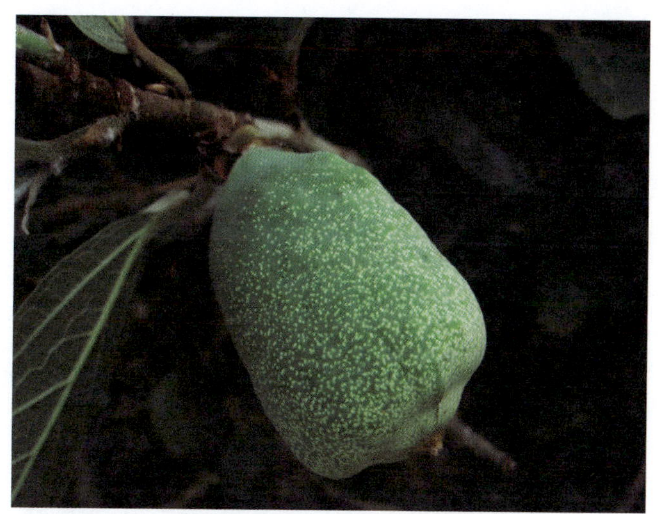

“它祛风利湿的作用强大，活血解毒也很有效。对于跌打损伤、风湿痹痛、痈肿疮疖等症都不错。”朱有德说。

“可是，我还是觉得取花或者果实入药才好。”小神农说。

“而且薜荔长得很有意思哦，有的地方叫它木馒头。”朱有德故意引导小神农的兴趣。

“木馒头？为什么呀？难道它的树干长成一个一个的圆球状？”小神农果然对这个名字产生了好奇。

“薜荔不是树，是一种攀缘灌木，茎为灰褐色，多分枝，枝折断之后，里面会有乳汁流出来。而且，它的细枝多有柔毛，初生是在地上匍匐生长的，所以会带节，并生气根，入药时，这些气根要特别去掉呢。”朱有德说着，看一下小神农，他似乎已经入迷了，听得非常认真，于是接着说，“薜荔的叶子为互生，卵形，几乎没有叶柄，枝渐渐老后变硬，直立生长，叶子也变得又大又厚，并带有革质，成为

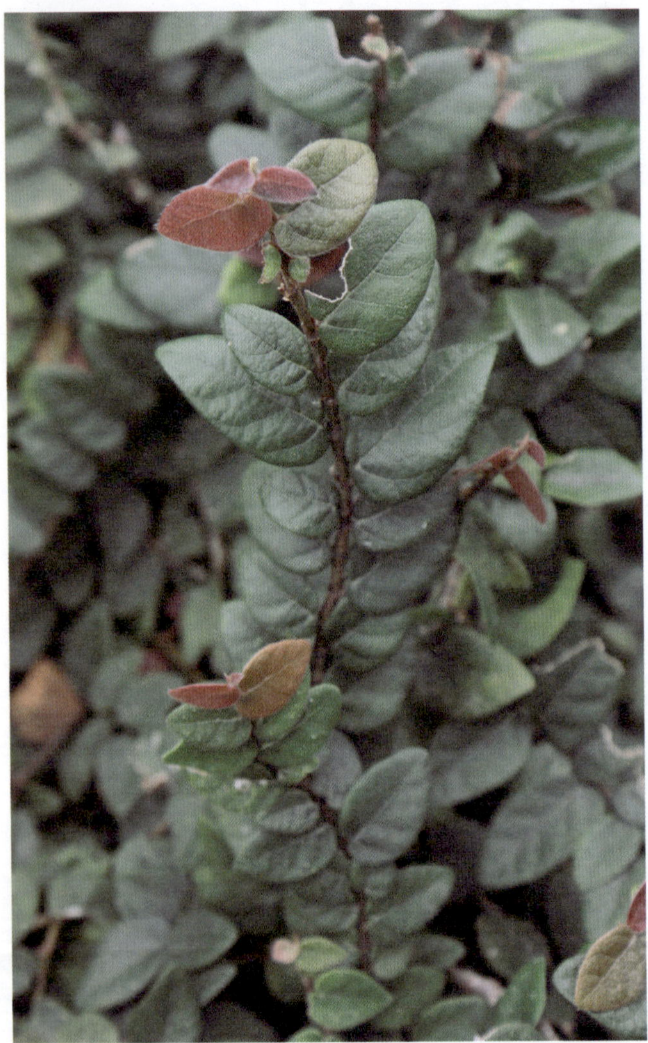

椭圆形状，叶片边缘无齿，叶下生有柔毛，侧脉与网状脉凸出生长，像一个个的小蜂窝。薜荔每年5～6月开花，为隐头花序，单性，花朵不大，多数簇生。花梗很短，雄花长成椭圆形，可长5厘米，雌花倒卵形，表面紫绿色，花谢后就要长出果实来了。”

“它的果实长什么样？师傅，您快说。”小神农似乎听到了关键处，催促着朱有德。

“它的果实是细小的瘦果，表皮棕褐色，果皮带有薄膜质，表面还有黏液呢。到10月果实才会成熟，挂在枝上如同一个个的小馒头。果实前端裂成4齿，里面可以看到多数种子，是暗黑色的球形，表面带有小疣。这种果实不但可以食用，还能用来做凉粉，所以就没有机会入药了呀。”朱有德笑着说道。

“原来是这样呀，害得我都看不到薜荔果了。张大爷也真是，明知道是好东西，也不给我带几个回来看看。”小神农一边唠叨着，一边将那些药搬到药库里去了。

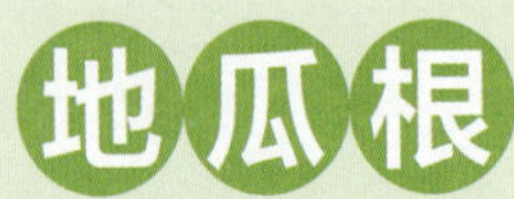

地瓜根——泄泻利湿的根茎

将两种药都送进药库之后，朱有德发现小推车中还剩下一个小袋子。打开来一看，竟是些圆柱形的根茎，表面暗紫棕色，带着不规则的皱纹，断面皮部暗紫色，木部灰黄色，直径约为7毫米。

“师傅，这是什么东西？”小神农从药库回来，就看到师傅正守着这些药看呢。

“我知道了，这肯定是你张大爷给我们的惊喜，他故意放在车的下面，而且只有小半袋。”朱有德笑起来。

“这有什么可惊喜的，不就是一些树根嘛。”小神农觉得张大爷不够聪明，既然要给人惊喜，总要给点好东西才对吧。

“你可不懂，这是上好的地瓜根，我们店里还没有这味药呢。它味苦、涩，性凉，归脾、肾经，不但消肿利湿，更能清热止痛，对泄泻、黄肿、痢疾、风湿等症都可以治疗。《草木便方》中也说它‘利水，清热，消肿，通乳汁。治黄疸，月闭，带下，牙痛，跌伤’。你说它还不好吗？”朱有德笑着说。

“地瓜根？地瓜不是煮来吃的嘛，怎么会有根呢？”小神农被这个名字弄糊涂了。

“这个地瓜根可不是我们平时吃的地瓜生出的根。它是西南地区特有的地瓜榕的根，所以也叫地瓜根。”朱有德连忙给小神农纠正。

“地瓜榕，这是一种什么植物呀？师傅，您快给我讲讲。”小神农现在不嫌地瓜根难看了，一心要了解它的全部。

“地瓜榕是多年生的落叶灌木，匍匐生长，全株都有乳汁。茎是略扁的圆形，棕褐色，多分枝，带有膨大的节，与地面接触的地方会长不定根。它的叶子互生，纸质，为卵形，边缘有疏齿，叶面上绿色，并带有短刺毛，比较粗糙，叶下则浅绿色，脉上有短毛。”

“感觉和地瓜差不多的样子，它开花吗？”小神农在脑海中将它与地瓜进行了对比。

“它每年4～6月开花，为隐头花序，簇生于没有叶子的短枝上，经常被埋在土下，为淡红色，是球形的。花朵3个苞片，雄花和瘿花同时长在一个花序托内，2～6枚花被。花谢后也会长出瘦果来。”朱有德自己都觉得这种植物很有意思。

“呀，这地瓜根可真好玩。张大爷原来真的给了我们一个惊喜呢！”小神农听完，拿起一段地瓜根，细细观察起来。

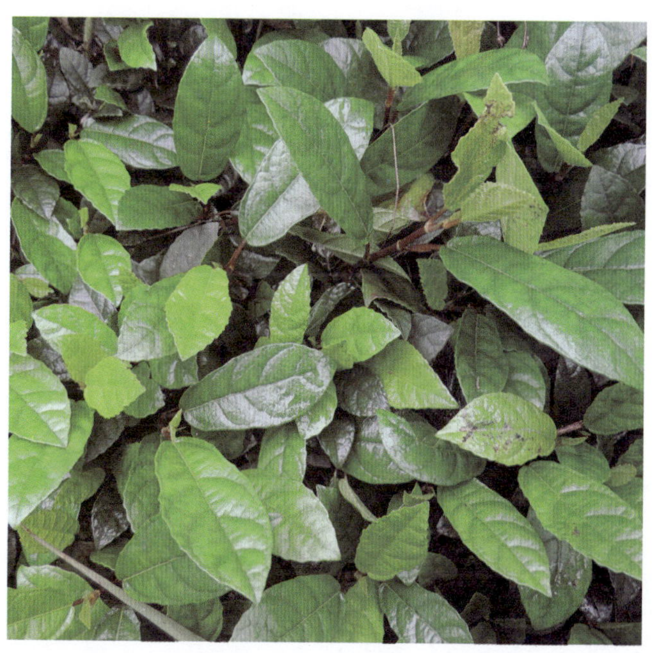

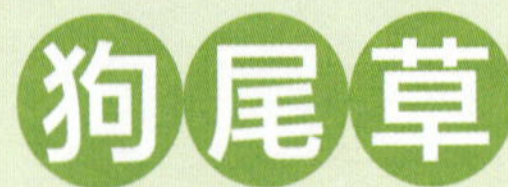

——通水消肿的小不点

整理好了药材，已经到了吃中饭的时间。小神农一边吃着饭，一边问朱有德：“师傅，今天下午做什么？”

“整理了一上午药材，师傅累了，下午要休息。”朱有德说。

小神农皱着眉没有吭声，其实，他可不想待在家里，两天不上山，他就感觉脚发痒呢。朱有德只当没看到他的不高兴，说：“我现在要考你一个问题：狗尾草长什么样子，你知道吗？”

“狗尾巴草吗？师傅，我怎么可能不知道这种小不点儿长什么样子呢，我又不傻。”小神农自信地说。

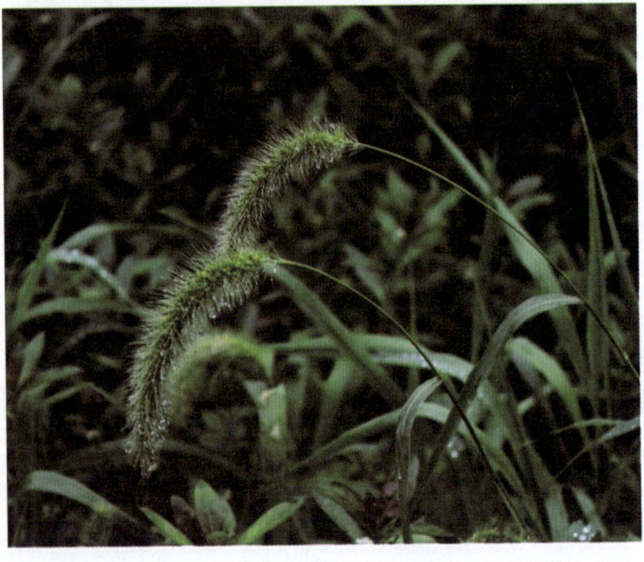

“那你就给我说一说它的全貌，我要听详细的哦。”朱有德一边吃东西一边说。

“狗尾巴草是一年生的草本植物，高30～100厘米，秆疏丛生，直立生长，于基部有节。它的叶子像披针形，叶鞘比较松弛，鞘口有茸毛。它到了夏天就会开花，也就是长小尾巴。”小神农笑起来，他一直觉得狗尾草的花不算花。

“它的花什么样子？你要都说仔细才行。”朱有德可不马虎，马上提醒小神农。

“狗尾草的花序是圆锥状的，多数小花紧密簇生，直立向上，在前端稍弯曲。主轴被长有长长的柔毛，比较粗糙，呈褐黄色，第1颖卵形，有3脉，第2颖椭圆形，有5～7脉。第1外稃与小穗等长，第2外稃边缘内卷，有细点状皱纹。花落后结出灰白色的颖果，呈圆形。”小神农仔细地讲了狗尾草的花状。

“嗯，说得不错。那今天下午，你就自由活动吧，顺便到田间割一些狗尾草回来。”朱有德满意地说。

“为什么呀？师傅，这狗尾草是喂羊的，我们又没有养羊。”小神农一头雾水。

“可是狗尾草也是药啊，它味淡，性平，可以清热利尿、祛风除湿。《陆川本草》就说它‘祛湿消肿，治黄水疮’，你怎么连这都不知道呢？书都看到哪去了？”朱有德故意刺激小神农。

“原来是这样。师傅，我保证以后好好看书。”小神农不好意思地低下头去。

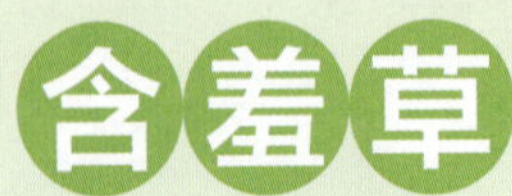

——怕羞的化痰利水多效草

神秘的大山总是充满着未知，这让小神农每次上山都期待不已。因为他不知道，自己接下来会遇到什么样的惊喜。

但朱有德就淡定多了，他总是走在小神农的身后，不但寻找着药材，也要保证徒弟的安全。这不，小神农又不知被什么吸引了，正朝前跑呢。

“小神农，你慢点儿，师傅跟不上了。”朱有德说着加快了脚步。

“师傅，这棵草太奇怪了，像是能听得到声音一样。”小神农蹲在一株并不高的植物跟前，小声地说，似乎怕吓倒它。

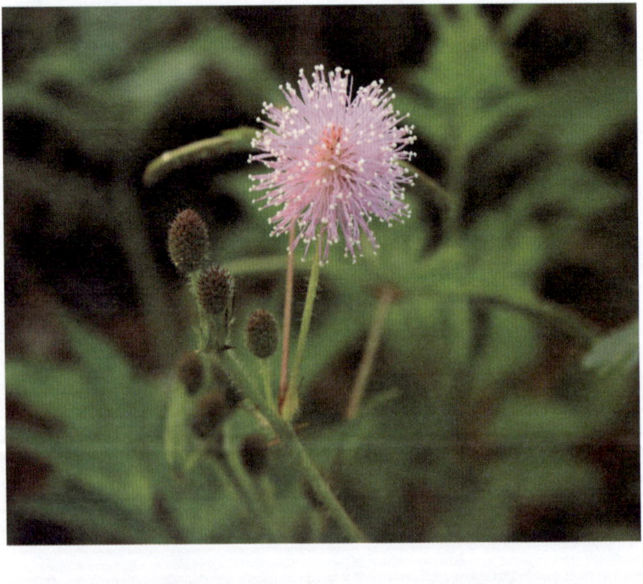

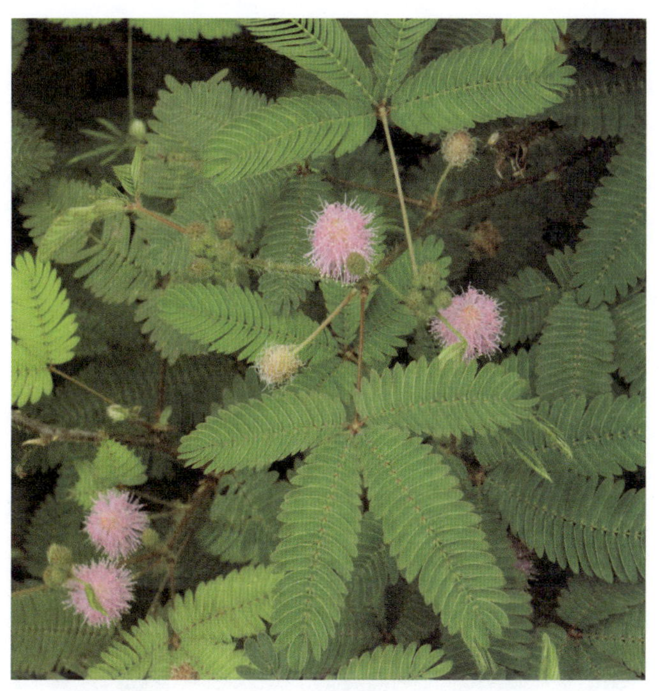

“为什么这样说呢？它听懂你说什么了？”朱有德问。

“我一过来，它就听到了脚步声，所有的叶子都合到一起去了，我往后退几步，它又慢慢展开来。”小神农兴奋地说。

“那是因为你碰到了它的叶子，它才合起来的。这就是含羞草，对它稍有碰触，它就会把叶子收拢起来。”朱有德看着那株含羞草笑起来，这种地方虽然不多见此类草，但也并不稀奇。

“含羞草，这个名字真有意思。您看它的枝散生下弯，叶子对生，呈羽状，就如同人的四指，并列在叶柄顶端，叶柄上还有硬毛。只要一碰，小叶就合并起来，向下垂了。”小神农反复试验着，高兴极了。

“含羞草是草木质植物，不但叶子有趣，开的花也很好看。每年3～4月，会生出头状花序，单生或者2～3个同生，花不大，是淡红色的，苞片线形，边缘还有硬毛，花萼如同漏斗状，有短齿裂。它的花冠钟形，上部分4裂，呈三角形，外面有柔毛。花朵谢了还会结弯曲的荚果，前端有喙，分成3～4节，每节有一粒种子。荚果外缘呈波状，带着小毛刺，成熟后会自然裂开，里面的种子为阔卵形。”朱有德说着，找起种子来。

“师傅，这含羞草真好玩，我们带一棵回家种吧。”小神农对它爱不释手了。

“可不能光顾着玩，含羞草也是中药。它味苦、涩，性微寒，带有小毒，归心、肝、胃、大肠经，清热利尿、除湿化痰，解毒止血，用在高热、小便不利、疮疡肿毒、咯血、跌打肿痛等问题上，都很不错的。”朱有德没找到种子，看看四周，似乎也只有这一棵，所以就

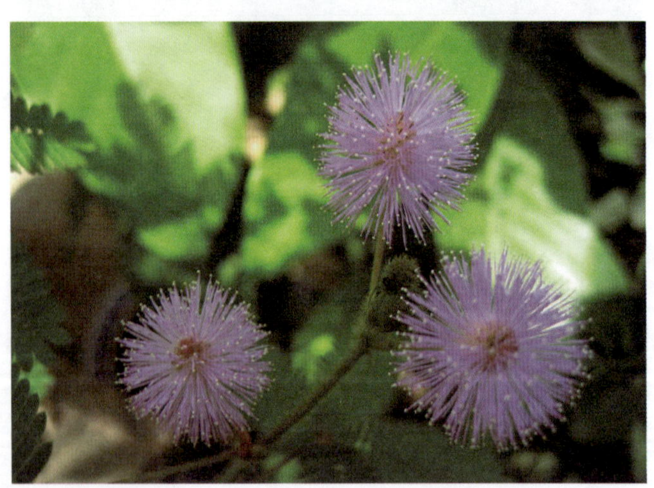

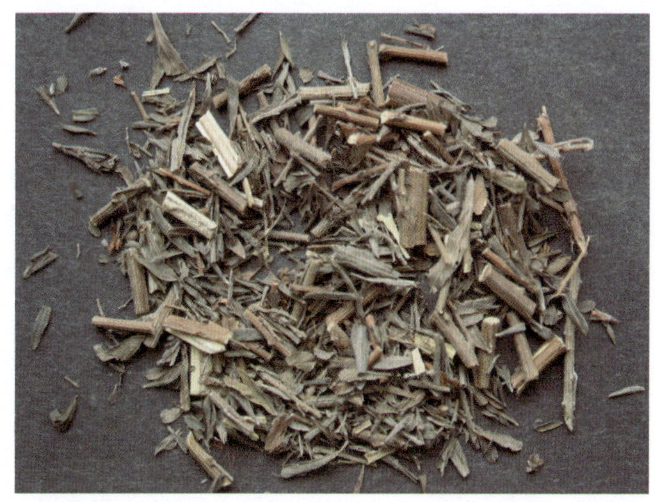

不准备采收了。

“师傅，我们一定要种一些，它简直太可爱了，又好玩又治病。”小神农说着，已经动手开始挖起来，朱有德见他兴致这么高，只好随他去了。

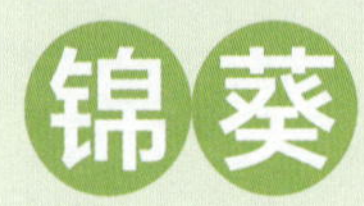

锦葵——能利水通便的观赏花

隔壁王大婶的女儿嫁到了东北，回娘家的时候带了好多当地的花种来。王大婶知道朱有德的妻子爱花，便送了她一包锦葵的种子，说："听说这花开出来可好看了，你拿去种吧。"

这下，朱有德的妻子犯愁了。吃晚饭时，对朱有德说："我虽然喜欢花，可也不会种花呀。这锦葵是什么花，又什么时候种呢？"

"哦，这是一种多年生的直立草本植物，可以长1米高呢。分枝挺多的，上面会有粗毛，你种在墙边或者篱笆下都行。"朱有德吃着饭，并没有当回事。

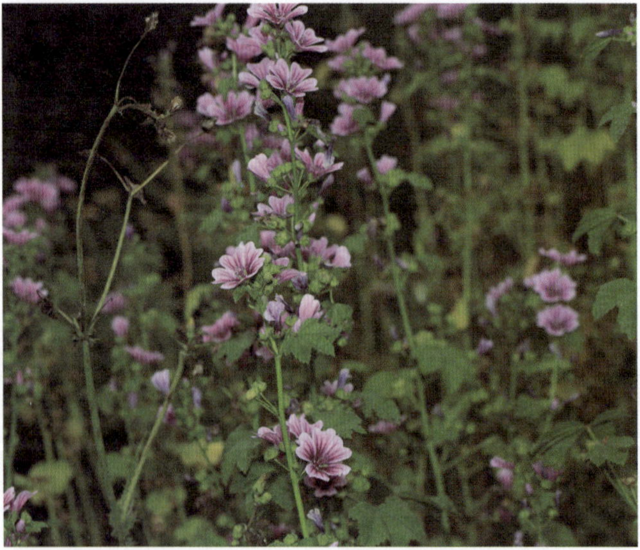

“那它的叶子长成什么样？开什么样的花呢？好看吗？”小神农似乎更感兴趣，他急于知道这锦葵是什么花。

“叶子近圆心形，为互生，叶柄也挺长的，长4～8厘米，上面有槽，槽内长有硬毛，叶缘有钝齿，叶面两面光滑，仅脉上有糙毛。开的花还是很漂亮的，因为它一次3～11朵簇生，花梗很短，小苞片3枚，长圆形的，花萼杯状，裂5片，呈宽三角形，两面带有星状柔毛，花瓣紫红色，也有白色的，分成5瓣，清淡雅致。而且花谢了还会结扁圆形的果实，里面是黑色肾脏形的种子。”朱有德记得早些年在安徽看到过锦葵，挺清秀的一种小花。

“那就种一些吧师娘，挺好看的呢！明天我帮您翻地。”小神农一直对新鲜事物非常热心，这下总算找到事情做了。

“这会儿可不能种，要等到明年春天。而且，你们不知道吧？锦葵还是一种药呢，它味甘，性寒，可利水通便、清热解毒，专治大小便不畅、咽喉肿痛、脐腹疼痛、带下等症。”朱有德提醒他们。

“这到底是种花还是种药啊，我可没心思弄这些了。”师娘一点都不喜欢，直接把那包种子放在旁边的桌子上。

“要不明年我来种吧，到时师娘您就和师傅一起看花就好。”小神农看看那些种子，跃跃欲试。

“好，就交给你了。到时我们可是要问你要花的哦。”师娘很高兴地说，朱有德也跟着一起笑起来。

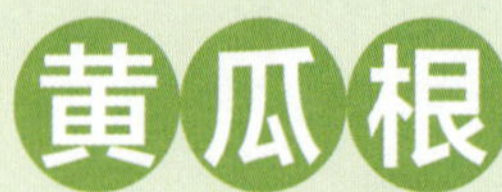

黄瓜根——吃掉黄瓜用根祛湿

进入秋天，朱有德种的黄瓜慢慢枯萎了。这天，他将所有的小黄瓜都摘了下来，然后拔掉架子，开始挖起黄瓜秧的根来。

“师傅，不用这样挖，把秧割掉，直接翻一下就好了，它自己会在土下烂掉的。”小神农对农活非常在行，所以看到师傅费力地挖黄瓜根，很是着急。

“你不懂，这些根可是有用的。”朱有德说。

“黄瓜根能有什么用呀？”小神农还真没明白。

“它味苦，微甘，性凉，归胃、大肠经，是利湿清热、通淋消胀的药物。《四川中药志》中说它‘能利水通淋、消胀，治小儿腹泻及日久转痢’。所以我才要把这些根挖出来，留着入药呀。”朱有德擦了下额头上的汗，继续挖着。

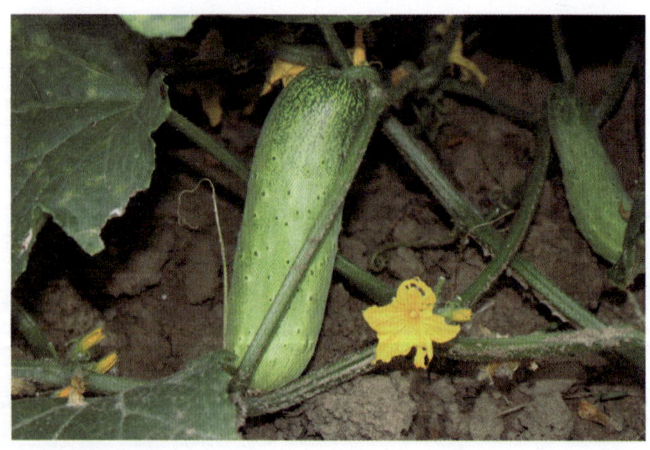

“原来这根还能入药呢，可真不错。”小神农一听，立刻也拿起锄头来帮忙了。

“小神农，黄瓜秧就要没有了。你还不趁着现在能看得到，来复述一下它的特征吗？”朱有德见缝插针，他时时刻刻都在想着让小神农学习。

“这个简单，师傅，我说您听就行。”小神农胸有成竹道，“黄瓜茎枝细长，为蔓生植物，茎上有纵沟及棱，带硬糙毛。叶腋有卷须，不分枝，带白色柔毛。叶片互生，叶柄粗糙，叶片为三角状宽卵形，带有膜质，分成3～5个开裂，裂片三角形，边缘有齿，叶片两面都很粗糙。”

小神农一边卖力地挖着黄瓜根，一边给师傅复述黄瓜秧的特征，而且说得非常认真：“黄瓜5～6月开花，花萼为钟状，带有白色长柔毛，萼裂如钻形，花冠也分浅裂，如同圆状披针形，前端急尖。花梗很粗壮，可结长圆形的果实，也就是黄瓜。它初长是深绿色的，快熟时变成黄绿色，表面粗糙，带有突起的刺尖，柄部平滑，果实内有白色的狭卵形的种子。”

说完了黄瓜秧的特征，小神农也将一条根挖了起来：“师傅，您看我挖的好不好？它的根表面淡黄色，有须根，而且内有纤维束状，虽然不粗但很有韧劲。”

“对，说得太对了。看来师傅要奖励你才行。”朱有德听完，高兴地笑了。

“那要奖励我什么呢？”小神农立刻就问。

“晚上就让师娘给你做黄瓜炒鸡蛋吃，怎么样？”朱有德笑着说道。

“太好了，晚上可以吃黄瓜炒鸡蛋了。”小神农兴奋地抹一下汗，马上又用力去挖其他黄瓜根了。

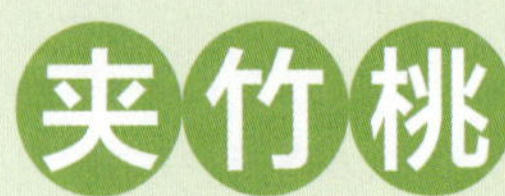

——强心·利水的微毒药

“师傅，您看这夹竹桃的花可真好看。”小神农从院外蹦蹦跳跳地回来，手里拿着一株夹竹桃花。

“小神农，怎么又不听话？这夹竹桃有毒，不可以随便用手摸的，快放下。”朱有德严厉地说。

“师傅，书中不是说夹竹桃味苦，性寒，归心、肺、肾经，可利尿强心、除湿定喘吗？您为什么说它有毒呢？”小神农连忙把夹竹桃的花扔到墙角，好奇地问。

“当然啊。夹竹桃本身是全株有毒的，但叶子却有利水除湿的功效。所以，夹竹桃不可以随便运用，平时也不能随便折来玩。如果不

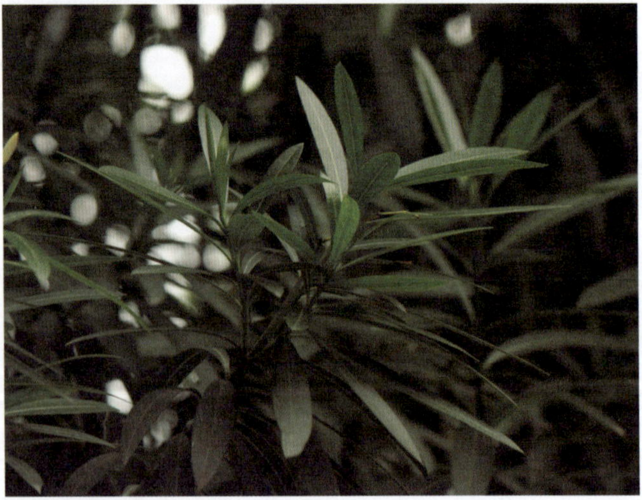

小心误食，还可能会引起中毒呢！”朱有德郑重地说。

“师傅，是不是大夫使用这味药也要特别谨慎呀？”小神农害怕起来。心想，这夹竹桃可真复杂。

“那是当然了。不知道如何运用的人，随便使用它就会弊大于利，这有什么好处呢？”朱有德看小神农有些怕，便缓和了语气。他可不想因噎废食，如果小神农以后连夹竹桃都不敢碰了，那这味药也就不会运用了。“小神农，你只看到了花，有没有观察夹竹桃的特征呀？”朱有德开始缓和气氛了。

“嗯，师傅，我看过了。”小神农松一口气，平静了不少，“夹竹桃树很高，有的都可达到5米呢。但它茎枝光滑，灰白色，多分枝。叶子革质，厚实，为全缘的窄披针形，叶表深绿，叶下浅绿。它每年的花期很长，从6月一直开到10月，花序为聚伞状，花萼直立生长，花冠深红色。它的花冠分5裂，瓣上有皱，多为重瓣生长，带有香气，颜色多样，有红、黄、白等色。”

“嗯，观察得很仔细，不过夹竹桃也会结种子，果期在12月至第2年的1月，生蓇葖果，长柱形的，直径1.5～2厘米，种子顶端还有黄褐色的种毛。我们以后可以采点夹竹桃的叶子炮制成药，其他的就不要碰了。”朱有德亲切地说。

“师傅，我知道了。我现在就去洗手，可别误食了引起中毒。”小神农扮个鬼脸，跑去洗手去了。

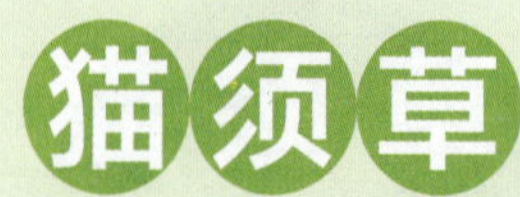

猫须草——排石祛湿的猫须花

对于小神农来说，上山是件很快乐的事，张大爷到来也是一件让人开心的事，因为他可以带来很多新鲜事物。

不过，这天张大爷并没有亲自来，而是让人给朱有德送了一些猫须草。小神农看到那些草的茎枝是方柱形的，有膨大的节，表面灰棕色，还有纵沟和皱纹。断面处的颜色黄白色，中间有白色的髓部。

“师傅，这猫须草也不像猫的胡须呀，明明是方柱形的嘛。”小神农心想，这些人真不会取名字。

“它可不是因此而得名的。猫须草是多年生的草本植物，可以长1～1.5米，茎直立，四棱形，叶片对生，为卵形，前端尖，后端下

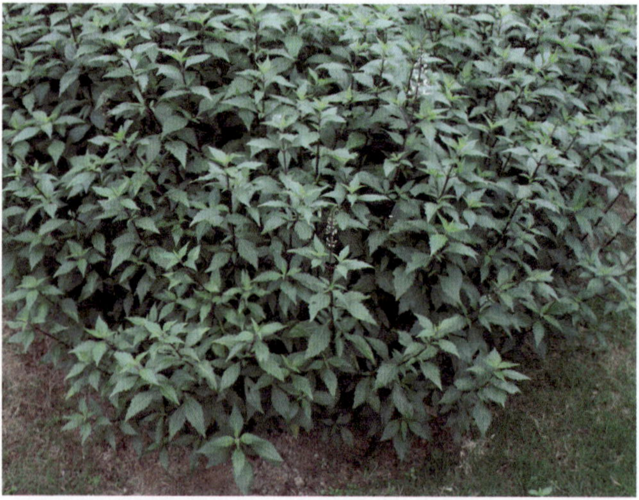

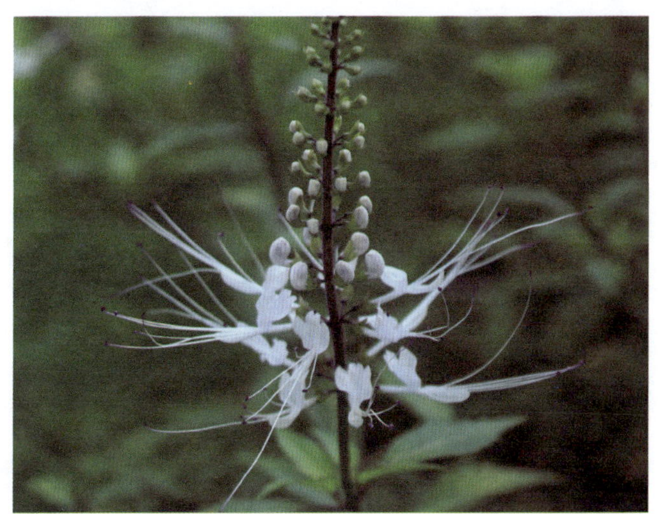

延至叶柄，边缘还有粗齿，齿端又有小突尖。叶片两面都有柔毛和腺点……”

“那也不像猫的胡须呀。”朱有德还没说完，就被小神农打断了。

“你不能着急，师傅这不是正在说嘛。”朱有德了解小神农的急性子，所以没有怪他，“它每年5～11月开花，花序为轮伞状，6朵花同生，花苞片圆卵形，长3.5厘米左右，前端柔尖，下面有密生的柔毛，边缘也有毛。花萼钟形，也带有柔毛和腺点，花是圆形的，上唇大，下唇有4齿，齿为三角形，前端带芒尖，花冠筒细长，为9～19毫米，花柱长长的，伸出花盘之外。所以，它之所以叫猫须草，是因为它的花朵如同猫须状。”朱有德总算把猫须草说清楚了。

“哦，原来是它的花像猫须呀，想想还挺有意思的。”小神农笑了起来。

“别忘了，猫须草也是结子的。它6~12月为果期，花谢之后会长卵形的小坚果，颜色深褐色，带有皱纹，这就是它的种子了。”朱有德补充着。

“那这猫须草有什么功效呢？治什么病才使用？”小神农认真地求教。

“猫须草味甘、淡、微苦，性凉，归肝、膀胱、肾经，是利水祛湿、排石清热的药物，小便不通、湿热、膀胱炎症、风湿性关节炎等病都可以用它。在云南，当地人常将它当做茶来饮用，所以又叫猫须茶。”朱有德说着，已经将那些猫须草小心地收起来了。

“这药可真好，又能解渴又能治病。”小神农说着，也开始帮师傅整理起药材来。

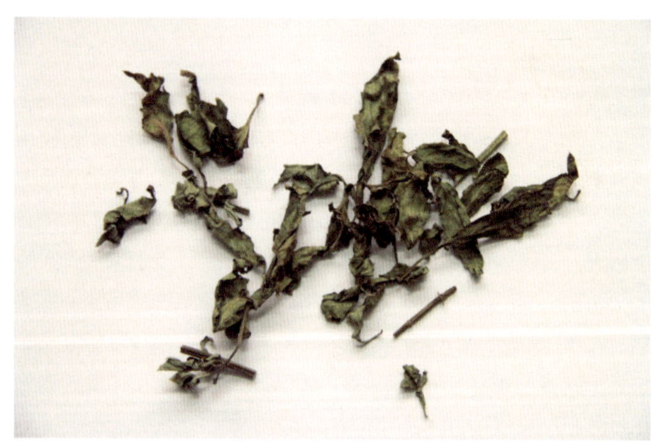

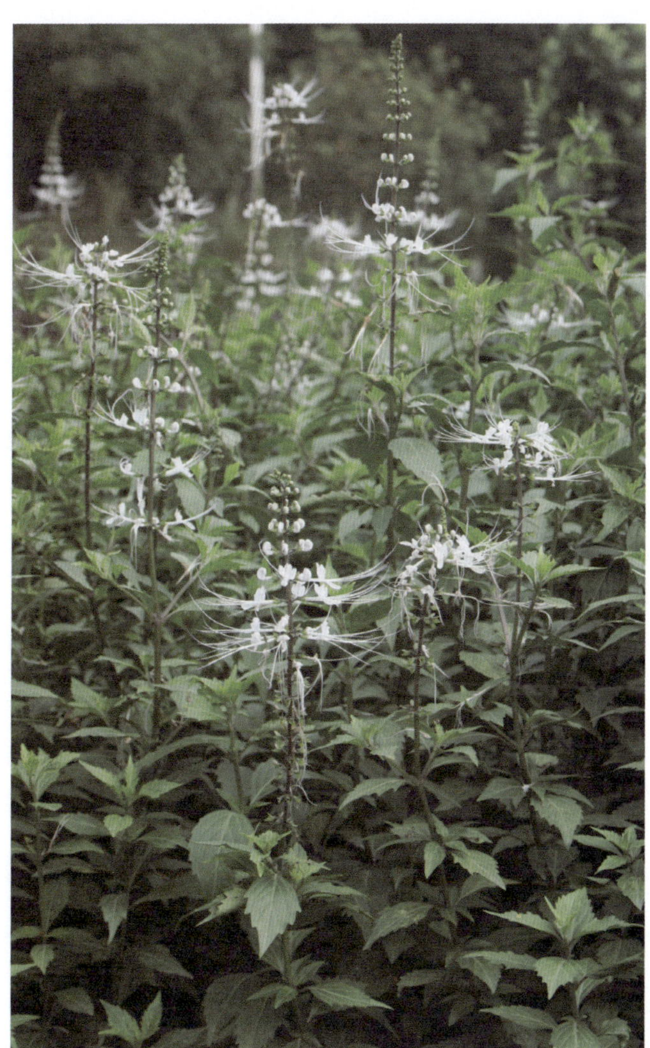

荷莲豆——水肿特效药

这天，邻镇的一位大夫来找朱有德，说想兑一些荷莲豆用。可是，朱有德药库里也没有这味药了，那人只好失望地离开。

小神农觉得这个名字真是新鲜，便追着师傅问："师傅，荷莲豆是什么药？为什么大家都没有这种药呢？"

"荷莲豆是一种南方所产的利水渗湿药。它味苦，性凉，归肝、胃、膀胱经，能利湿清热、活血消肿，专门治疗水肿、脚气、疮痈疖毒、小儿疳积等病症。我们本来有的，但前段时间用完了。你张大爷又一直没送来，所以就没有了。"朱有德说。

"哦，这荷莲豆原来这么厉害呢。师傅，您给我说说它长成什么样子呀？"小神农的好奇心又被勾起来了。

"荷莲豆是一年生的披散草本植物。它的茎非常光滑，基部有分枝，但枝条纤弱，可以长60～90厘米的样子，叶子为单叶对生，还带有膜质，但叶柄很短。叶片是卵圆形的，前端有小凸尖，后部为楔形，基部有脉3～5条。"朱有德说完喝了口茶。

"师傅，再说说它的花和种子。肯定像豆角一样吧？"小神农开始猜测荷莲豆的样子了。

"它的花序是聚伞状，顶生或腋生，花很小，花梗细细的，还带有柔毛。苞片有膜质，萼片细长，有3脉，花瓣5枚，分2裂至中部，裂片狭长，但不会超过萼片。花谢之后会长圆形的蒴果，种子有时1颗，有时多颗，是扁状圆形的，比较粗糙，这和你想象的豆角可不一样呢。"朱有德笑着说。

"可是师傅，如果张大爷下次来又没有带荷莲豆怎么办啊？这种

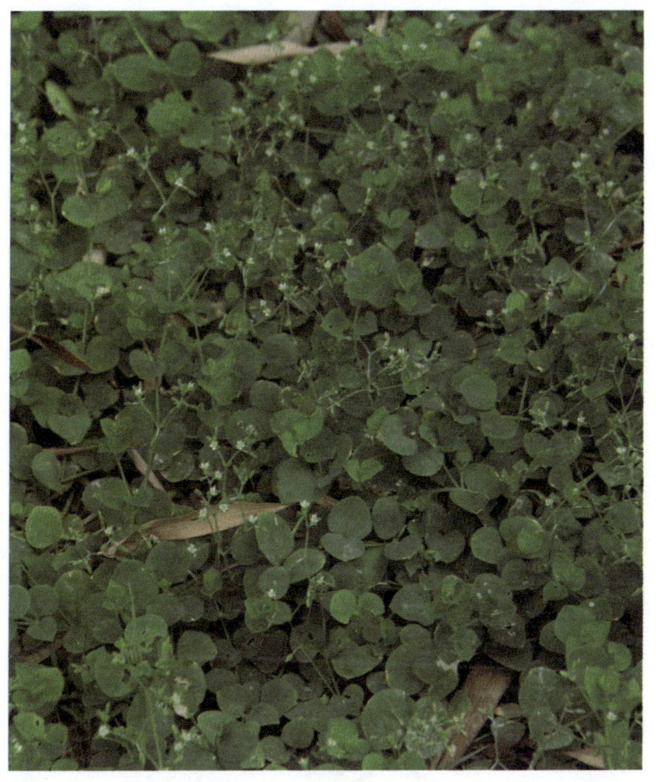

药是不是很难采呢？”小神农问。

“没有荷莲豆就用其他化湿利水药代替呀，不一定非用它不可。不过，这种药在广西一带最多，要在夏天将全草晒干才行。如果不去那边的话，货源可能就会少一些。”

“怪不得大家都没有呢，广西实在太远了呀。”小神农如同了解了内因一样，独自朝药堂走去。

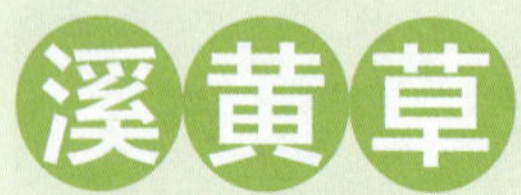

——退黄祛湿的“熊胆”

这天，小神农去溪边清洗药筐，遇到了两个十五六岁的孩子，他们正在溪边东张西望，不知道在干什么。小神农便问：“两位大哥哥，你们找什么呀？”

“我们要采熊胆草，听说邻村有人收购呢。”其中一个孩子说。

“熊胆草是什么草？长什么样呀？”小神农上山这么长时间，还是第一次听到这个名字呢。

“我们也不知道，还没找到呢。”那两个孩子说着，朝前走了。

回到家，小神农便急急忙忙地去问师傅：“师傅，什么是熊胆草

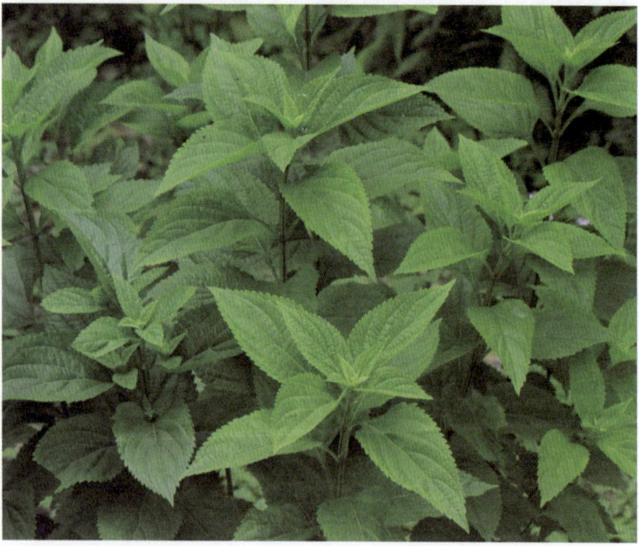

呀？这草有什么用？”

朱有德听小神农讲了事情的经过，不由笑了起来：“恐怕他们找不到呢，本地可不长熊胆草。”

“师傅，到底什么是熊胆草呀？您快给我说说。”小神农着急地催促着。

“其实，熊胆草就是溪黄草，多生长在溪边、路旁、田埂等处，但本地不多见。”朱有德坐下来，准备好好给小神农讲一讲。

“溪黄草为什么要叫熊胆草？是它长得像熊胆一样大吗？”小神农问。

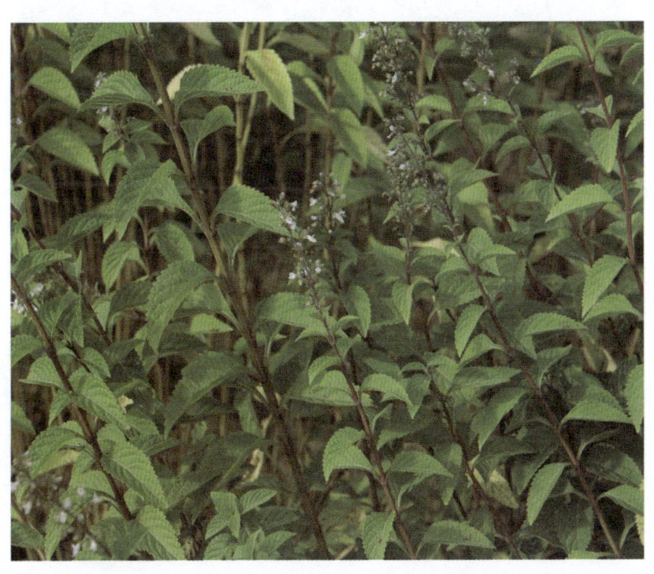

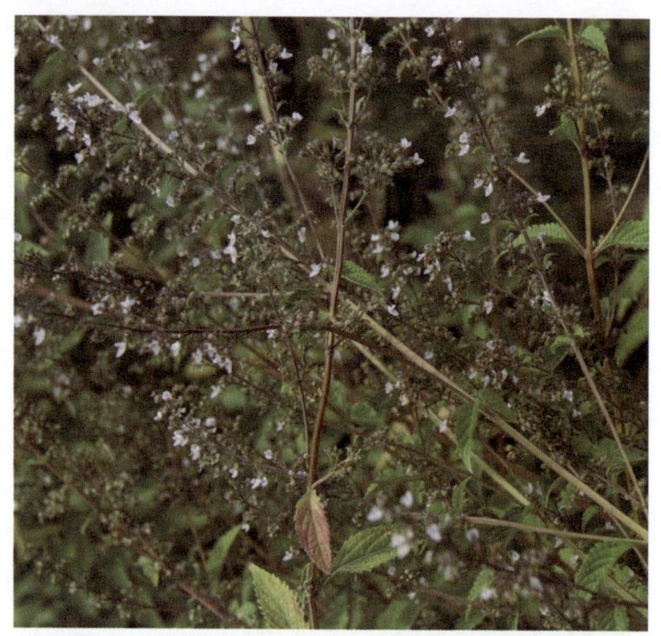

“傻孩子，这是民间的叫法。它是多年生的草本植物，可以长1～2米高。它的根就如同一个大疙瘩，上面密生须根，向下生长。草茎四棱形，是紫色的，分枝很多。叶片对生，为卵圆形，叶子两面都有柔毛还带淡黄色的腺点。”朱有德虽见过溪黄草，但自己还真没有采过，所以根茎的样子他也只是听说而已。

“那它会开花吗？”小神农又问。

“会，每年8～10月是花、果期。花序为聚伞状，并带有灰色的柔毛，苞片条形，花萼钟状，外面有柔毛和褐色的腺点。花萼裂5齿，三角形，花冠粉色或者白色，带有紫色的斑点。花谢之后就会长出倒卵形的小坚果，前端还带有腺点和髯毛。”这些知识，都是朱有德在书上看到的，现在全盘讲给了小神农。

“那它有什么用呢？人家收了干嘛呀？”小神农不明白，人家收这些草有什么用。

“怎么你现在还不明白，它是药呀。它全草干燥后都可入药，可以祛湿利水，凉血散瘀，而且退黄功效显著，所以痢疾、湿热、肠炎、黄疸、跌打损伤都可以使用。”朱有德被小神农气乐了，说了半天他都不知道溪黄草是中药。

“啊？原来那两个人在找药呀。”小神农一下不好意思起来，心想：人家不是学医的都知道那是药，自己却什么都不知道，看来真该好好学习了。

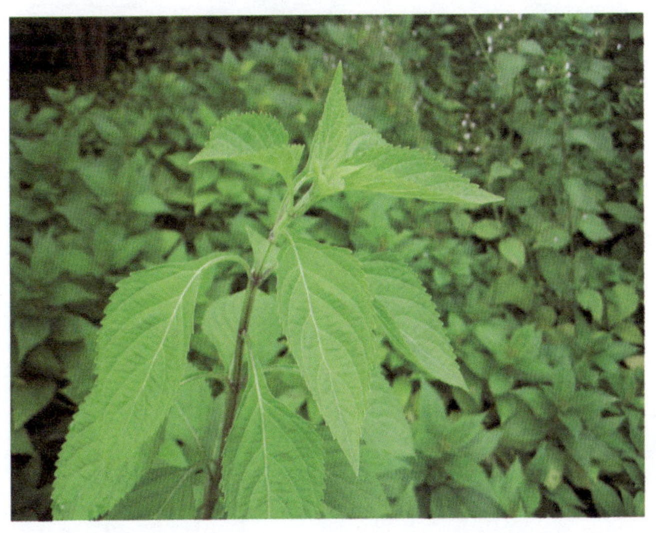

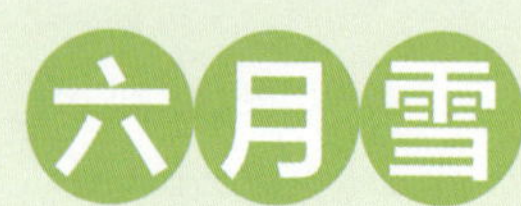

——除脾湿的白色“雪花”

吃过晚饭，小神农与师傅、师娘在院子里乘凉。师娘随口哼着京剧《窦娥冤》：六月降雪三伏天，六月降雪为何事……

一边听着的小神农忽然笑起来，朱有德问：“小神农，你笑什么呢？”

“师傅，我在想六月下雪的话还真挺有意思：又冷又热，多好玩呀。”

“你这小鬼头！那是传说，怎么可以当真？”朱有德也被小神农说笑了，“不过，药材中倒是有味六月雪，不知你听没听说过？”

“真的吗？师傅，快给我讲讲这是什么药，为什么叫六月雪

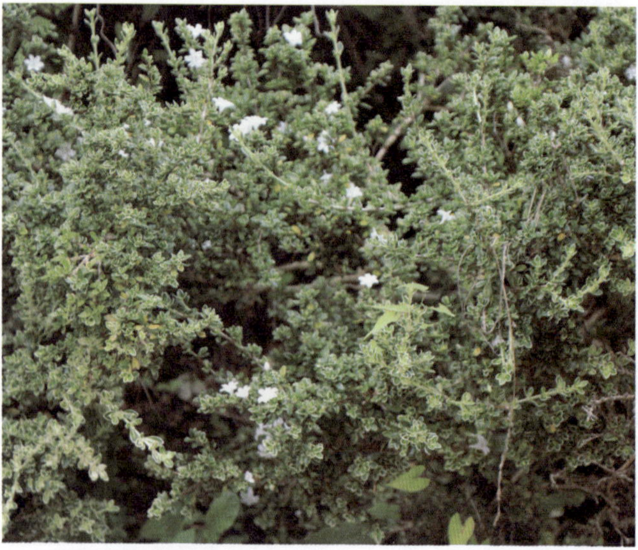

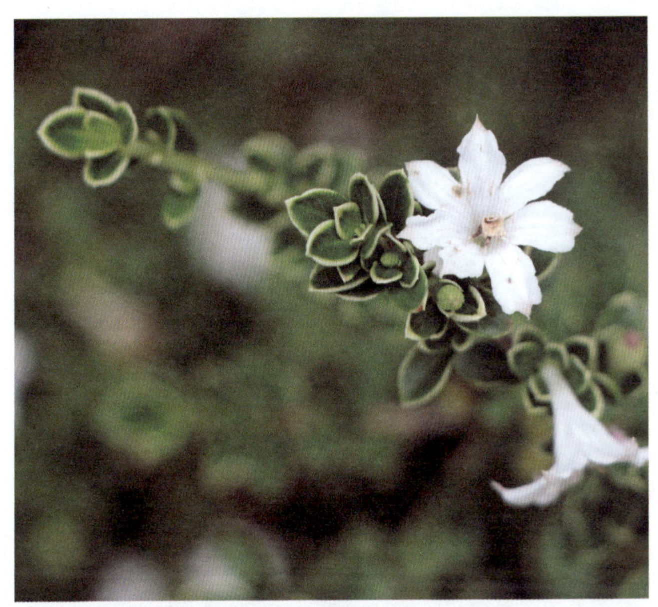

呢？”小神农本是说着玩，没想到还有一味叫六月雪的药材。

“六月雪是一种半常绿的小灌木，多在长江以南生长。植株不高，多枝密生，比较凌乱。它的嫩枝上有微绿色的柔毛，气味不怎么好闻，有点臭。老枝是褐色的，带明显皱纹。叶子长椭圆形，叶片不大，长约1.5厘米，全缘，稍厚。”

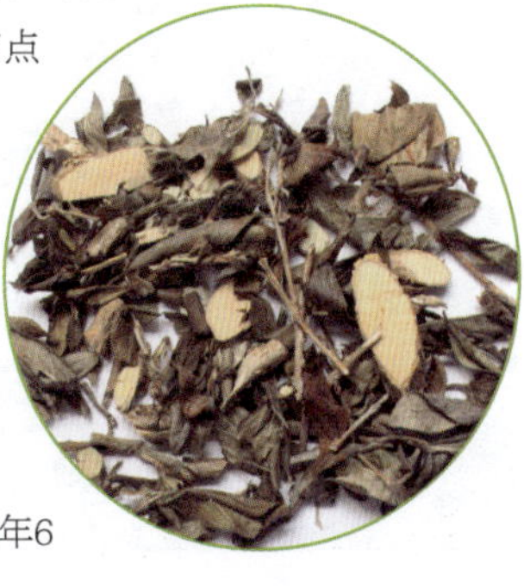

“那它为什么叫六月雪呢？”小神农觉得这么臭的植物可不能和洁白的雪相比。

“那是因为它的花，这种植物每年6

月开花，花朵多是数朵簇生的，颜色雪白，偶有淡粉色，花冠如同漏斗状，全缘，带有厚革质的光泽感。它的花很小，也是漏斗形的，边缘有柔毛，有5瓣单生的，也有重瓣的，花朵开起来一片白色，所以人们才叫它六月雪。”

“哇，想想还真挺好看的！在那样绿油油的叶子上，开满雪白的小花，可不是下雪的样子吗？”小神农想得都入迷了，“师傅，这种花这么好看，有什么功效呀？”

“六月雪味淡、微辛，性凉，不但能利水除湿，还能疏肝健脾，对于风湿、脾湿、泄泻、小儿疳积、带下病、肠痈、恶疮等症都可以治疗。”朱有德也笑了，解释说。

“师傅，我们这边也不怎么好，很多药都没有。”小神农突然不满意了，自己明明守着一座大山，可药材一点儿也不齐全。

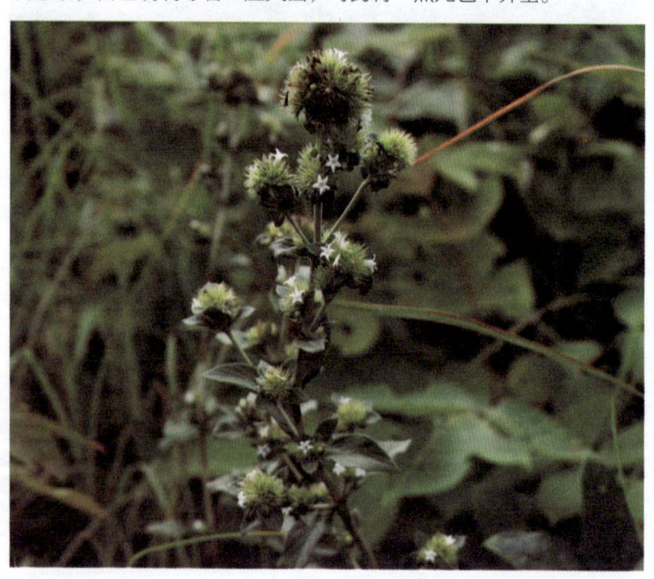

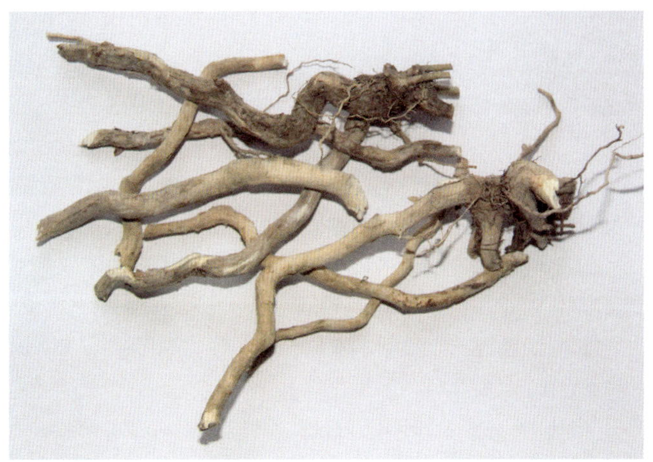

“你又乱想，不同的地方有不同的植物，怎么可能一个地方长出所有的药材来呢？时间不早了，快去休息吧。”朱有德说着就站了起来。

“好吧，师傅，我回房间了。”小神农站起来，一边想象着六月雪的样子，一边回自己房间去了。

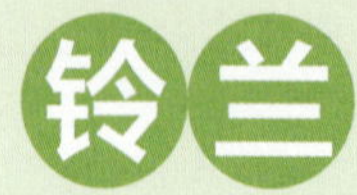

铃兰——活血利湿的法宝

上午，小神农与师傅一起上山，还没走到半山腰，小神农就发现了好东西，大声叫着：“师傅，那边有铃兰，我们快过去看看。”

“还是小神农眼神好，这么远，师傅可完全没看不出来。”朱有德笑起来。

走到那几株铃兰面前，小神农却不高兴了：“花都谢了，夏天时也没看到花，真可惜。”

“哈哈，那只能怨你运气不好，怎么不早点发现它呢！它是5～6月开花的，现在已经长了球形浆果了，你看看，等这浆果变红之后，里面就会生出4～6颗椭圆形的种子来呢。”朱有德说。

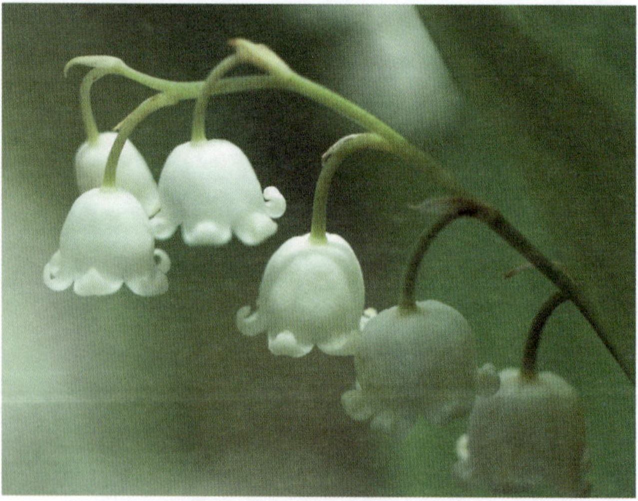

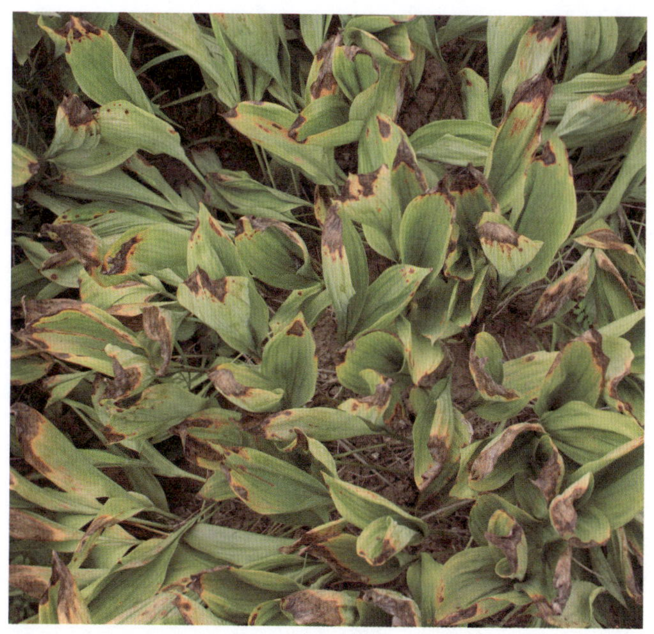

“师傅，这些我早知道，我家以前种过一棵铃兰的。”小神农得意地说。

“这么说你很了解铃兰的特征？那现在就给师傅说说它的样子吧，不过要回过头去，不准看这株铃兰哦。”朱有德故意难为起小神农来。

“不看就不看。”小神农回过去，背对着铃兰，说，“它是一种多年生的草本植物，可以长30厘米高，根茎细长，匍匐生长。叶子两片，椭圆形，很长的，大概长15厘米，宽7厘米。叶柄处呈鞘状，互抱生长。至于它的花嘛，花葶由腋间伸出，带有鳞片，花序偏向一侧，苞片带有膜质，花朵白色，下垂开放，花被分6裂，呈三角形。

师傅，我说得对不对呀？”小神农回过头来。

“对，说得基本正确。不过你知道铃兰的药性是怎么样的吗？”朱有德又问。

“它也能入药吗？师傅，我都不知道，您快讲给我听听，感觉这小铃铛就像个能治病的法宝，真神奇。”小神农摇着朱有德的袖管，撒起娇来。

“哈哈，真是这样呢。铃兰味苦，性温，可强心利尿、消肿活血，对于心脏的问题以及丹毒、劳伤、崩漏、跌打损伤等都有治疗作用。不过，铃兰有毒，不可以随便使用。”

“那我们现在要采走这些铃兰吗？”小神农马上问。

“还是算了。一般6月采收全草入药，现在有些晚了，而且这些也不多，不值得。我们还是去山上看看吧。”朱有德说着，朝山坡走去。小神农顺手摘了个铃兰果，也跑着上山了。

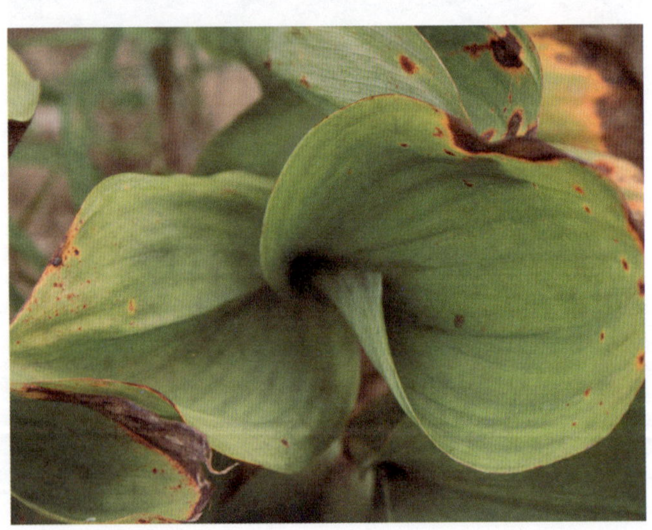

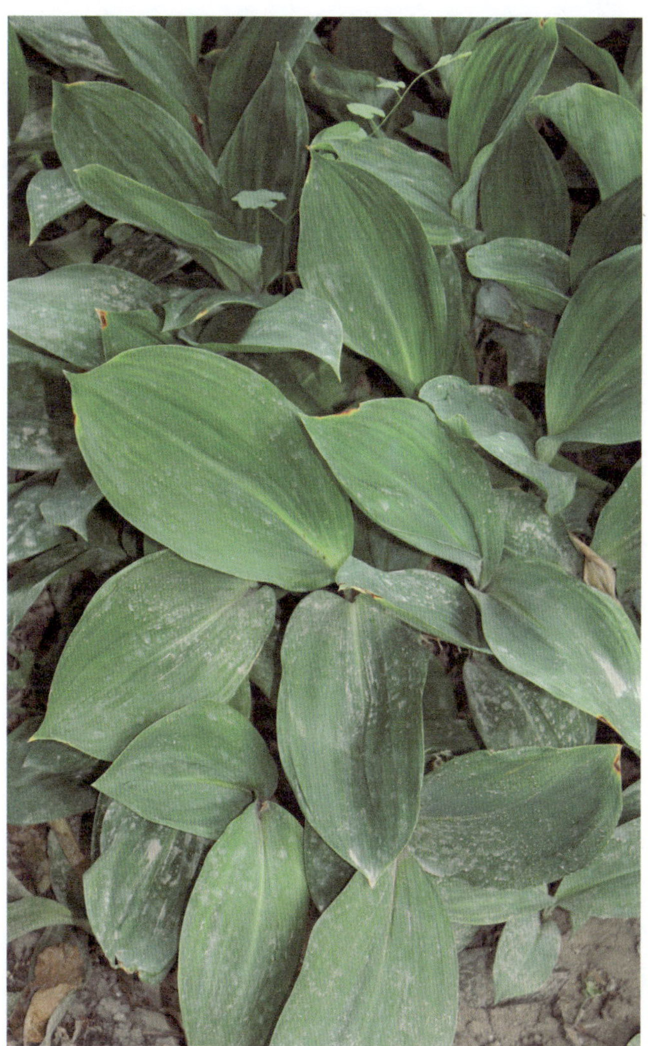

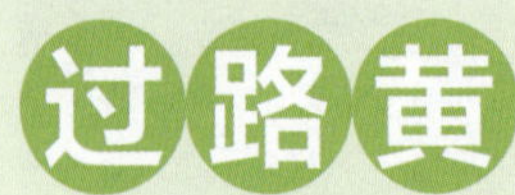

过路黄
——治疗小便不利的小草

张大爷出远门还没有回来，朱有德的药堂却来了位不速之客。他是南方贩运药材的，看本地药材生意好，所以就到处推销南方才有的药。

这次，他带了几种不同的药材给朱有德看：“朱大夫，我们的药绝对便宜，而且保证品质。你看这过路黄，是不是非常好呀？”

朱有德拿起那药材来看了看，点着头说：“品质确实不错。”

“师傅，过路黄是什么药？治什么病的呀？”小神农在一边听他们聊，十分好奇。

“过路黄是一种多年生的草本植物。它味辛、甘，性微温，归

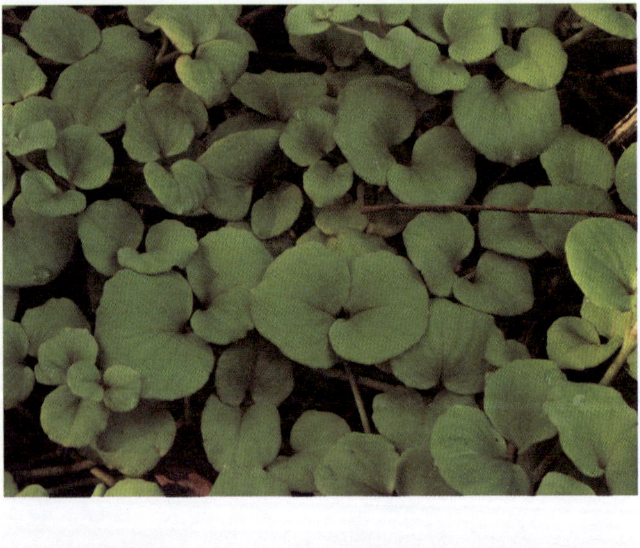

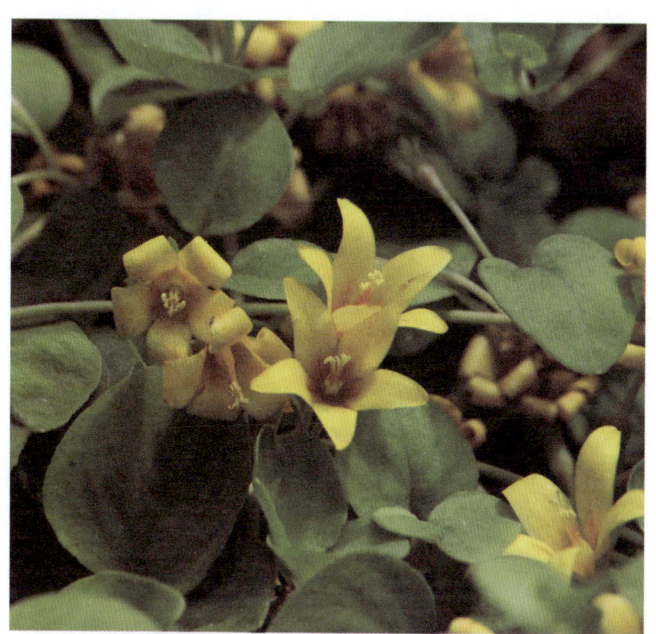

肝、胆、肾、膀胱经，利湿消肿、清热解毒，对感冒咳嗽、腹泻、头痛、小便不利等症都有治疗作用。”朱有德说。

“那它长成什么样子呢？好像是全草入药的呢。”小神农看着那些晒干的棕黄色植物，断面是中空的，叶片暗绿色，皱皱的，很易碎的样子，便又追问道。

“小兄弟，我讲给你听。过路黄

全长50～100厘米，茎的基部是圆形的，红棕色，而上方却是方柱形的，四面有些下陷，带着绿褐色的毛，还有棱线和纵沟，同时带节，比较好分辨，你只要看到一次就能认识了。”那个商人讨好地给小神农讲解。

“那它的花呢？它长不长种子？”小神农接着问。

“当然长啦。它的花是黄色的，花序顶生，近头状，多是数朵簇生，花萼分5裂，披针形，花冠轮状，基部合生，上部分离。花谢了之后，会长蒴果出来，里面还带有小颗粒的种子。”那商人说道。

“师傅，他说得对吗？”小神农可不会随便相信别人。

“嗯，他说得不错。不过，过路黄有多个品种，不同地方的也不太相同。比如浙江一带产的过路黄，叶子上的侧脉少，叶缘就带有透明的腺点；而广西产的，叶面腺点则是黑色。”朱有德拿了干的药材给小神农看。“除此之外，过路黄还可分大过路黄、小过路黄以及苍

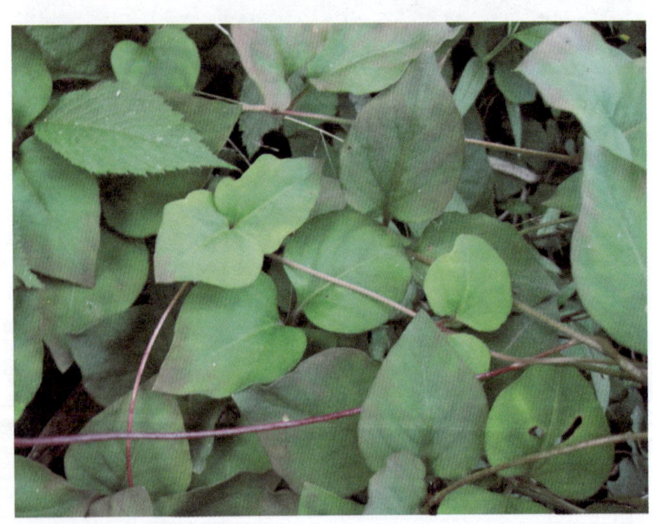

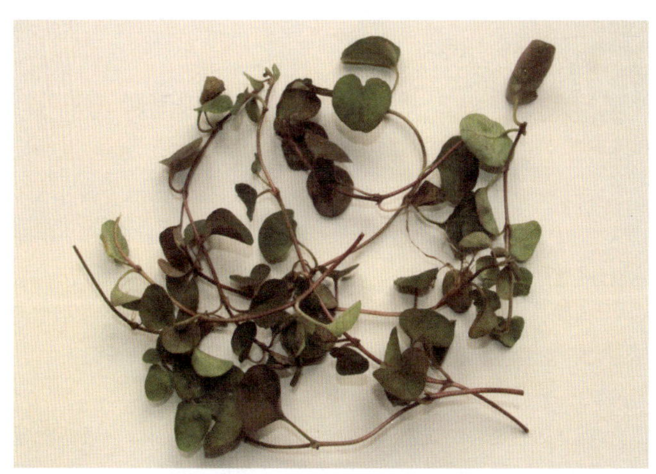

白过路黄、聚花过路黄等。它们虽然都是同一药效，但稍有分别，其中苍白过路黄的花冠是淡红色的，而聚花过路黄的叶子边缘有绿红色的小点。我们看到的这种是小过路黄，大过路黄与它的区别就在于叶面带有粗糙的伏毛，中肋比较宽。”朱有德没有说太多，他怕小神农一次接受太多的知识点容易记混。

“朱大夫真是见多识广啊，知道的比我还多。”那个商人马上又开始讨好朱有德。朱有德不为所动转身看其他药材去了。

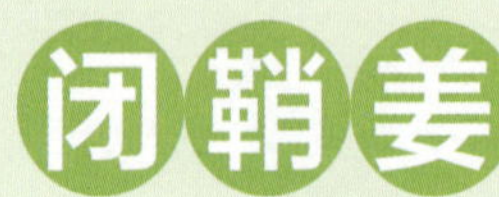

闭鞘姜——似姜的消咳消肿药

朱有德刚刚拿起一块根茎状的药材，还没仔细看，那个商人就开始介绍了：“这是上好的广商陆，不但能利水消肿，还能解毒止痒，平时你们都需要的。”

“师傅，广商陆是什么东西？”小神农可不想听那个商人说话了，南方口音咬齿不清不说，语速还特别快，小神农听得云山雾罩的。

“就是闭鞘姜，广商陆是当地的叫法。这种药材味辛、酸，性微寒，可以治疗百日咳、水肿、小便不利、腹水、荨麻疹、疮疖、中

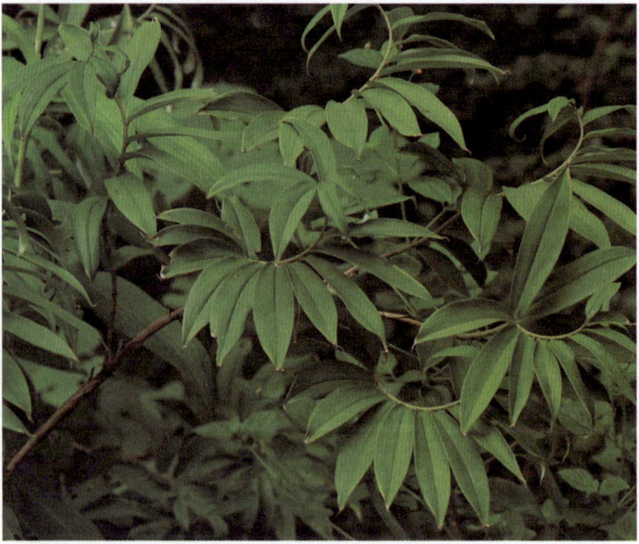

耳炎等症。不过，它以根茎入药，其根头在新鲜时带有小毒，一定要晒干才能用，不然容易引起中毒。”朱有德看看那些药材，确实品质不错。

“闭鞘姜也是南方才有的吗？长成什么样子呀？”小神农觉得这个商人虽然不讨人喜欢，但带来的东西都还不错。

“闭鞘姜是多年生的草本植物，可以长1～3米高，其基部近木质，顶部分枝，旋卷生长。它的叶长是长圆形的，长15～20厘米，顶端尖，基部圆，叶背带着密生绢毛。每年7～9月开花，花序为穗

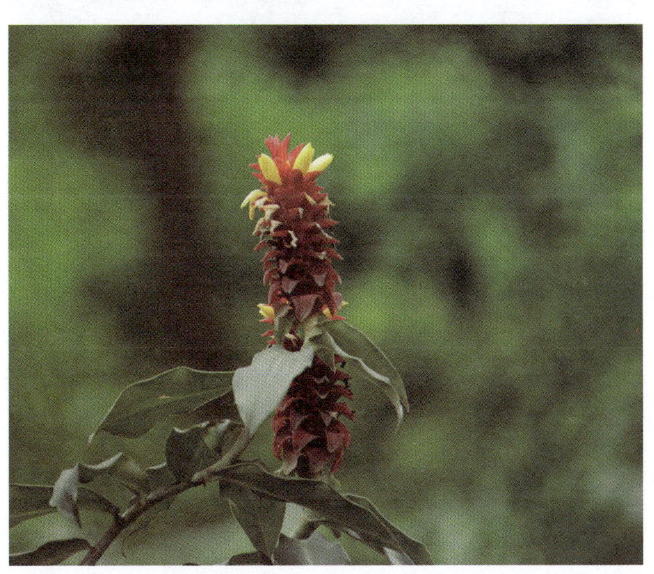

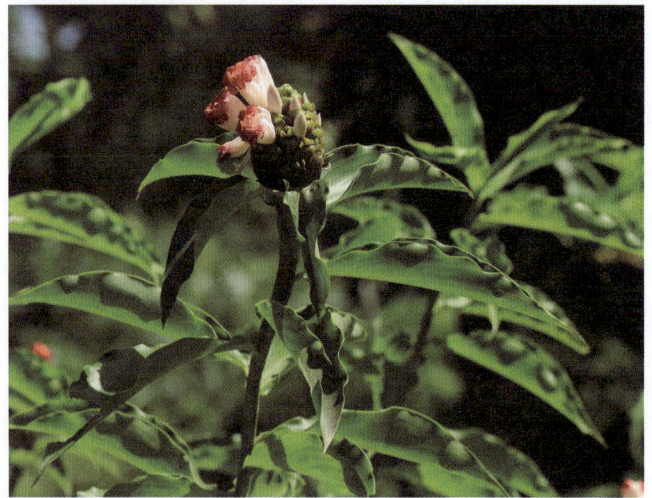

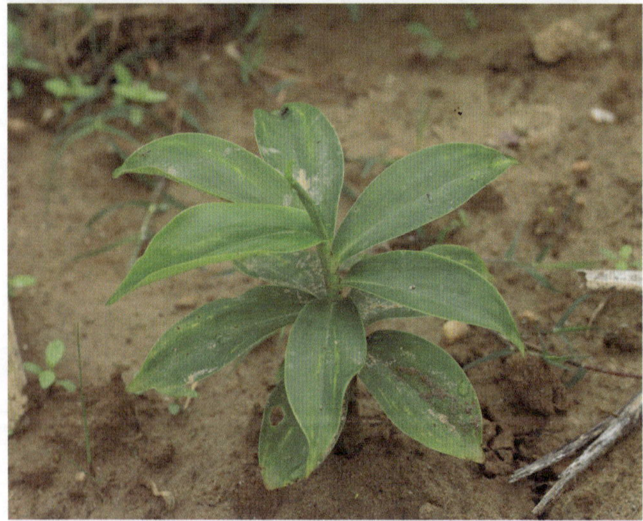

状，顶生，花苞片卵形，革质，是红色的，带有短柔毛，具锐利的尖头。花萼也革质，红色，分3裂，花冠管状，裂成长圆状，花瓣顶端带有皱褶。花朵是白色的，谢了之后会长出木质的蒴果来，也是红色的，里面长有黑色的种子。”朱有德说得很仔细，小神农一听就想象出这种植物的样子来了。

“师傅，这些药我们要吗？”小神农趁那商人不注意，小声地问朱有德。

朱有德也正为此事为难呢，低头想了想，便对那商人说：“这两种药材我就留下了，但下次就不要再送了。毕竟我们有送药的固定商家。经商也好，做人也好，都应以信用为主。我不能因为你的到来，就随便失信于老朋友，还希望你能理解。”

朱有德说得非常实在，而且态度不卑不亢，那商人虽然能说会道，却也无话可说了。于是，他和朱有德清算了过路黄和闭鞘姜这两种药材的费用，便带着其他的药材走了。

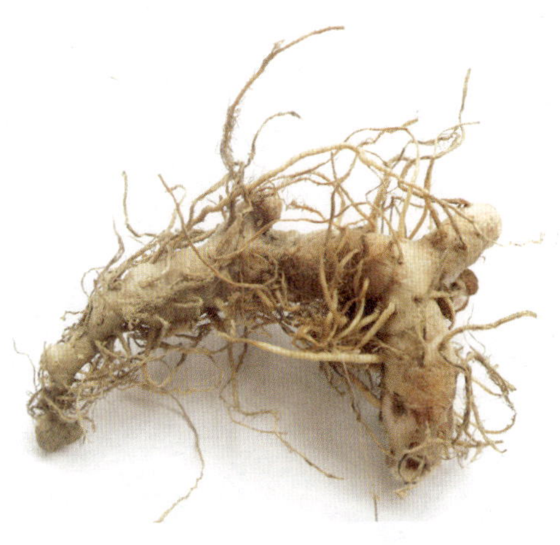

金丝草——细如丝的利水渗湿草

没过几天，张大爷便带着药来到了朱有德家。当他听说了南方药商过来贩药的事，不禁哈哈大笑："看来还是老朋友靠谱，我以后要勤来几趟才行。"

"张大爷，您就放心吧。我师傅才不会与那些人合作呢，他们油嘴滑舌的，真不讨人喜欢，还卖药呢！"小神农当然了解师傅与张大爷的友谊，所以在一边坚定地说。结果，他的话却把朱有德与张大爷都惹笑了，说："连孩子都不喜欢，那些药商是没什么希望了。"

"张大爷，您这次带了什么药来呀？快让我看看。"小神农见他们说笑个没完，只好自己先提药材了。

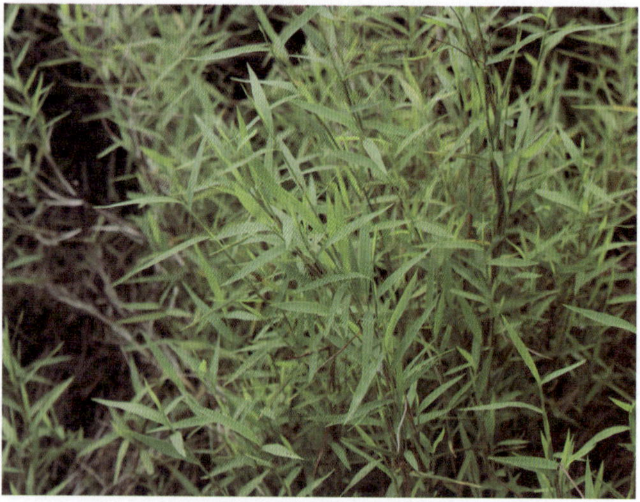

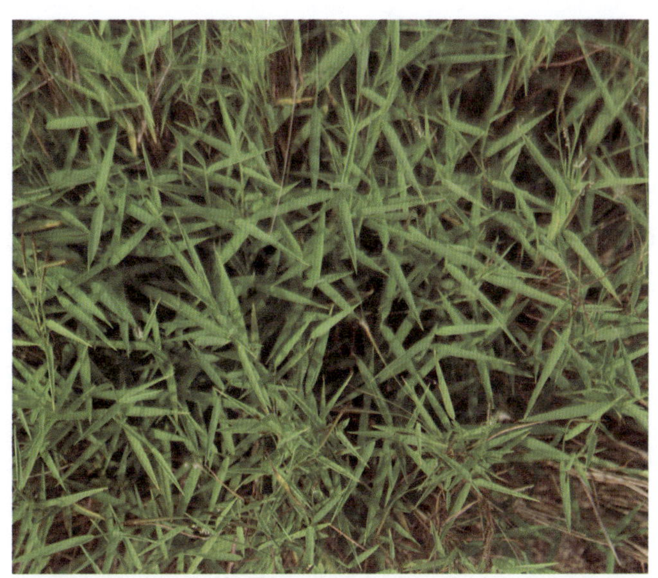

“这孩子，怎么跟你师傅这么像，就像个药痴。药材都在小车上呢，你自己去看吧。”张大爷指着那辆小推车说。

小神农连忙跑过去，可是，打开一个口袋之后，却噘起了嘴：“张大爷，怎么又是草啊？”

“别看它是草，可却是你平时看不到的草。你认识它吗？”张大爷问。

“看着像野草，名字就叫不出来了。”小神农叹口了气，他也想不通，怎么野草的品种会这么多。

“这是有名的金丝草。它不但通淋利水，清热效果也很好，对于小便不利、尿路不适、久热不退、高热、瘴气、水肿等症都有很好的治疗作用，不信就问你师傅。”张大爷在一边夸起自己的药

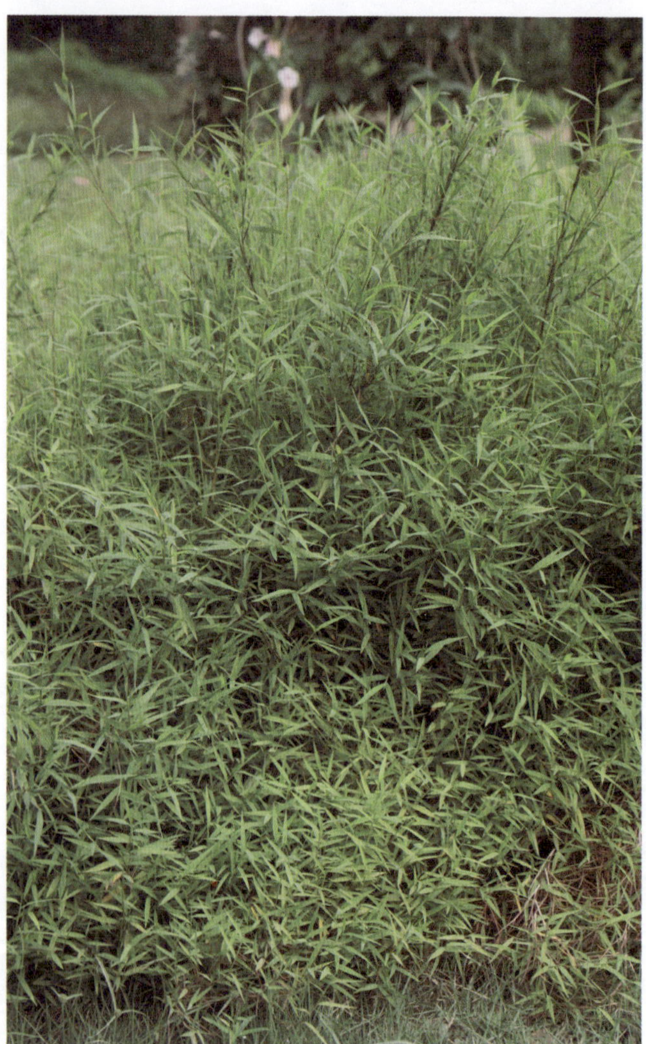

材来。

“师傅，这是真的吗？”小神农扭头问朱有德。

“对，你张大爷说得没错。它味甘、淡，性凉，最能利水渗湿。”朱有德看看那些金丝草，点着头说。

“师傅，您快给我讲讲金丝草的特征。”小神农一听金丝草有这么多好处，马上就来了兴趣。

“金丝草是多年生的草本植物，长得不高，为30～70厘米。根非常细弱，但须根很多。它的秆直立丛生，于基部有膝曲。叶鞘相对粗糙，叶舌带有透明的膜质，长1～3毫米，而且叶子特别薄，顶端有撕裂。叶片长6～15厘米的样子，光滑无毛，干了之后多会卷折，你看，就像这样子。”朱有德拿出一片金丝草的叶子，让小神农看。

“师傅，它的花是什么样的？应该也会结种子吧？”小神农看了看那叶片，感觉真是奇怪的野草。

“金丝草5～6月开花，花序是圆锥状的，比较窄长，直立生长，上面有多个小穗，通常会开2朵小花，颜色淡绿色。而它的穗顶则是多个不育外稃，形成球状。7～8月就会长出种子来，是褐色的颖果，很光亮，如同纺锤形，但是非常小，大约1.5毫米。”朱有德说完，直接将那些金丝草收了起来。

“其实就是细小的草，感觉和狗尾草差不多。”小神农嘀咕着，帮师傅将金丝草送去了药库。

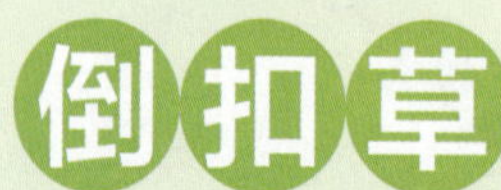

倒扣草——状如倒扣的解表通淋药

放好了药材，小神农匆忙地跑回来，又打开了第二个袋子。只听他大声地说：“张大爷，您就不能有点好看的药吗？这还是草。”

“小神农，你小看这些草可就不对了。所谓草药草药，因为是草，所以才被叫成草药呀。”朱有德在后面跟出来，教导着小神农。

“好吧，师傅，我不说就是了。”小神农嘟着嘴，连看也没看就准备将这些草药搬到药库去。

“咦，你怎么也不看看是什么药呢？这样放在药库里，以后怎么使用呀？”朱有德皱起了眉头。

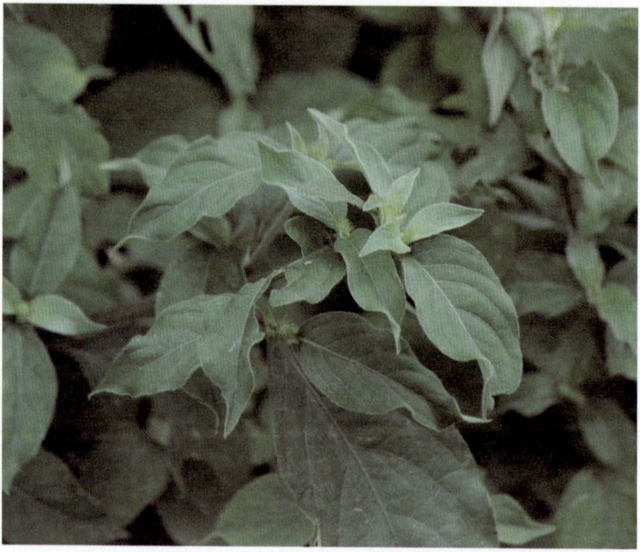

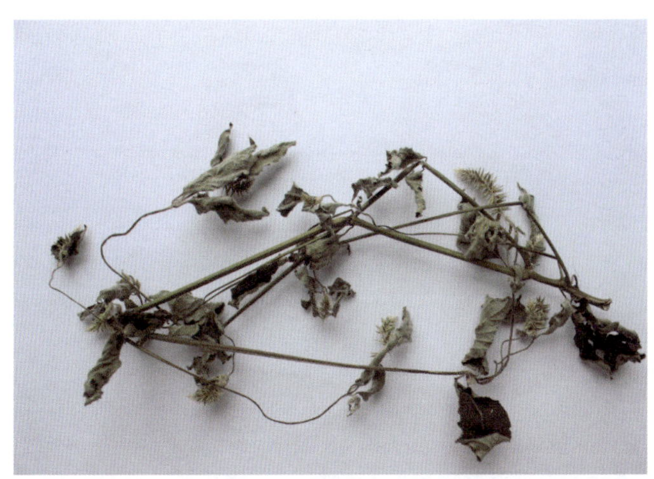

小神农见师傅不高兴了，便吐了下舌头，将那袋子打开来："师傅，这些草是连叶带根的，根为灰黄色，带弯曲，表面有顺纹还有侧根痕，但比较柔韧。它的茎有点像方形，有分枝，非常易断，断面是黄绿色的。"

"嗯，这是倒扣草。广西一带最多产。"朱有德看了看那些倒扣草说。

"师傅，它怎么叫这么奇怪的名字？长的时候是根在上，叶在下吗？"小神农被这个名字给吸引住了。

"你这孩子，哪有根在上、叶子在下的草呢？倒扣草是多年生的草本植物，根和茎就是你现在看到的样子。不过，嫩枝时，上面会有柔毛，而且节部有膨大，分枝对生。"朱有德将小神农看到的地方指出来，"它的叶子非常易碎，为纸质，干了之后容易皱。叶子是全缘的，偶尔带波状缘，两面都生着粗毛，并不光滑。"

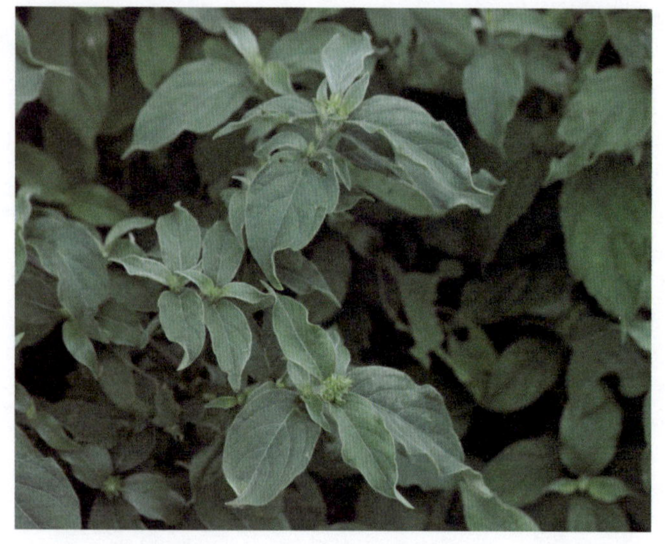

“那就是它开的花是倒扣状的？”小神农在猜测。

“也许是这个原因吧。它每年6～8月开花，花序穗状，顶生，花期后就会反折，呈倒扣状。不过，它的花梗很粗，而且带有白色的柔毛，很坚硬。花苞片为披针形，前端尖，小苞片如刺状，是紫色的，有光泽感。花被披针形，前端渐尖，花谢了之后，就变成尖硬的刺尖，有1脉。它还会结卵形的胞果，里面有棕色的种子，为卵形。”朱有德顺带将倒扣草的特征也讲给小神农听。他知道，只要自己说了，这个小徒弟总是会认真听的。

“这样看，就是它的花序倒扣了。对吧，师傅？”小神农琢磨着，实在觉得这个名字有些莫名其妙。

“我们不能和一个名字较真。虽然它有时是因外形而取的名字，但有的也是当地方言翻译过来的名字，所以，怎么可以老针对一个名字呢。”朱有德摇着头，这个小徒弟，真是好奇心过剩。

“那它的药性是什么呀？”小神农现在准备将倒扣草送到药库去了。

“倒扣草味苦、酸，性微寒，归肝、肺、膀胱经，能利水通淋，可解表清热，对于月事不调、跌打损伤、风湿、痢疾、外感发热、咽痛、痈肿等症都有很好的效果，是标准的利水渗湿中药。”朱有德一边说，一边和小神农抬起那袋药，将药材送到药库里去。

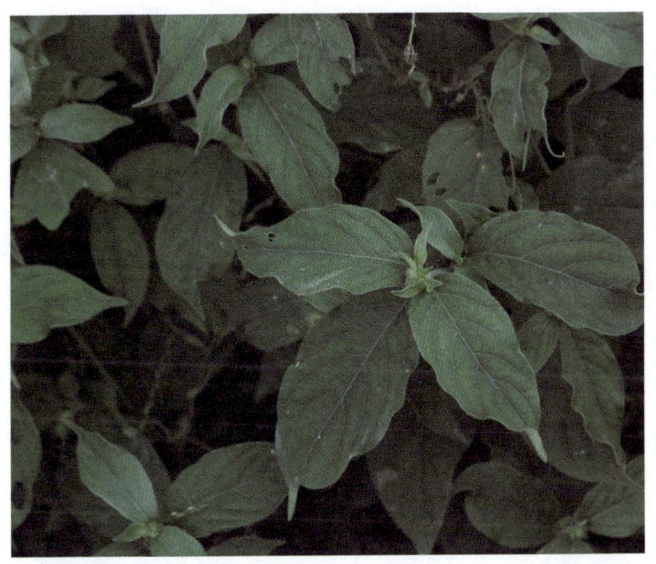

阳桃叶

——专利小水的桃树叶

当小神农再次打开下一个口袋时，总算长长地松了口气，说：“师傅，这次不是草了，都是叶子。不过，这叶子不大，但并不易碎，闻上去有一点点苦味。”

“还说你张大爷不用心，这可是新鲜的东西了。这叶子来自于阳桃树，所以叫阳桃叶。它味苦、涩，性寒，用来祛风利湿、清热通淋，效果不错。《生草药性备要》中说它专利小水。不过，因为本地不多见，所以很多时候只能用其他草药取代。”朱有德看看那些阳桃叶子，不住地点着头。因为这些叶子品质完美，炮制得恰到好处。

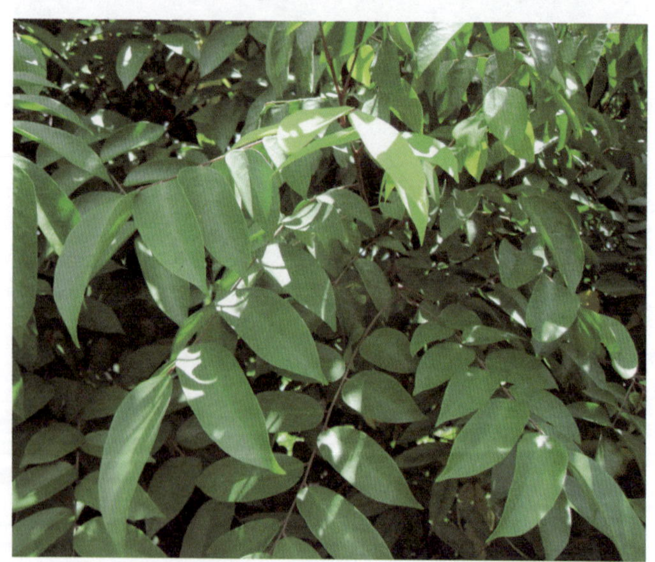

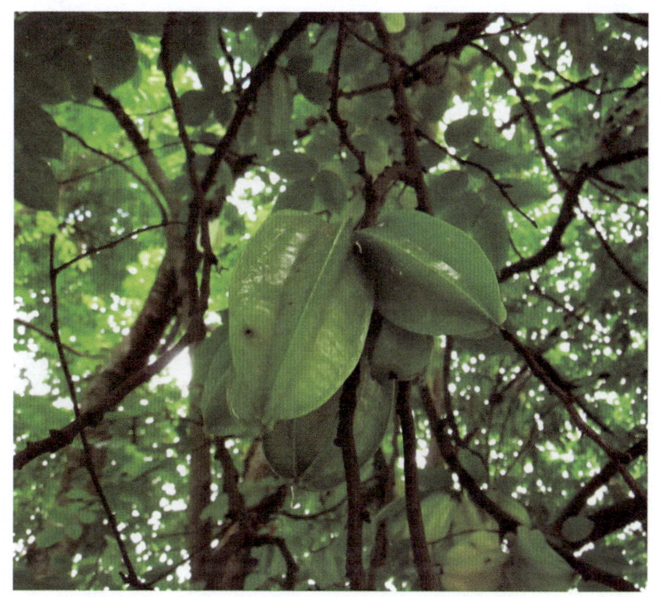

“师傅，阳桃树长什么样？是长桃子的吗？”小神农一听“桃”字，立刻就有兴趣了。

“这个阳桃和你平时吃的桃子可不一样。它是一种生活于温热地区的乔木，可以长5～12米高。小枝初生时，表面带有柔毛，还有小皮孔。叶子是奇数羽状复叶，小叶片椭圆形，半革质，全缘。叶柄及轴部有毛。每年7～8月开花，花序为圆锥形，生于老枝上，花萼紫红色，分5片，呈覆瓦状排列。花冠钟形，颜色洁白，也有淡紫色的，花瓣如卵形，旋转排列。”朱有德说到要结桃子时，却故意停了下来，不断翻看着那些阳桃叶。

“师傅，它的果实呢？您快说呀。”小神农果然着急了，他特别想知道这种树长什么样的桃子，桃子与桃子之间怎么还会不一样呢。

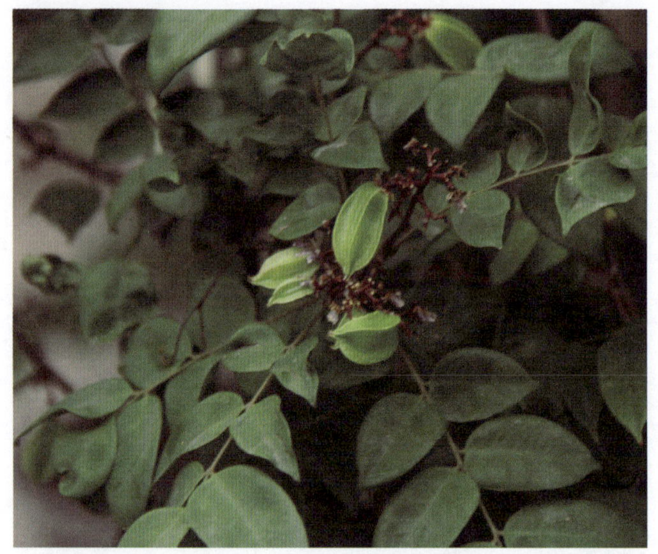

“到了8～9月，花谢后就会长出椭圆形的浆果来，成熟之后可长8～15厘米，颜色淡黄色，皮面光滑亮泽，并分成明显的3～5翅状棱，这就是它的桃子了，也被当地人叫阳桃。其味微酸，汁多肉甜，很好吃呢。”朱有德笑起来，他知道，小神农肯定非常想吃阳桃了。

“哎，要是能吃一个阳桃该多好啊。”不出所料，小神农早在一边叹息起来了。朱有德被他逗得哈哈大笑，说：“我就知道你想要吃阳桃了，这可不容易呢。快点把这阳桃叶送到药库去吧，不要想桃子了。”

“师傅，您又嘲笑我。”小神农小脸一红，也不好意思地笑了。

“你们师徒什么时候可以好啊，我这肚子都饿得咕咕叫了。”张大爷在一边坐着，一直在闭目养神。这会儿朱有德一笑，他却睁开了

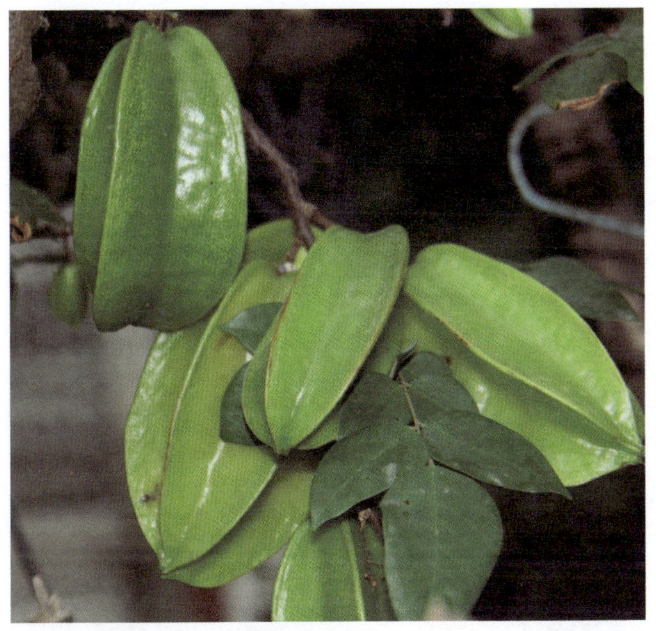

眼睛，吵着要吃饭了。

“好，我们去厨房吧，这里已经没什么事了。小神农，你把药材送去药库也来吃饭。”朱有德一脸笑意，带着张大爷向厨房走去。

美人蕉根

——调经利水美人蕉

在朱有德的小园子里，种着好多美人蕉。自从入秋之后，美人蕉的花已经很少开放。这天天气温暖，朱有德拿着锄头去了园子。

小神农见师傅拿了锄头，就知道要挖什么，便马上跟了过去。没想到，师傅将美人蕉割掉，开始挖它的根了。

“师傅，这么好的花，怎么又不种了呢？明年可没有花看了。”小神农着急起来。

“不会都挖完的，只要留几株，明年就可以长成一大片。”朱有德一边挖一边说。

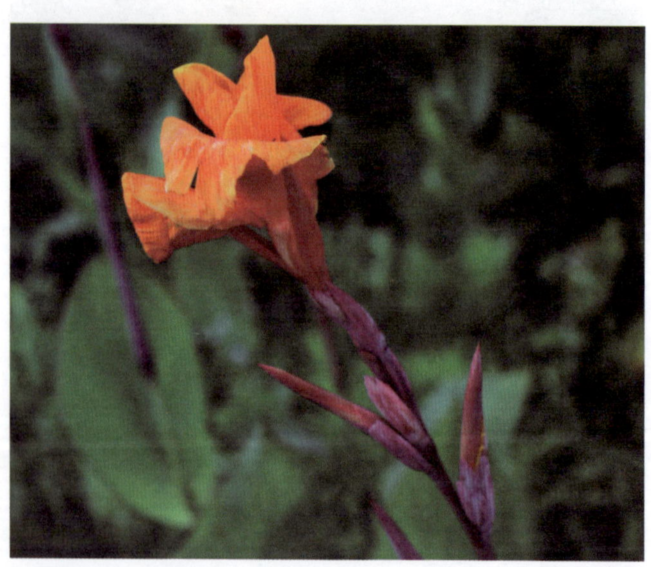

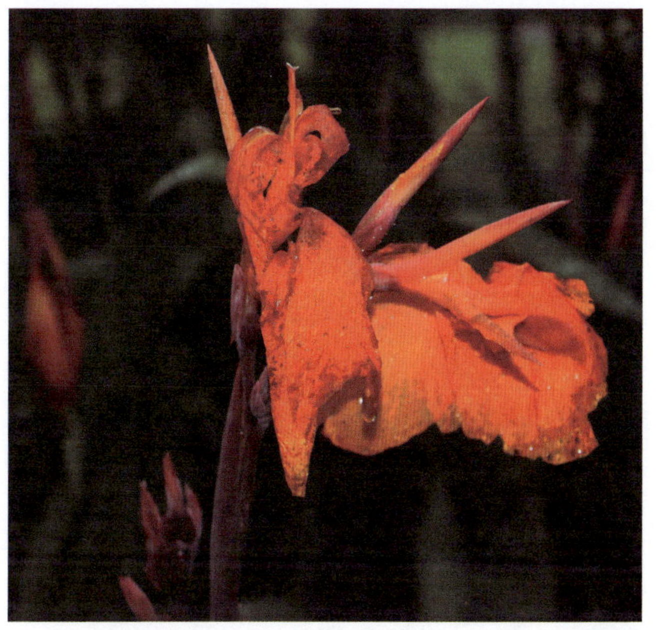

“那把它挖了种什么呢？现在已经长不出什么东西来了。”小神农问。

“什么也不种，是要美人蕉的根。趁着天气好，炮制点中药，不然到冬天就浪费了。”朱有德说着，已经挖了一段出来。

“这根可以入药吗？有什么功效呀？”小神农这才明白，师傅原来在挖药呢。

“美人蕉的根又叫观音姜，其味甘、微苦、涩，性凉，归小肠、肝、心经，用来调经利水、渗湿清热是非常好的。”

小神农拿起那段美人蕉根仔细看了看：只见它的根茎具有块状，带分节，节处有黄棕色膜，有粗壮的须根。

“师傅，它长得还真有些像姜，只不过比姜更光滑一些，而且也白一些。”小神农拿着那块美人蕉根说。

“你看完了它的根，应该连整株的特征也观察一下，不然以后怎么去挖美人蕉根呢？”朱有德时刻都注重引导小神农养成随时随地观察植物的习惯。

“我怎么可能不认识美人蕉呢，都看了好多年了。”小神农却不以为然。

“那你就说说看，我倒要看你说的与这原株植物是不是一样。”朱有德使了个激将法，小神农果然上当了。

“说就说，我都不用看着它就能说出来。”小神农故意扭过头去，“美人蕉是多年生草本植物，高1米多，全株绿色，枝从地部丛生，叶片互生，带有鞘状叶柄。叶子很大，长10～30厘米，为长圆形，全缘，而且很厚实的。它花期很长，从春天一直开到冬天，花

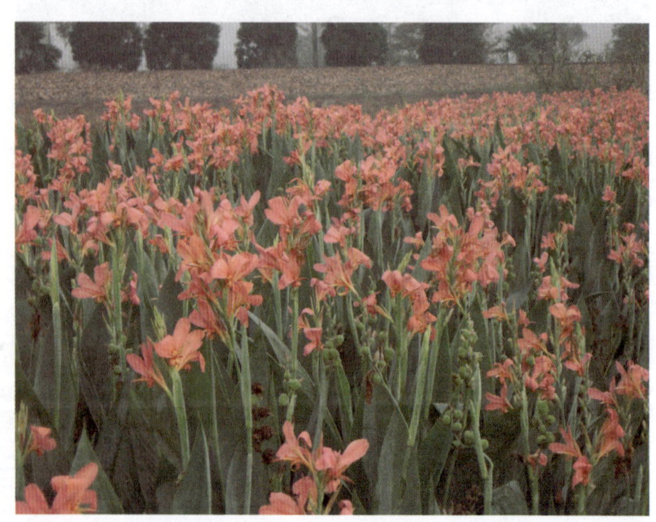

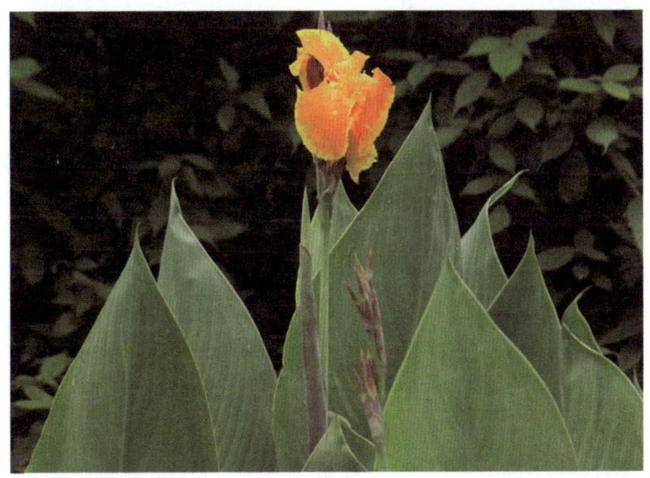

朵单生，花苞片卵形，萼片3枚，是白绿色的，尖端带着红色。花冠一般都是大红色的，花瓣为披针形，颜色艳红，也有黄色的，稍弯曲。”小神农说完回过头来，看着师傅，等待评价。

“不是很全面。”朱有德说。

“还有什么？”小神农看看那些美人蕉，自己明明说得很正确了。

“这叶子上、枝上都有蜡质白粉，你说了吗？还有，花谢之后，它会长绿色的长卵形蒴果，你说了吗？”朱有德停下动作，也看着小神农。

“呀，我真是傻了，怎么连这也忘了呢。”小神农猛拍一下自己的额头，立刻不好意思起来。

“所以，平时哪怕再熟悉的植物，也一定要认真观察，经常看，经常描述，才能将它的样子记在心里。”朱有德说完，又开始挖美人蕉根。小神农也不闲着，马上帮着师傅割美人蕉的叶子，然后将挖出的根抱到院子里去。

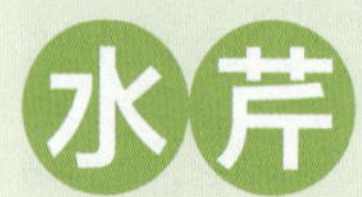

水芹——健胃除湿的蔬菜

“师傅，我们今天去哪个坡挖药啊？最好是北坡，那边有棵柿子树，现在柿子应该已经成熟了。”吃饭的时候，小神农问师傅。

“今天去坡后的洼地走走，不上山。”朱有德夹起一段萝卜条，放进嘴里。每年一入秋，饭桌上的蔬菜就一天比一天少了。

“那边什么都没有，而且潮湿得很，鞋子会湿的。”小神农可不喜欢这样的地方。

“所以你要穿双不怕踩烂泥的草鞋。”朱有德说着已经放下碗，准备动身了。小神农看没办法改变师傅的计划，只好找了草鞋穿上，与师傅一起出门去。

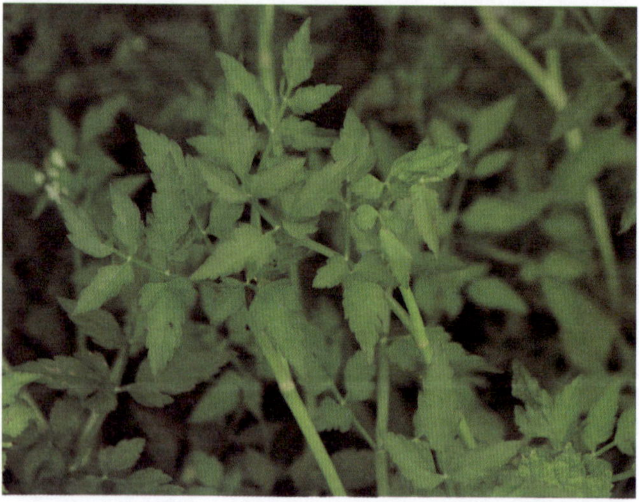

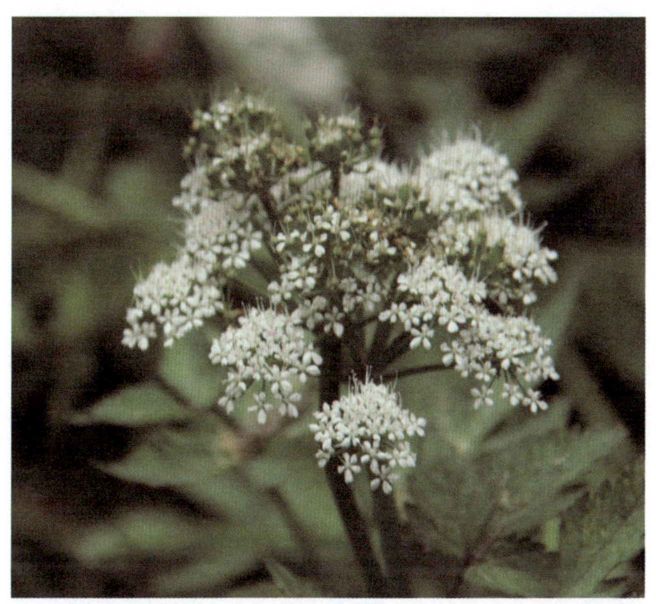

坡后的洼地比别处都要湿一些，所以常年长着很多喜湿的野草。朱有德一边走一边到处看，神情特别专注。

“师傅，这里不会有什么的，都是野草。”小神农跟在后面，深一脚浅一脚地走着。

“谁说的，你看这是什么？”朱有德很快就发现了他要找的东西，顺手拔起一棵给小神农看。

小神农接在手中，发现它的根比较白，但须根很多，茎基生，很光滑的样子，有的直立生长，有的却是趴在地上生长的。茎上部有分枝，带有纵条纹。叶子是互生的，叶柄处有叶鞘，鞘边带膜状。叶子为羽状分裂，裂片呈卵圆形或者菱形披针状。叶子边缘有齿，大小不等。

“师傅，这野菜有点像芹菜。”小神农怎么看它都和芹菜相似，只不过比平时吃的芹菜要细一些，而且不是全直的。

“对了，这就是芹菜的一种，叫水芹，又叫水英，或野芫荽。在《千金翼本草》中就有说到它，但多生长在南方，平时生活在水里。在我们这边，也只有这片洼地可以寻找到一些了。”朱有德脸上带着笑，似乎非常满足。

“师傅，您喜欢水芹吗？我们可以自己种一些，它现在结种子了吧？”小神农说着就开始寻找种子。

“不好种。刚刚都说了，它喜欢水，家里可没这么多水供它生长。不过，水芹也会长种子，每年4～5月的时候，它会生出复伞状花序，多生茎顶，花序可多达6～20个，没有总花苞，小花苞是线形的，2～8枚，花萼分5齿，又小又短，花瓣5个，是倒卵形的，花朵为白色，还带小柄。花谢之后，就会长出椭圆形的双悬果来，上面

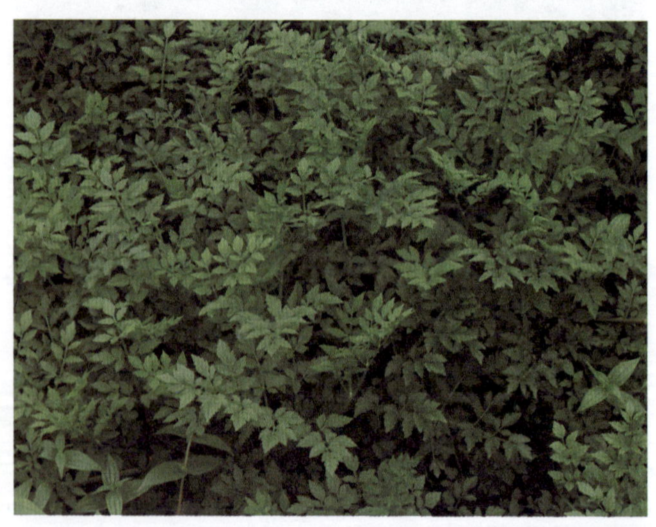

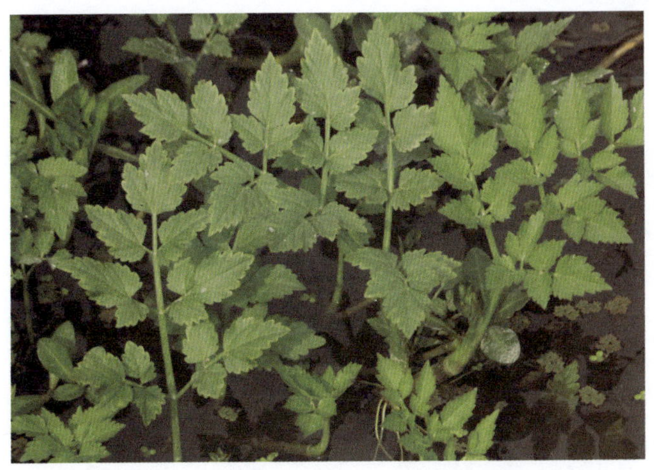

有宿存的萼齿和花柱，有明显果棱，为木栓质，里面就是水芹的种子了。”朱有德说着，便开始东一根西一根的拔起水芹来。

“师傅，拔了它做什么呀？炒来吃吗？”小神农不明白，这水芹有什么用。

“它可以炒来吃，在这个时节是很不错的下饭菜，但也可以用来入药。崔禹锡在《食经》中说，水芹利小便，除水胀。这是因为它味甘、辛，性凉，可利水清热、除湿健胃。所以，将水芹全株切段，晒干，就可以入药使用了。”

“太好了，我就喜欢既可以入药又能吃的植物。”小神农欢快地拔着水芹，早已经忘了脚下的泥泞，弄得满身水污。朱有德看着他活泼的样子，不由得笑了起来。

积雪草

——赛过寒雪的清热除湿药

今天如小神农所愿，朱有德真的带着他去了北坡。在北坡上没采到草药，倒摘了半筐柿子。小神农也没少吃，现在一边往山下走，还在一边吃着呢。

“小神农，不可以再吃了，柿子性质寒凉，一次吃太多对身体不好。”朱有德不断地提醒着他。

“师傅，我吃完这一个就不吃了。剩下的让师娘吃，或者晒成柿饼。”小神农边吃边说，早忘了看脚下。结果，不知被什么绊了一下，一头撞到前面的朱有德，两个人都差点摔倒。

“你看你，我说上山、下山都要看着脚下的路，不能分心的。”

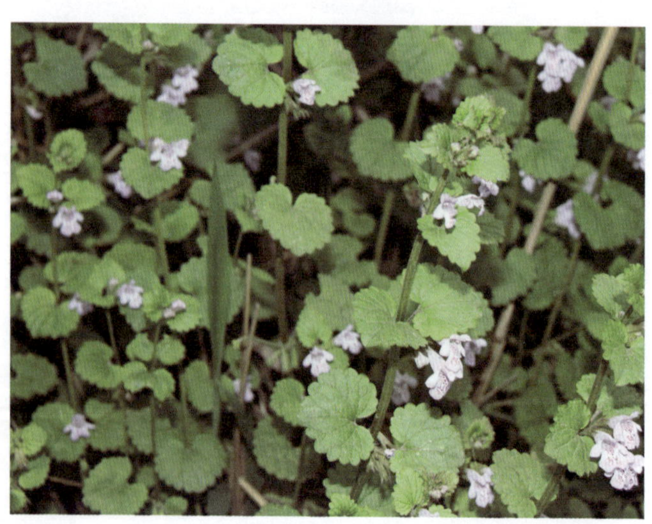

朱有德连忙扶住他，朝着地面仔细看了看，突然将自己的药筐放在地上，沿着野草开始查看起来。

“师傅，您在看什么呀？”小神农也放下自己的柿子，来到朱有德身边。

“这野草中有积雪草，而且长得还不错，可以挖一些。”朱有德说。

“积雪草？这是什么草呀？”小神农第一次听说这个名字，立刻凑到草跟前观看。

“积雪草是多年生的草本植物，平时匍匐生长，其茎细长，带结节，节处有根，常团成一团生长，我们这边又叫它马蹄草。”朱有德说。

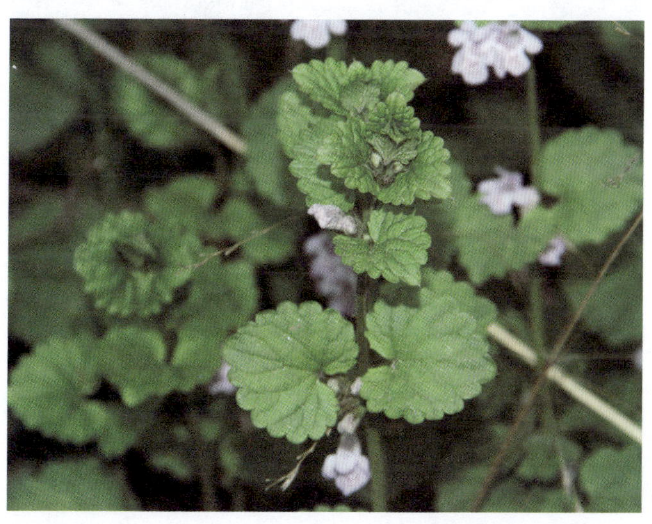

“这个我知道，马蹄草的叶子很薄，容易破，还皱皱的，它的茎有的是浅红色的，有的则是棕黄色。叶片圆形，有点边缘上翘，像个杯子，但边缘有齿。夏天时，它还会开小花呢，花序生于叶腋间，为伞形，种子是扁圆形的双悬果，外表带明显的纵棱和细网纹，对不对师傅？”原来，小神农只知道它叫马蹄草，却不知道它还叫积雪草。

“对，看来你平时观察得很仔细。”朱有德夸奖道。

“可是，它叫马蹄草是因为叶子圆形带缺，似马蹄状。那它为什么会叫积雪草呢？”小神农好奇地问。

“因为这种草味苦、辛，性寒。陶弘景曾经说‘此草以寒凉得名，其性大寒，故名积雪草’。现在知道了吧？”朱有德开始动手采集积雪草了。

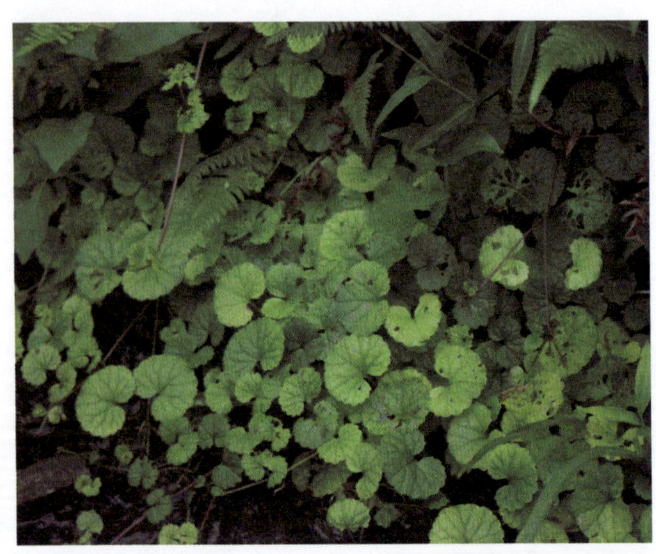

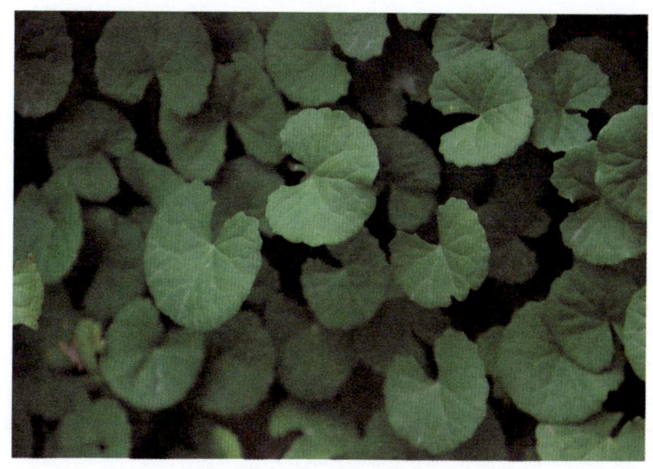

“师傅，这么寒的草有什么药性呀？”小神农跟在身后，也开始采集。

“《陆川本草》中记载，积雪草可‘解毒，泻火，利小便。治热性病，头痛，身热，口渴，小便黄赤’。所以用它除湿消肿、清热利水是最好的。而且，它归肝、脾、肾经，对湿热、腹泻、血淋、疮毒之症都有疗效。”朱有德将自己筐里的柿子放到小神农的筐中去，开始往自己筐中放积雪草。

“师傅，今天可真没白上山，摘了这么多柿子，还能挖到这么好的积雪草，真是大丰收呀。”小神农快速地说着，小脸上绽开了满足的笑容。

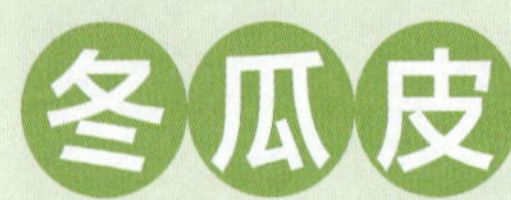

冬瓜皮
——调皮间湿气的宝贝

这天，药堂的患者有些多，小神农在师傅身边打下手。看到最后一位时，进来一位胖胖的患者，他坐在朱有德身边诉苦：“大夫，我都吃了很多药了，可病就是不见好，我走了三十多里路才来到您这里，您可一定好好给我看看啊。”

朱有德给患者号了号脉，又按了按他的皮肤，还看了看患者之前用过的药方。然后亲自为患者配药。小神农在一边看得清楚，师傅其他药都没有动，只是在药中加了一味果皮似的东西。那药是薄片状的，不规则，呈筒状，外皮黄白，带有绿意，比较光滑。内里则粗糙一些，还有筋状维管束。以小神农的经验，这应该是什么瓜果的皮，

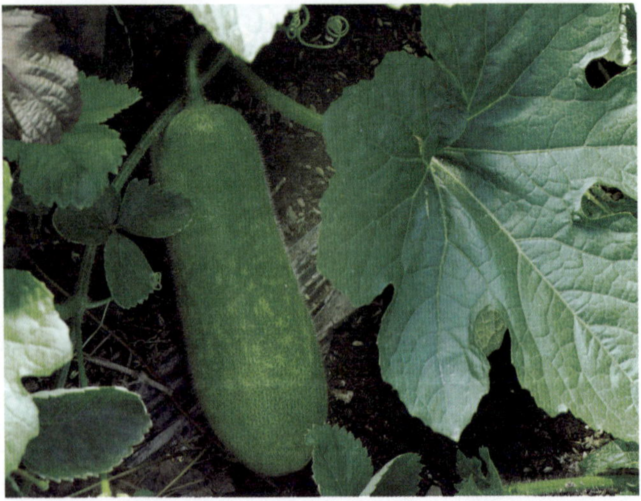

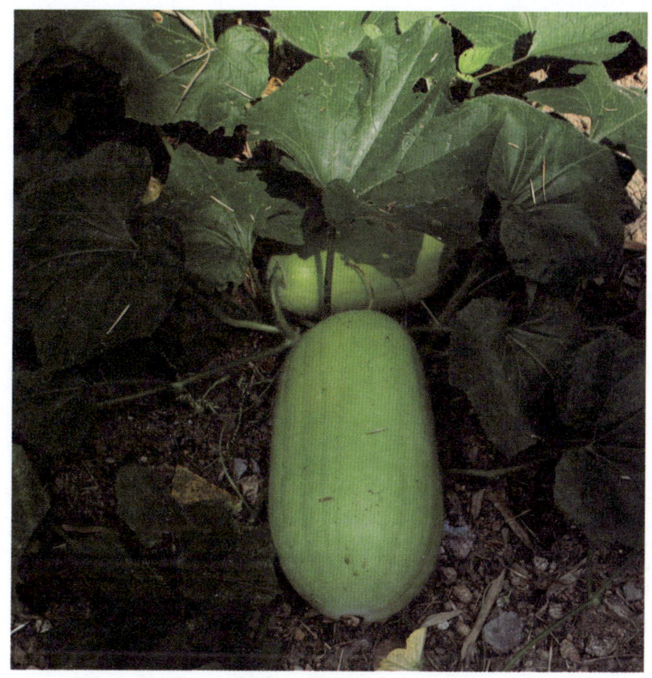

只是他说不出是什么。

等到那位患者离开了，小神农就着急地问："师傅，您刚才给患者加的是味什么药呀？感觉像是一种果皮似的。"

"那就是皮呀。"朱有德哈哈笑起来。

"是什么的皮呢？看着又不像西瓜皮。"小神农追根究底。

"那是冬瓜皮，你平时没吃过冬瓜？连它的皮也不认识。"朱有德正色说道。

"冬瓜？我只知道冬瓜的子是药，肉供人们食用，这皮也可以入药吗？我家都给丢掉了。"小神农顿时呆住了。

“当然，冬瓜全身都是宝。而且，用冬瓜皮来利水消肿、除湿清热堪称宝贝，因为它味甘，性微寒，归脾、肺、小肠经。你是不是没有背诵《药性切要》？书中不是说过嘛，冬瓜皮行皮间水湿，善消肤肿。”朱有德看了一上午的诊，有些累了，靠在椅子上休息。

“我……我没想到这里……”小神农满脸通红，心想：《药性切要》自己早背过了，怎么就没想到这句呢？真没面子！

“我估计你连冬瓜长什么样都忘了吧？”朱有德故意这样说。

“不可能，师傅，我讲冬瓜的特征给您听。”小神农非常想找回点面子，所以急切地背起来，“冬瓜为一年生蔓生植物，茎为黄褐色，上带粗毛，有棱沟，叶片互生，叶柄粗，中空，带有硬毛。叶子近圆形，边缘有小齿，两面均有粗毛，叶脉网状。每年5～6月开花，花朵单性，雌雄同株，带粗花梗，花萼为管状，裂成三角形，边缘带齿，反折生长。花冠分5裂，黄色。花谢之后，结大型瓠果，肉

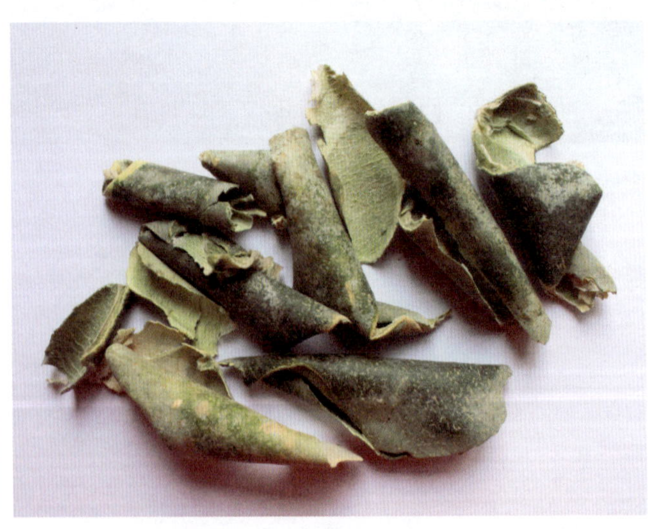

质，是长圆柱形的，也就是大冬瓜。冬瓜皮为黑绿色，外表带有白粉和硬毛，内中有多数卵形种子，为压扁状。”

小神农背得很急，一口气将冬瓜的特征说完，小脸都憋红了，但还没忘了问朱有德：“师傅，我背得对不对？”

“嗯，基本正确。不过，你不能只记住它的特征，还要多了解它可入药的部分，到用时才能想到啊。”朱有德语重心长地对小神农说道。

“师傅，我记住了，下次肯定不会再忘了。现在您歇一会儿吧，我把卫生打扫一下。”小神农说着，马上给师傅端来一杯茶，自己打扫卫生去了。

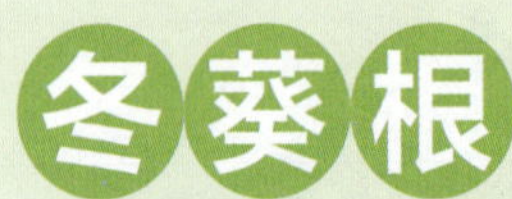

冬葵根
——根茎也可滑利二便

秋风一吹，天气明显凉了。上山的时候，小神农裹紧自己的衣服，说：“师傅，今天多穿件衣服就对了，山上风很凉。”

“那就快走几步，一会保证你出汗。”朱有德说着，也加快了脚步。

“师傅，这边我们来了几次了，我感觉很一般，可挖的东西不多，特别是到了秋天，几乎只剩下野草了。”小神农已经学会总结经验了，他认为天冷时应该往向阳的坡段寻找才对。

“这边的坡腰处有道沟，那里有冬葵根，师傅上次看到过的，是时候把它挖出来了。”朱有德走得很快。

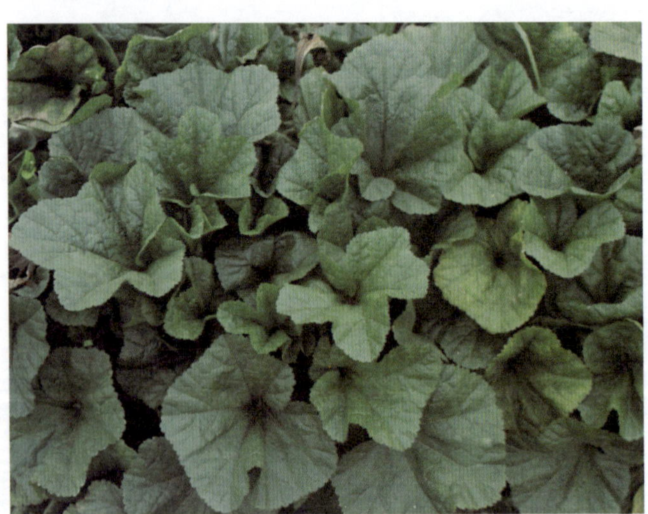

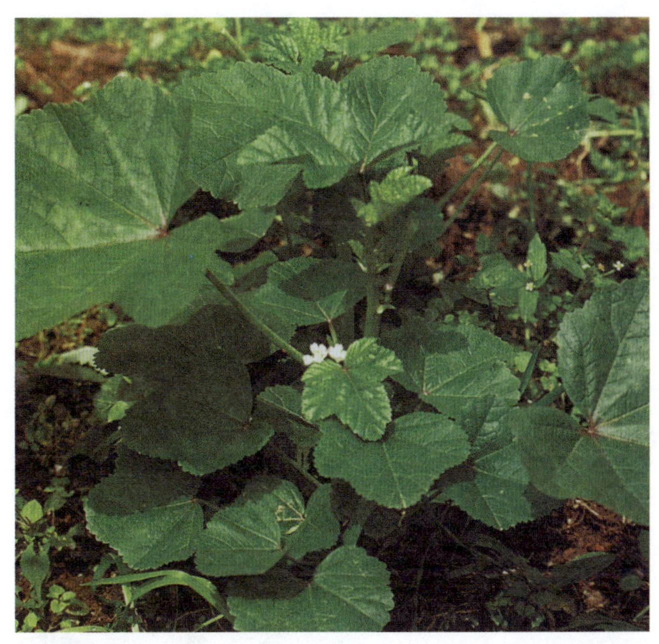

“冬葵根？就是冬葵的根吗？”小神农一下想起，之前师傅已经说过冬葵了。

“对呀，你不会把它长什么样都给忘了吧？”朱有德反问。

“当然不会忘，它是一年生的草本植物，不分枝，茎上有柔毛，叶子近圆形，可裂5～7片，基部心形，裂片为三角形，边缘还有细齿，扭曲皱缩生长，两面带着星状毛，尤其叶脉入，柔毛密生。它会开白色的小花，多单个生于叶腋，偶有簇生。小苞片3枚，是披针形的，花萼为盘状，分5裂，带有柔毛，花瓣5个。”小神农说得非常流利，朱有德满意地点头。

“不过，我知道冬葵果是好东西，它长得像个圆盘，底部有宿存花萼，种子分成瓣状，果皮外表黄棕色，背面光滑，两侧面有下陷圆点，圆点向外带放射状条纹。里面的子是棕褐色的，清热解毒、利水除湿功效很好。”小神农越说越全面，连药性也讲出来了，“可是，师傅，这冬葵的根有什么用呢？可以治什么病？”

“冬葵的苗、根、子都可入药，《本草正义》中说‘葵性甘寒而滑，茎苗根实，情性俱同，功用相等，泄热通淋，滑利二便，皆湿热蕴结者为宜’。所以冬葵根味甘、微涩，性寒，用来利小便、除湿热、止淋症非常好。”

“但是，不是说冬葵多生于南方吗？难道我们这里也有？”小神农想起来，张大爷曾经给他们送过冬葵的。

“冬葵根分为冬葵和野葵两种，我们这边多为野葵，也就是野生的冬葵了。它们的植株长得相差不多，但野葵开花多是3朵或者数朵簇生，种子也是紫褐色的，与冬葵果相比，略显大一些。所

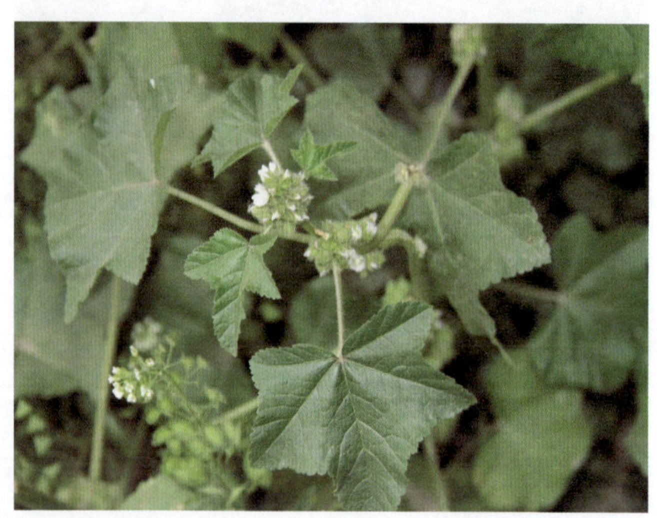

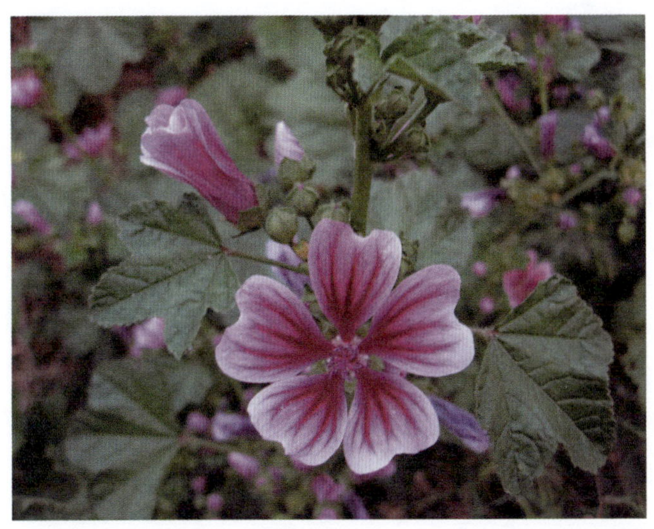

以，我们可以轻松区分这两种不同的品种，但用根却是取相同的作用，因此统称冬葵根。”朱有德已经发现沟边的野葵了，快步走过去。

小神农可不甘落后，马上追过去，说：“师傅，我来挖，好让我出点儿汗暖和暖和。”说着，他便用力挖起冬葵根来。

胡萝卜籽——燥湿杀虫的小种子

秋高气爽的天气是最适合晾晒各种草药、种子的，朱有德在药架上晒自己的药材，他的妻子则取出一些蔬菜种子晾晒。

小神农看到其中有一种棕褐色的小粒种子，看上去近圆形，略压扁状。而且，种子表面带小棱，有白色的刺毛。可是，自己却不认识这是什么植物的种子，便问："师娘，您晒的这是什么种子呀？怎么像芝麻一样？"

"它可不是芝麻，你看多饱满啊。"师娘笑起来，接着说："这是我们吃的胡萝卜的籽，晒好了，开春就能下种了。"

"胡萝卜籽？我一直以为只有萝卜才有籽呢，原来胡萝卜也长籽

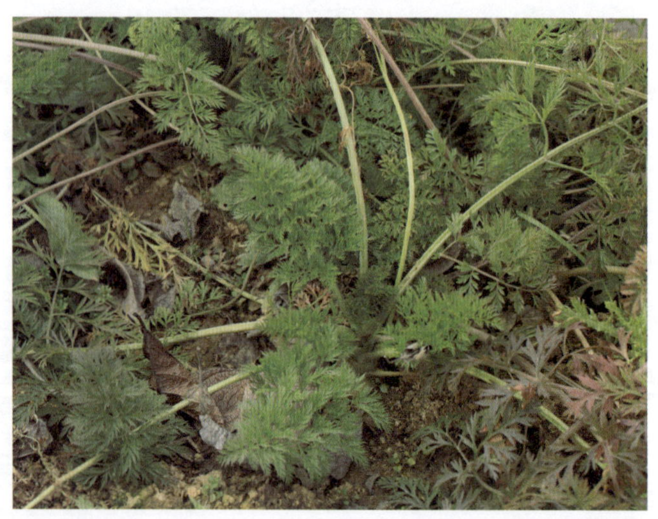

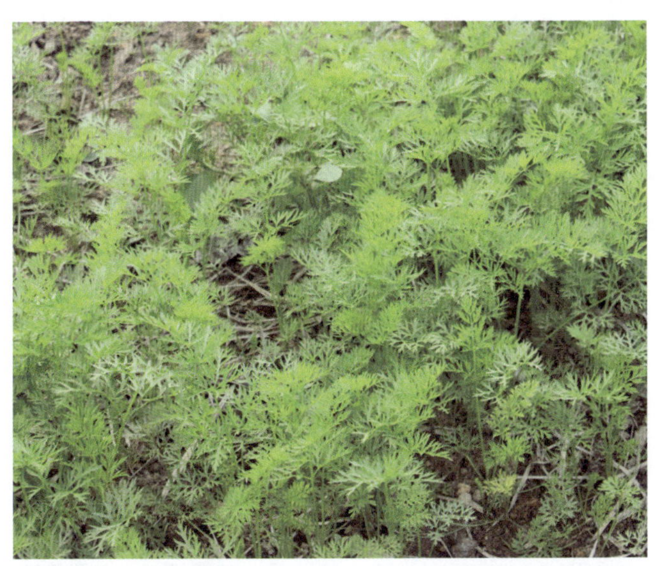

的呀？”小神农反复看那些种子。一边的朱有德却不满起来，说：“小神农，入冬后我要好好考你才行，把书上背过的，平时看到的都要背一遍，平时记得快，怎么转眼就忘了？难道书上没有提到胡萝卜籽吗？”

“怎么？难道胡萝卜籽也是可以入药的？”小神农还真没注意过，这下他感觉不好意思了。

“它当然是药啊！书上不是说了嘛：胡萝卜籽味苦、辛，性温，归脾、肾经，可以燥湿利水、杀虫散寒，对久泻、痢疾、水肿、宫冷、腹痛、虫积都有治疗作用。你平时都是怎么看书的？看来师傅太放纵你了。”朱有德严肃地说。

“师傅，是我错了。我真没注意看关于胡萝卜的介绍，所以也就没看到胡萝卜籽的药性了。”小神农实话实说，因为他觉得胡萝卜太熟悉了，平时经常吃，闭着眼睛也能认识，没有看的必要。

“那你倒说说胡萝卜的特征，只说认识管什么用，都说不上它的样子来就等于不认识。”朱有德马上就开始考验小神农了。

“胡萝卜的根肉质，长成长圆锥形，表面橙红色或者近黄色，比较粗肥。它的茎单生，为2～3回羽状全裂，末回的裂片呈线形，前端尖锐，带有小尖头。叶子下方有叶鞘，末回裂片细小。”小神农咬着手指头，想了想，小声地说，“它的花我没看到过。师傅，我没细心观察，您罚我吧。”

朱有德真是哭笑不得，很严厉地说：“它每年5～7月开花，花序为复伞状，花序梗很长，为10～55厘米，上面带有粗毛。花的总

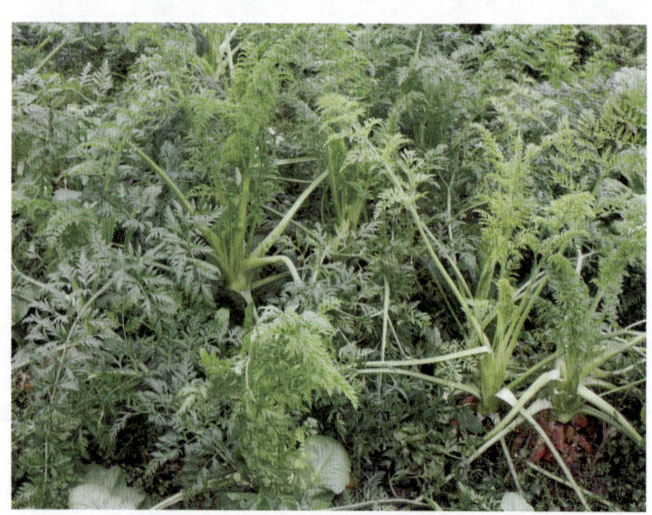

苞片为叶状，羽状分裂，裂片呈线形，多数。伞辐多数，结果的时候，伞辐向内弯曲生长。小苞片5～7片，花多是白色的，有时可见淡红色。花谢之后就会长出圆形的种子来，就是你现在看到的样子，知道了吗？”

“好了，这么点小事，值得你这样说孩子吗？他不会的你讲给他听就是了。小神农，快去药堂吧，没事了。”师娘在一边看不下去了，护着小神农说。

朱有德看看小神农一脸羞愧，才缓和了一下表情，说：“去药堂看书吧，到晚上师傅再问你。若说错了可真是要罚的！”

小神农马上松一口气，答应一声，飞快地跑进药堂去了。

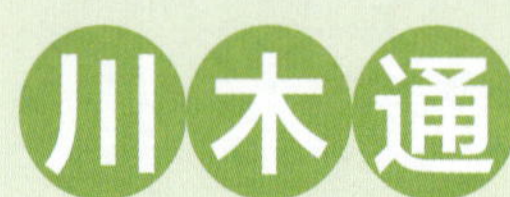

川木通
——南方特产除水药

小神农在院子里一边晒关木通，一边拿着书对比川木通，他看到书上说，川木表面黄棕色或者黄褐色，带有纵向的凹沟和棱线，质地比较硬，切片边缘不齐，皮部黄棕色，木部浅黄色，内里有黄白色的裂隙和放射状纹理。

不过，刚刚师傅已经给他讲了关木通的性状，所以他很快就总结出两者的不同来了：川木通与关木通的颜色虽然相差不多，但关木通没有明显的髓部；川木通却有小髓，颜色类白，有的还有空腔。

这样想着，小神农不由对川木通的样子又好奇起来：它会长成什么样呢？这书中也没有记载，看来还是得去烦师傅才行。

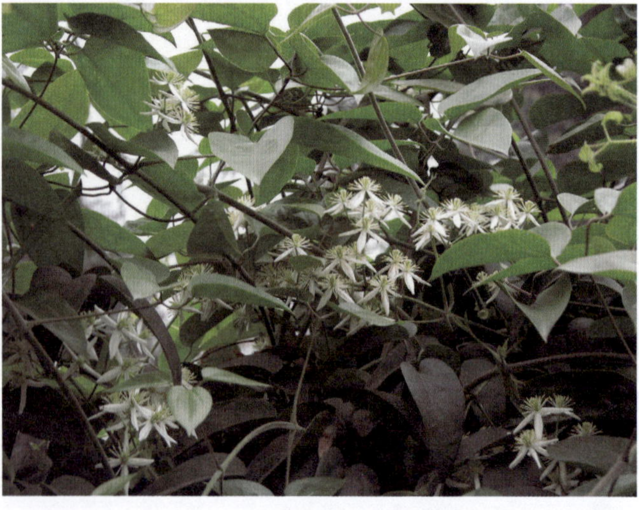

于是，小神农快速将关木通晾好，又来到朱有德的房间：“师傅，我已经晒好了，而且也看明白了关木通与川木通的不同。但就是不知道川木通长成什么样子，您再给我说说吧。”

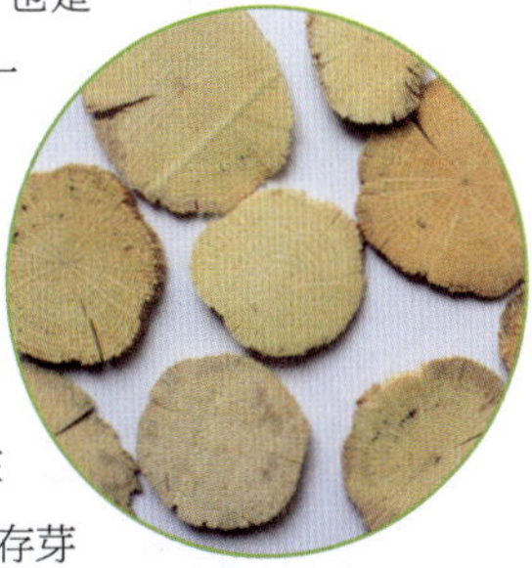

“川木通其实和关木通相差不多，也是藤本植物，只不过它比关木通要小一些。”朱有德喝了一口茶，和颜悦色地对小神农说，“川木通的茎条约长6米，为圆柱形，带有条纹，小枝有棱，上附白色柔毛。叶片对生，为革质，是卵状披针形，全缘。花期也在3～4月，花序顶生或者腋生，基部有宿存芽鳞片，花苞长圆，分3裂，萼片4～7片，外缘有短毛，花瓣已经退化没了，花药是长圆形的。花谢之后，会结椭圆形的瘦果，上面长有柔毛，还有5厘米长的宿存花柱。”

“师傅，原来它们的果实也不相同，我还以为川木通的果实像关木通一样可以吃呢。”小神农又发现了不同点。

“不过，川木通的药性却比关木通还要好。它味苦、淡，性寒，归心、肺、小肠、膀胱经。《四川中药志》中记载，它可以‘利水，清热，通血脉。治肾脏病水肿，急性肾炎小便不利，湿热癃闭，淋病，妇女经闭及乳闭’，是非常好的利水渗湿中药。”朱有德说。

“师傅，这个我知道，刚才我已经在《药性论》中看到了。书中说川木通‘主治五淋，利小便，开关格，治人多睡，主水肿浮大，除烦热’呢！”小神农不由又炫耀起自己的知识来。

“嗯，不错。如果遇到问题都能像这样对照书本与药材，一一进行比较，那就会理解得更加透彻了。”朱有德看看小神农晒得红扑扑的脸蛋，欣慰地笑了。

砂仁壳

——壳仁祛湿皆有功

就在小神农因为不能上山而无聊的时候，张大爷竟然来了，而且还带了很多小神农从前没有见过的药来。这下，小神农高兴了，朱有德也来了精神，在一边与张大爷聊起这趟出门的趣事。

小神农独自挨个儿检查那些药材。他打开一个不大的小口袋，里面是一些果壳，都是半椭圆形的样子，囊间开裂，呈对合状。果壳外皮棕褐色，带有密集的凸起状短刺。在果壳基部还有果柄残痕，壳内则是淡棕色的，有明显的维管束。

最吸引小神农的，是这果壳有一股香味。他觉得这香味似曾相识，可又想不起是什么东西才有的香味。想了很久都没有结果，只好

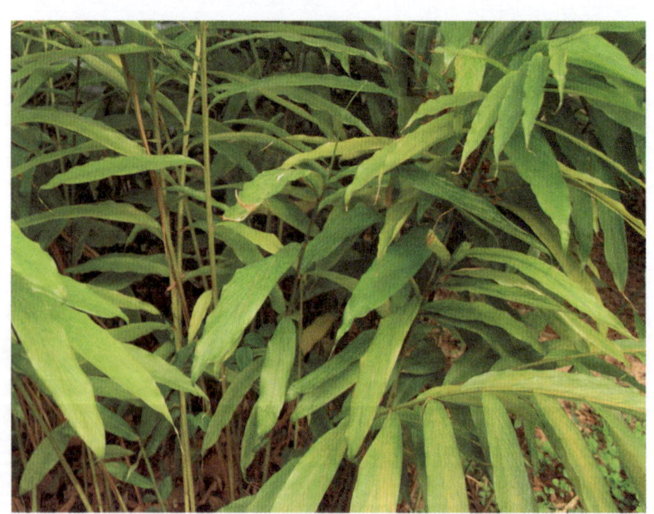

走到师傅跟前去问：“师傅，这是什么药啊，怎么这么香呢？”

“哦，这是砂仁壳。它味辛、香，性温，归脾、胃、肾经，不但能温脾健胃，还能化湿除寒，用来治疗脾胃虚寒、积食、不消化、妊娠恶阻、呕吐、泄泻都很不错。”朱有德的脸上带着温和的笑容。

“原来是砂仁的壳啊？我说这香味怎么这么熟悉。”小神农拍着头叫起来。

“小神农，你这记忆可退步了。居然连砂仁的壳也不认识，恐怕早把砂仁什么样也忘了吧？”张大爷故意逗小神农。

“这怎么可能呢！我师傅说过，砂仁是阳春砂的果实，它长成椭

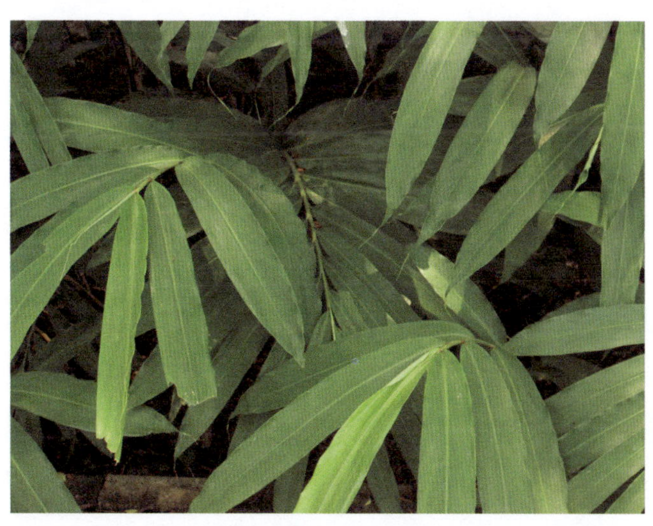

圆形，有不明显的三条棱，表面是棕褐色的，生有凸起的短刺。”小神农下意识地看了一眼手里的砂仁壳，“壳里的种子结团生长，带有三条钝棱，中间有白色的隔膜，种子为不规则多面体，表面棕红色，上面还有细纹，气味芳香。”他说完带有挑战意味地看了张大爷一眼。

“嗯，这倒是没错，可是你知道阳春砂长成什么样吗？”张大爷可从来不让着小神农，专挑他不懂的来难为他。

小神农果然没了声音，看着张大爷，眨了几下大眼睛又去看朱有德，仿佛在求救一样。朱有德哈哈地笑起来，说：“你又忘记了？师父不是说过吗，阳春砂是南方多见的多年生常绿草本植物，一般可以高1米多，茎直立生长，不分枝，叶子为2列，呈窄长圆形，没有叶柄。叶缘无齿，叶脉为平行的羽状，叶基部带叶鞘，抱茎，它每年3~6月开花，花序是球形的穗状，红棕色，生有肉刺。结多数种

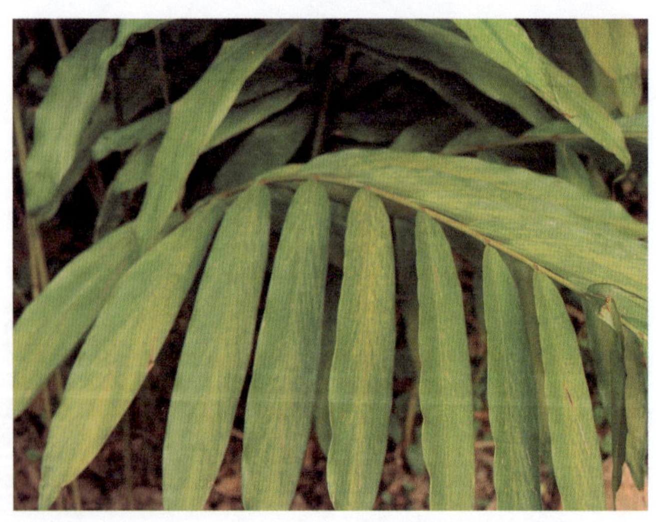

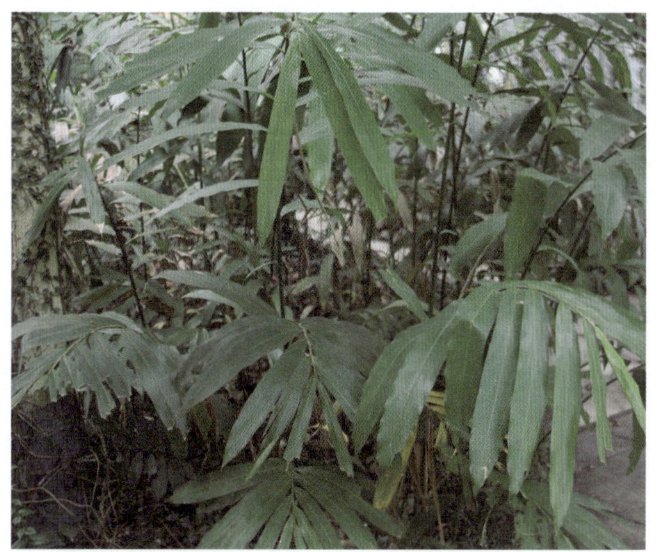

子，也就是砂仁，气味芳香。”

说完，朱有德将那砂仁壳拿到手中，闻了闻，又说：“你还要记住，我们常用的除了阳春砂还有缩砂。缩砂为姜科的草本植物，根茎横走，可以长3米高，叶子为舌状，开小花。结出的果实为长椭圆形或者三角形，也带有刺。不过，使用砂仁壳时，这两种壳的效果相同，所以都叫砂仁壳。”

“师傅，这下我明白了，我再去看看还有什么新鲜的药材。”小神农听完，又回去翻找其余的药材去了。

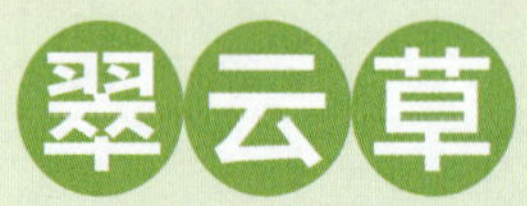

翠云草——善除湿气的云朵

很快，小神农就在那堆药材中发现了一大包干草，这草的叶子明显细小，茎枝也很纤弱，很容易折断。可是，光看它的样子，小神农叫不出名字。因为想到师傅说过，不能小看任何一种小草，所以他拿了几根回到师傅跟前，问道："师傅，这种草好像是蕨类，只是我叫不出它的名字来。"

朱有德将小草接到手中，细细看了一下，然后再闻闻味道，回答道："这是翠云草。它是一种伏地蔓生的草本植物，蔓可长30～60厘米，南方特别多见。《纲目拾遗》中说'其草独茎成瓣，细叶攒簇，叶上有翠斑'。"

"翠云草？这个名字可真好听，就是说它长得像绿色的云，是吗？"小神农仔细看叶片，果然发现上面有蓝褐色斑点。

"这个比喻好，就是绿色的云朵。"朱有德笑起来，他有时都佩

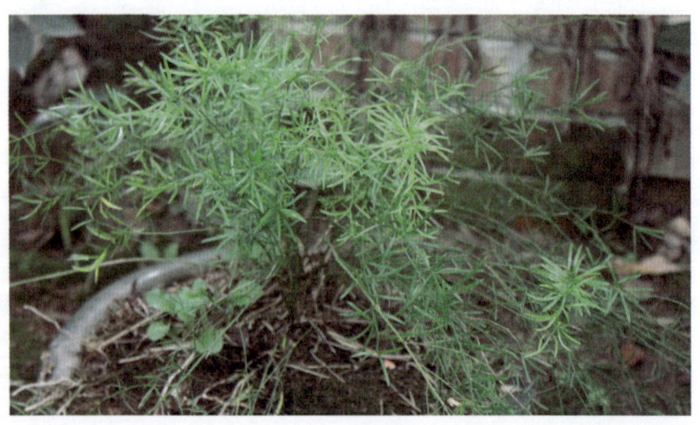

服小神农，总是可以用自己的联想力来理解记忆不同的药材。

“可是，它新鲜的时候长成什么样呢？”小神农好奇极了。

“哦，翠云草茎上有细纵沟，侧枝可分多叉，而且常有不定根。叶子为二型，于枝茎两侧及中间各2行。叶片后端为斜心形，前端比较尖，是全缘的，叶质比较薄，中叶部位的叶片上面，呈现翠蓝色。”朱有德当然没看到过翠云草，但他听自己的师傅说过。

“那它开的花是蓝色的吗？应该很大吧？”小神农问。

“翠云草是不开花的，它以孢子传播。它的孢子囊为四棱穗状，多生在小枝的顶端，孢子叶为圆状三角形，呈龙骨状4行排列，如覆瓦状。孢子囊是圆肾形的，基部孢子相对大一些，小的则生在穗前端，为二型，8～10月成熟。”朱有德笑起来，“因为它的样子比较好看，南方人家经常在芭蕉树下栽种。”

“芭蕉树是什么树？”小神农马上被这个新名称给吸引了。

“现在我们在讲翠云草，你怎么能三心二意呢？”朱有德正色说道。

“嘿嘿，师傅，那翠云草有什么功效呀？用来治什么病？”小神农立刻回到正题上来。

“翠云草味淡、微苦，性凉，可以清热利湿、消肿止血，对于水肿、泄泻、痢疾、淋症、吐血、便血、烫伤、蛇咬等病都可以治疗，功效很大。”朱有德说着，将一本《群芳谱》递给小神农，“这本书拿去看看，它里面可有很多关于翠云草的记载。”

“这是药书吗？师傅，晚上再看吧，我还有那么多药材没看完呢。”小神农这会儿可没心思看书，所以瞄一眼师傅的脸色，见他并没有生气的样子，便将书放在一边，又悄悄溜回到那堆药材边去了。

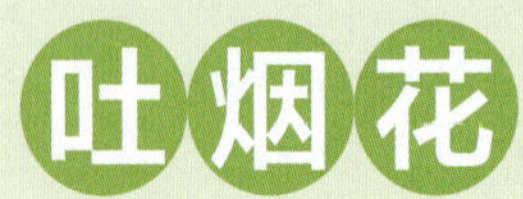

吐烟花——消水宁神的烟花

张大爷这次似乎特别用心，所带来的每一样草药都足以让小神农震惊。当他打开第三个口袋的时候，只见里面是缠绕扭曲的干草，茎细长，上面带有暗紫色，叶子有大有小，非常不对称，拿起来闻一下，又似乎没什么味道。

小神农想，这么淡味道的药，应该没什么特别的。可是，当他拿给朱有德看时，朱有德却笑了，说：“这就是我一直想看，却一直没机会看的吐烟花呀。”

“师傅，什么是吐烟花？它会喷云吐雾吗？还是像人吸烟一样，吐出烟圈？”小神农虽然看不上这味药，却被它的名字打动了。

“你不知道，这是热带地区生长的多年生草本植物，肉质茎是紫红色的，无毛，匍匐生长，有分节，而且节下会生根。叶子也是肉质的，但同一节上会长两种不同的叶子，一种完全呈线状，另一种则

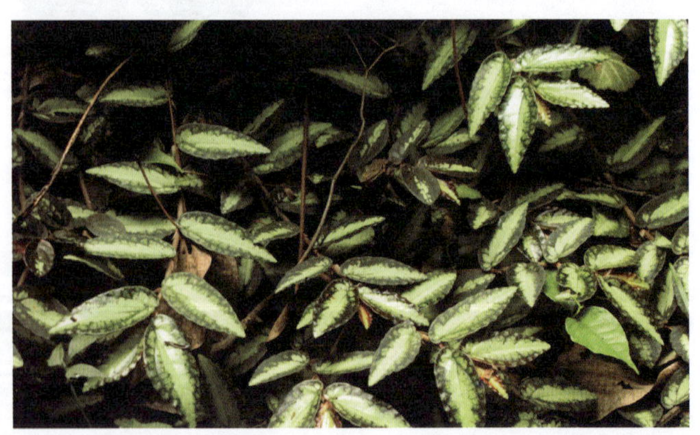

是斜卵形，它前端钝，偶尔有急尖，后端是心形，边缘带有圆齿。叶面上是绿色的，下面却是红色或者白色，也有淡紫色，而且叶面两边都有白色小斑点，晒干之后就变成这样钱状的钟乳体，边缘处非常密集。”朱有德似乎对这种药非常有感情，所以说的时候也充满了激情，一改他平日的沉稳。

“师傅，您快说说它的花，是长会吐烟的花出来吗？”小神农却只着急这种草如何吐烟。

“说它吐烟确实是因为它的花。其花为腋生，雌雄异株，花梗长5~8厘米，5枚花萼，子房上带小瘤体。通常在花粉成熟之后，花骨朵就会如同过节才放的烟花，一下吐出大量的花粉，形成烟花一样的烟雾团，花朵也就完全绽放开来了，所以人们才叫它吐烟花。”

“呀，好神奇的烟花呀，把它当成植物入药真是可惜了。”小神农似乎已经想象出了吐烟花喷放烟雾时的情景，满脸的惊诧。

“不要只将它当烟花看，因为它的药效也非常不错。其味甘、微涩，性凉，可以利湿清热、消水宁神，平时遇到腹水、湿热黄疸、皮炎、下肢溃疡、疮疖肿毒、健忘等症，都可以用这神奇的烟花来调理呢。”朱有德满脸是笑，拿着吐烟草看了又看。

“师傅，您为什么这么喜欢它？是因为它会吐烟吗？”其实，小神农就喜欢它这一点，所以才故意问。

“那可不完全是，我师傅教我认草药的时候，所教的第一种草药就是它呢。也是因为它，我才对草药产生了兴趣。”朱有德如同老小孩儿一样，说着往事竟然两眼湿润，他想念自己的师傅了。

一边的张大爷早坐得累了，悄悄朝小神农摆下手，示意他跟自己走。于是这一老一小轻轻走了出去，只剩下朱有德在那里追忆往昔。

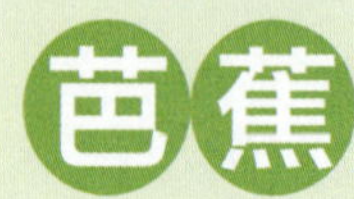

芭蕉——清热利尿的青罗扇

张大爷带着小神农走到药材边，帮忙将它们往药库送。可小神农却并不感谢，反而抱怨道：

“张大爷，那芭蕉是不是南方才有的药材呀？您明知我没见过，也不给我带回来看看。”

“哈哈，你这个小鬼头，还没把这茬儿忘了呢？芭蕉可不是那么好带的，路上这么多天会坏掉的。因为它是当地的一种水果啊。”张大爷非常喜欢小神农，和他一说话就会笑个不停。

“是水果？那怎么能入药，张大爷您净骗我。”小神农噘起嘴来。

“真不骗你！芭蕉本身性寒，所以可通二便，而芭蕉的根、叶

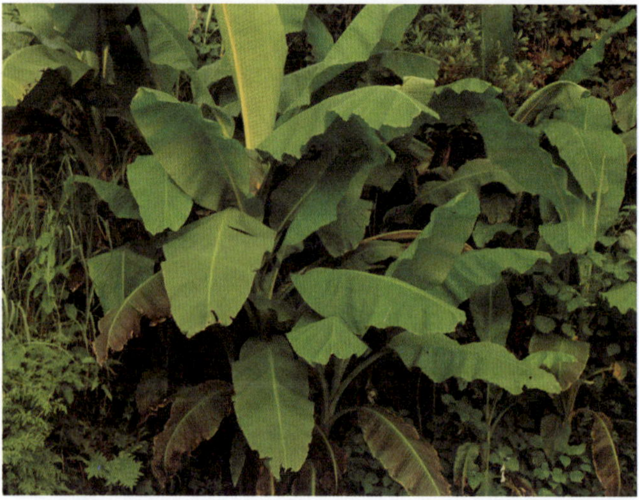

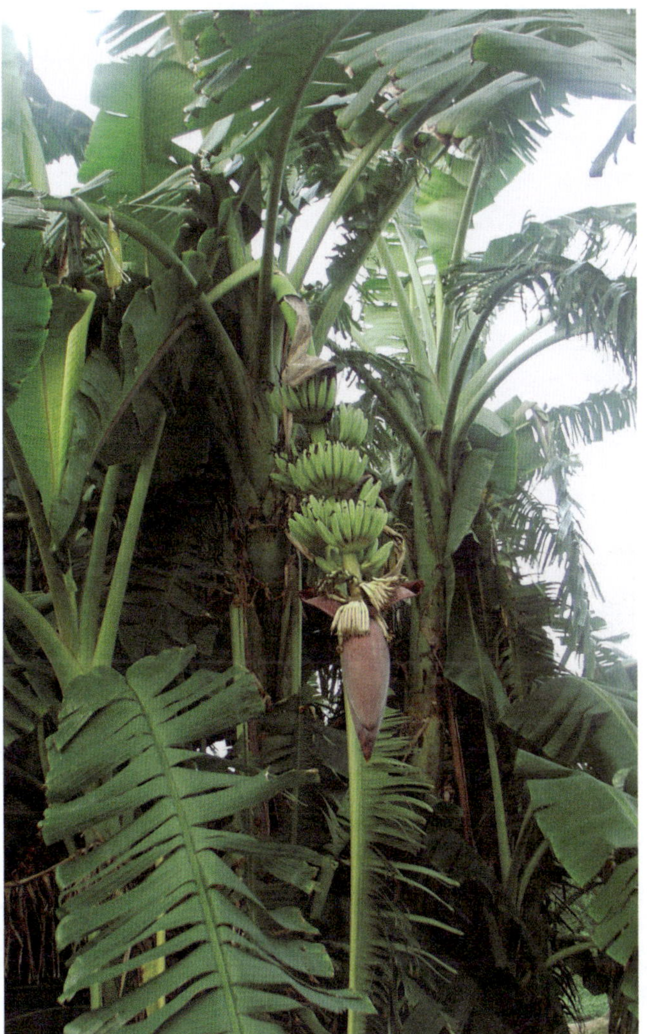

更是大寒，用来利尿、清热、解毒是非常好的。当地治疗热病、脚气、痈肿、烫伤等症都会用它。”张大爷说得很认真，小神农却更好奇了。

“张大爷，芭蕉长什么样？是圆的还是长的？您快给我说说它的特征。”

“哎哟，这就有些难了。你等等，我来总结一下。”张大爷站在原地，眯着眼睛想了好一会儿，才说，“芭蕉是多年生草本植物，可以长很高，为2～4米吧。但它的茎是由叶鞘构成的假茎，新叶从根上吐出，旋转着排列向上生长。它的叶子非常有特点，是大大的长圆形，上面鲜绿，还带有光泽，叶端下垂，叶子可以长30厘米，叶柄很粗壮，平时可以用来遮阳、挡雨，就如同一把乘凉的大蒲扇。”

张大爷可不是朱有德，他说不出完整的植物特征，也不会用太专业的话来表达，所以让小神农很不满意。

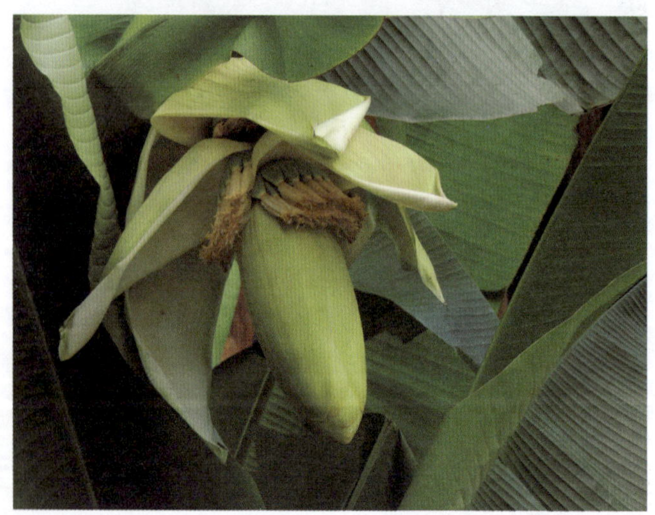

“张大爷，您不能只说叶子。它开不开花，结出来的芭蕉是什么样子，都要细致地讲讲才行嘛。”

“好好好，你让我再想想。”张大爷倒被小神农难住了，又想了老半天，才接着说，“芭蕉的花是下垂生长的，一个花序生很多花，雄花在花序的上部，雌花在下部，雌花每苞内可开10～16朵花，排成2列生长。它结出的果实就是芭蕉了，芭蕉是长圆形的，呈三棱形，两端较细，中间稍粗，基部略平，前端稍弯，如同月牙儿的形状。它初生表皮灰黄，成熟了就变成黄色，果皮内的肉是乳白色的，中间可带黑色的种子。我只会说这么多了，其他的就靠你自己了。”张大爷长吐一口气。

“好吧，我只能记着它有很大很大的叶子，可以入药又可以乘凉，是利湿清热的。”小神农自己总结着。

“对，就是这样。有一首诗这样说芭蕉——‘绕身无数青罗扇，风不来时也自凉’，这就非常形象啊。”张大爷居然也背起唐诗来。

“‘绕身无数青罗扇’，这一句可真好。茎秆上都是旋转生长的绿色大叶子，可不就是青罗扇嘛。”小神农笑起来，搬起药材朝药库里去了。

药物名称汉语拼音索引

特别鸣谢

本书从创作伊始到即将付梓，经历了近3年的时间，其间得到了众多同行和亲朋好友给予的建设性意见和鼎力支持，有了他们的帮助，才有本书的顺利完成和出版，在此特向齐菲、周芳、裴华、谢军成、谢言、全继红、李妍、叶红、王俊、王丽梅、徐娜、连亚坤、李斯瑶、李小儒、戴晓波、董萍、鞠玲霞、王郁松、刘士勋、余海文、李惠、矫清楠、蒋思琪、周重建、赵白宇、仇笑文、赵梅红、孙玉、吴晋、杨冬华、苏晓廷、宋伟、蒋红涛、朱进、高稳、李桂方、段其民、姜燕妮、李俊勇、李建军、王忆萍、魏丽军、徐莎莎、张荣、李佳蔚等表示诚挚的谢意！